姚乃礼
肝病临证精要

主　审　姚乃礼

主　编　吕文良　　刘明坤

副主编　白宇宁　　刘　震　　马继征　　张婷婷
　　　　李娟梅　　汪青楠

编　委　张润顺　　马卫国　　燕　东　　陶夏平
　　　　殷振瑾　　周　斌　　刘绍能　　陈兰羽
　　　　王少丽　　刘为民　　郭玉峰　　杨　佼
　　　　闫　洁　　朱　丹　　周文慧　　赵　辉
　　　　倪　瑶　　胡伶姿　　张若萱　　陈思童
　　　　赵　鑫　　陈　静　　徐　蕾　　冯佳琪
　　　　王　丽　　汪九重　　武庆娟　　姚子昂
　　　　曹正民

人民卫生出版社
·北京·

图书在版编目（CIP）数据

姚乃礼肝病临证精要 / 吕文良，刘明坤主编. —北京：人民卫生出版社，2023.2

ISBN 978-7-117-32675-9

Ⅰ.①姚⋯　Ⅱ.①吕⋯　②刘⋯　Ⅲ.①肝病（中医）-中医临床 - 经验 - 中国 - 现代　Ⅳ.①R256.4

中国版本图书馆 CIP 数据核字（2021）第 268677 号

人卫智网	www.ipmph.com	医学教育、学术、考试、健康，购书智慧智能综合服务平台
人卫官网	www.pmph.com	人卫官方资讯发布平台

姚乃礼肝病临证精要
Yao Naili Ganbing Linzheng Jingyao

主　　编：吕文良　刘明坤
出版发行：人民卫生出版社（中继线 010-59780011）
地　　址：北京市朝阳区潘家园南里 19 号
邮　　编：100021
E - mail：pmph @ pmph.com
购书热线：010-59787592　010-59787584　010-65264830
印　　刷：北京汇林印务有限公司
经　　销：新华书店
开　　本：710 × 1000　1/16　印张：12.5
字　　数：231 千字
版　　次：2023 年 2 月第 1 版
印　　次：2023 年 3 月第 1 次印刷
标准书号：ISBN 978-7-117-32675-9
定　　价：53.00 元

打击盗版举报电话：010-59787491　E-mail：WQ @ pmph.com
质量问题联系电话：010-59787234　E-mail：zhiliang @ pmph.com
数字融合服务电话：4001118166　E-mail：zengzhi @ pmph.com

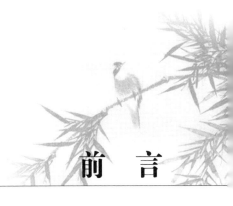

前　言

中医是我国的特色医学,历史悠久,底蕴深厚。现代中医在总结了历代医家治疗肝病经验的基础上,通过临床诊疗及科学研究,对肝病的辨证论治有了新的认识。多年的临床实践表明,与西医相比,中医治疗肝病在逆转肝纤维化、抗病毒、减轻炎症、保护肝细胞、改善黄疸、改善蛋白代谢等方面具有一定的潜力和优势,并在提高患者生存质量、延长患者生存时间、减少医疗负担等方面做出了一定的贡献。

姚乃礼教授是在中医学从传统过渡到现代的历史背景下成长起来的,深受传统文化熏陶的同时,也接受了西医学的影响,是以学院教育为基础承前启后的一代名老中医,多年来致力于中医治疗肝病的理论与临床研究。曾主持多项重大科研项目,在慢性肝病中医防治工作中积累了丰富临床经验,形成了具有独特见解的学术观点。

名老中医作为当代中医学术造诣较深、临床水平较高的群体,是将中医理论、前人经验与当今临床实践相结合的典范。汲取名老中医的特色学术思想与临床经验运用于临床,可丰富中医师的辨证思路及方药使用等临床经验,提高诊疗水平,发挥中医药的特色与优势。课题组通过整理典型医案、跟师出诊、组织访谈、汇编资料等方式,系统整理了姚乃礼教授治疗慢性肝病的临床经验,内容涉及成才之路、学术渊源及学术特色、从肝论治疾病的证治特点以及经验、经验方介绍、医案赏析、访谈实录六个部分,集录了姚乃礼教授求学、行医、科研、临床五十载的心得体会,侧重于对临床实践经验的总结,不但总结了其治疗肝病理法方药的总体思路,而且阐述了治疗不同类型肝病的具体经验,同时列举了临床验案以供参考。

在书籍编写过程中,姚乃礼教授牺牲了大量休息时间予以悉心指导,对本书的完成提供了重要的保障,在此表示深深的敬意。编者虽力争原汁原味地还原传承全貌,但囿于水平有限,对姚乃礼教授的学术思想和经验的整理尚不全面与成熟,无法窥其全豹,在此希望抛砖引玉,引导同道相互学习,交流经验。

编　者

2022年8月

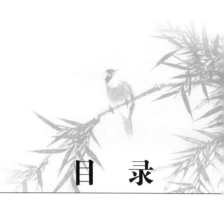

目 录

第一章 成才之路

一、简介 …………………………………………………………… 1

二、从医之路 …………………………………………………… 3

三、读书心要 …………………………………………………… 8

第二章 学术渊源及学术特色

第一节 学术渊源研究 …………………………………… 13

一、学习《黄帝内经》奠定医学基础 ………………… 13

二、《伤寒论》《金匮要略》确立临证思路 ………… 14

三、博采众长丰富辨证思想 …………………………… 14

四、临证实践走向理性升华 …………………………… 15

第二节 理论认识及临证思辨特色 …………………… 20

一、理论认识 ……………………………………………… 20

二、肝病的病机特点及主要学术观点 ………………… 33

三、肝病的临证辨治思路 ……………………………… 73

第三章 从肝论治疾病的证治特点以及经验

一、慢性病毒性肝炎证治 ……………………………… 92

二、乙肝肝纤维化证治 ………………………………… 98

三、肝硬化证治 …………………………………………… 103

四、脂肪肝辨治 …………………………………………… 107

五、泄泻辨治 ……………………………………………… 110

六、头痛辨治 ………………………………………………… 113

七、失眠辨治 ………………………………………………… 117

八、抑郁症辨治 ……………………………………………… 119

九、肝胃气痛论治 …………………………………………… 123

第四章　经验方介绍

经验方一：调肝化浊汤 ……………………………………… 125

经验方二：健脾通络解毒方 ………………………………… 127

经验方三：芪术颗粒方 ……………………………………… 129

经验方四：甘露清心饮 ……………………………………… 130

经验方五：启陷汤 …………………………………………… 131

第五章　医案赏析

第六章　访谈实录

一、舌诊访谈实录 …………………………………………… 169

二、脉诊访谈实录 …………………………………………… 180

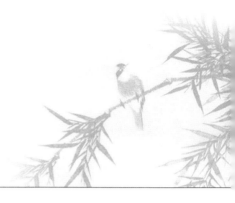

第一章 成才之路

一、简 介

　　姚乃礼,男,汉族,1944年10月出生,山西省榆次市(现改为晋中市)人。医学硕士,主任医师,博士研究生导师,享受国务院政府特殊津贴专家,第四、五批全国老中医药专家学术经验继承指导老师。第十届、第十一届全国政协委员、全国政协教科文卫体委员会委员、曾任国务院学位委员会学科评议组专家、北京市中医学会副会长,中华中医药学会常务理事、中华中医药学会内科学会副主任委员、国家药典委员会委员、国家药品监督管理局药品评审专家等。

　　1962年考入北京中医学院中医系学习。1968年大学毕业后,分配到解放军总后勤部2395医院中医科工作,1976年调到山西省中医研究所。1978年国家恢复研究生制度,作为首届中医研究生,考入中医研究院研究生班,得到岳美中、方药中、谢海洲等全国著名中医药专家亲授。1980年毕业获医学硕士学位,分配在中国中医研究院广安门医院。曾先后担任内三科副主任、副院长、院长。1998年底,调入中国中医研究院工作。曾任中国中医研究院(及北京针灸骨伤学院)常务副院长、党委副书记、院长、党委书记等职。

　　姚乃礼教授从事中医内科临床、科研及教学工作近五十年,在常见病、多发病及疑难病症的诊治中,积累了经验,形成了有独特见解的学术观点和诊疗特色。特别是在肝病及脾胃病的诊治方面尤为突出。其在肝病方面的学术经验和特色主要反映在以下五个方面:①提出慢性乙型肝炎的病机是"肝脾失调、湿热瘀滞、毒损肝络",强调"肝脾失调"是影响肝病发生发展的重要基础,而"毒损肝络"是影响肝病发展的重要病理机制,重视"解毒通络"法治疗慢性乙型肝炎;②从络病理论认识肝纤维化的发生,对肝络辨治应从气血虚实及痰浊湿热瘀等因素分析,提出合理应用益气化瘀通络法治疗肝纤维化的观点;③肝硬化腹水为慢性肝损害造成的脾运失职,水湿内停,虚损生积。治疗上要攻补兼施,注意肝脾肾三脏同治,始终重视调补脾胃之气;④在肝病诊疗中要重视参考现代临床检查和化验指标,尤其是肝功能及病毒指标,中医药在调整人体免疫功能、恢复肝功及控制病毒复制方面有肯定的疗效和作用;⑤"肝脾不调"是多种慢性疾病特别是肝病及脾胃病的共同病机所在,临床在慢性肝病及脾胃病的诊疗中应重视调和肝脾。

他重视临床科研工作,曾参与和主持多项重大科研项目。其中包括国家"九五"攻关课题"中医药抗肝纤维化的临床与实验研究"、国家"十五"攻关课题"芪术颗粒抗肝纤维化的临床开发研究"、国家"十五"攻关重大项目"名老中医学术经验的传承研究"、国家"十五"攻关课题"名老中医经验研究的结构化临床信息采集系统研究"、国家自然科学基金项目"乙肝后肝硬化证候因素研究"、北京市重大科研项目"中医药防治重大疾病临床个体化诊疗评价体系的研究"、国家"十一五"科技支撑计划"名老中医专家经验传承与数字化研究"、中医药行业科技专项"基于临床科研一体化技术平台的中风等疾病中医药临床诊疗研究",承担WHO西太区临床实践指南"病毒性肝炎指南"的编写任务,以及中国中医科学院科技创新项目"慢性乙型肝炎证候规律及其综合防治方案的研究"等。其中"芪术颗粒抗肝纤维化的临床与实验研究"获中国中医研究院中医药科技进步二等奖,北京市科技技术奖二等奖;"中医药个体诊疗临床科研信息一体化技术体系的研究"获中华中医药学会科学技术奖一等奖;"中医临床科研信息共享系统研究"获国家科学技术进步二等奖;"名老中医学术思想临证经验多维动态分析挖掘方法研究"获中国中医科学院科学技术奖二等奖;"著名老中医谢海洲教授学术思想及临证经验系列研究"获中华中医药学会科学技术奖二等奖。

他曾主持编写《中医诊疗常规》《中国历代名医学术经验荟萃》《中医药防治非典型肺炎(SARS)的研究》;他主编的著作有《中医症状鉴别诊断学(二版)》《中医证候鉴别诊断学(二版)》《中医心身疾病研究》《谢海洲中医杂病证治心法》《古今名医临证精华》《当代名老中医典型医案集》;作为编委参加了《医论医话荟要》《醉花窗医案》、中医经典注评丛书《黄帝内经素问注评》《灵枢经注评》《伤寒论注评》《金匮要略注评》,以及《痹病论治学》《实用中医风湿病学》《中国基本中成药》(一部、二部)、《中医医院管理学》《乳腺肿瘤学》《中华人民共和国药典·临床用药指南》等的编写。其中《中医症状鉴别诊断学》(第2版)获中华中医药学会科学技术奖学术著作奖二等奖,《实用中医脑病学》获96年国家科技进步三等奖,中国中医研究院科技进步二等奖。

二、从医之路

1. 缺医少药　激发从医之志　姚乃礼教授1944年出生在山西榆次的普通农村家庭,艰苦的环境培养了他吃苦耐劳、奋发向上的精神和朴实无华、正直善良的品德。当时的农村,久经战火,医疗条件恶劣,缺医少药的情况非常严重。中华人民共和国成立初期百废待兴,农村既没有卫生室、卫生所等医疗机构,更没有医生。农民得了病只能寄希望于自身抵抗力或者用当地流传的土办法或单验方取效,比如用拔罐、刮痧治疗头痛、感冒,发热时以草纸烧灰冲服可以发汗退热,用山川柳(柽柳)煎水预防和治疗麻疹,用炒牵牛子治疗消化不良,无花果叶捣烂外敷疖肿等。但得了重病,就要靠自己硬"扛着",有时徒步到几十里外找个"土大夫"或县城买点药,也是远水不解近渴。他自幼目睹农村的医疗卫生条件,亲身感受到周围亲人和乡亲得不到及时适宜的治疗而病情恶化甚至死亡的悲惨情景,故高中毕业后立志学医,希望通过自己的力量让更多身在农村的患者得到及时有效的治疗,为改变农村缺医少药的面貌做出一点贡献。1962年高中毕业后,他以优异的成绩考入北京中医学院,姚乃礼教授的中医之路正式起航。农村缺医少药的面貌一直是影响他一生的心结,也是激励他在中医药战线拼搏一生的永恒动力。

他的一生情系农村,在他的医学生涯中,到农村为农民服务始终是萦绕心头不可撼动的坚定信念。他经常参加支援边远农村的巡回医疗活动,为农村的患者解除病痛。直到现在,每当有到农村的义诊活动,不论多么偏僻,条件多么艰苦,他必然会欣然前往。在姚乃礼教授担任全国政协委员后,更是十分关注农村医疗卫生问题,并积极为之呼喊奔走。他多次深入农村调研,深感目前农村的医疗卫生条件虽较前有所改善,但是仍普遍存在农村医疗卫生条件落后、农村医疗人才流失、农民看病难等问题,针对此状况,他提出城市对口支援制度,由京津沪等发达地区的大型三甲医院从人员培养、业务指导、医疗设备等方面大力支援县级或乡镇医院,以及吸引中医药人才到农村去,加强乡镇卫生院和村卫生室建设,解决村医待遇等方面的建议,改善农村卫生面貌,帮助农民解决就医难问题。

2. 大学教育　夯实理论基础　在北京中医学院学习的六年时光,是其专业思想的形成阶段,为以后的医学生涯,打下了坚实的理论基础。中华人民共和国成立初期,我国中医药教育事业刚刚起步,国家予以充分的重视,提出了一系列发展中医药事业的方针政策,给予人力、物力上大力的支持,为我国中医药高等教育发展奠定了很好的基础。像秦伯未、任应秋、陈慎吾、颜正华、董建华、刘渡舟等中医理论造诣极高、临床经验极其丰富的老一代名老中医以及在国内很有影响的高水平西医专家被国家从各地调来北京中医学院讲学。姚乃礼从一踏入校园便得到老一辈名老中医的亲授。这一时期，他不仅系统学习了中医理论，特别是《黄帝内经》《伤寒论》《金匮要略》《温病条辨》，以及中药、方剂、诊断、临床各科和各家学说，而且系统学习了解剖学、生理学、生物化学、药理学等相关西医学知识。这些课程为其后来的医学生涯打下了坚实的理论基础。其中，《黄帝内经》和《伤寒论》《金匮要略》，更是基础之基础，直接影响到姚乃礼以后的临床诊疗，及其学术成长、成熟和发展。在大学学习中，对他影响最深的一是"基本功"的训练，二是"做学问"的方法。重要经典、重要段落、常用方药熟记背诵，打下了坚实的基本功；而学会"做学问"则让他掌握了正确的学习和研究方法，任应秋等老师从如何阅读古籍文献等基本功教起，这些都使他在以后的工作中受益无穷。至今当其为学生答惑解疑时，经典原文仍可信手拈来，脱口而出，可见姚乃礼教授中医功底之扎实。

3. **为民服务 坚定赤子之心** 1967年，大学即将毕业之前，姚乃礼积极报名参加626医疗队支援甘肃地区。甘肃祁连山地区人烟稀少，山脉连绵，当地的游牧民多为散居，为了切实将党的温暖带给牧区人民，为牧区人民解除病痛的折磨，他参加医疗队到肃南裕固族自治县巡回医疗。这儿居住着裕固、藏、蒙古等少数民族，以游牧为生。为了把医药送到每一户人家，他坚持要巡回到每一顶帐篷，经常只身骑马进深山为牧民服务。为此他三次从马上摔下来，其中有一次他在巡诊返回时，由于马受惊腾空而起，将他摔下马来，狠狠地摔在石头上，摔伤了腰椎，留下腰部的病痛。在医疗队里他也特别注意向老大夫学习，老大夫的良好作风也深深地感染了他，给他留下了极其深刻的印象。余桂清教授是队长，当时是医疗队年纪最大的医生，过去一点羊膻气都不能闻，但在牧区，他带领医疗队员奔波在牧区帐篷之间，克服各种困难，为牧民服务。焦树德教授是一名内科医生，为了给病人解决白内障失明的痛苦，他在当时艰苦的条件下成功地开展了针拨治疗白内障的手术，取得了成功，给当地的白内障患者带来光明，姚乃礼教授非常敬佩焦老师的为人和学术。甘肃626医疗队结束后，根据周总理"留下不走的医疗队"的指示，他又积极报名留在甘肃，志愿扎根在农村为农民服务。这段巡回医疗的经历使他深刻地体会到一名医生的责任所在，更加坚定了为人民服务的信念，决心为广大人民群众奉献自己的一颗赤子之心。

4. **基层工作 积累实践经验** 大学期间，姚乃礼虽然在理论学习方面奠定了基础，但专业思想方面真正的掌握和提高，还需要在临床实践中应用、在临床实践中学习、在临床实践中提高。姚乃礼大学毕业后被分配到总后勤部2395医院工作，主要服务对象是面向军需职工和当地农民、基层群众，还要经常下乡巡回医疗。在当时医疗条件下，采取中医药防治疾病具有便捷、有效、价廉的特色和优势，这也十分有利于医术的提高。这段时间他接触和诊治许多常见病和疑难病，如胃溃疡、高血压、冠心病、肾炎、咳喘、低热、痢疾、肝炎、肺结核、肿瘤、紫癜、剥脱性皮炎以及不孕、崩漏、带下、癫痫、惊风等妇儿科疾病，积累了较多的临床经验。他印象很深的一例病案是位13岁的舞蹈症患儿，表现为严重的手舞足蹈、吐舌弄舌、挤眉弄眼、摇头晃脑，难以控制，不能自止，严重影响生活和学习。虽多方求医但未见好转，且病情越来越重。病儿一派风象，病机十九条指出"诸风掉眩，皆属于肝"，姚乃礼教授从肝风论治，针药并行，前后治疗约三月，病情大有好转，基本平复，已无明显风证表现。该患儿握笔整整齐齐写下"毛主席万岁"五个字，并回到学校重新读书。这些疑难病证的治疗，极大地体现了中医辨证思维的优势，更加增进了他钻研中医学术的动力和信心。1976年姚乃礼调至山西省中医研究所，使他有机会同山西的名老中医一道工作，虽然时间不是很长，但他十分珍惜这次难得的机会，经常向这些老中医请教学习。由于在基层，不分科，内外妇儿各科疾病都可看到，对其中医临床水平的提高十分有益。而且按照中医辨证论治的原则和理法方药的要求，诊治疾病，不受干扰。对运用中医理论，总结临床经验，促进个人学术的不断成熟至关重要。

5. 读研深造 提高理论水平 1972—1978年，我国中医和中西医结合取得许多重要成果，中西医结合治疗骨折、急腹症、宫外孕等的研究影响很大，在临床上应用疗效显著。姚乃礼教授经过10年的基层实践，虽然积累了很多临床经验，但是他发现对于很多疾病的治疗尚缺乏理想的疗效。名老中医是中医学术水平的代表，在他们身上传承和积累了丰富的经验，他希望能有机会进一步向名老中医学习，进一步提高自己的理论水平和临床能力，而中医研究院名医荟萃，是向老中医学习最理想的地方。1978年，国家恢复研究生培养制度，中国中医研究院和北京中医学院联合招收研究生，这是中医第一次有了研究生教育。为求进一步向名老中医学习，进一步提高临床疗效，探索和求知的心情促使34岁的他毅然报名参加研究生考试，进一步学习深造，成为我国第一届中医研究生。研究生班的班主任为岳美中、方药中两位教授，赵锡武、任应秋、董建华、刘渡舟、金寿山、邓铁涛等全国著名老中医进行授课，在临证中姚乃礼又得到谢海州、赵金铎、董德懋、路志正、刘志明等导师的亲授，使得其理论素养进一步充实，学术水平有了新的提高。

研究生学习是姚乃礼理论上深造提高和学术渐趋成熟的重要阶段。在研究生学习期间,他进一步系统学习了《黄帝内经》《伤寒论》《金匮要略》《温病条辨》等经典。由于有了之前十年临床实践的基础,对经典的学习,无论是理解还是应用体会,都有了质的飞跃。理解更有新意,同实践的结合更加紧密。此外,研究生班聘请了当时全国著名老中医药专家讲学,他们是中医界名老中医杰出的代表,姚乃礼学到了各位名家的学术特色和丰富的临床经验。

这一阶段使他在繁忙的临床之后,获得了理论上进一步提高的机会。特别是能有时间坐下来钻研经典著作,带着实践中的问题学习理论,做到理论和临床的密切结合。走学习-实践-再学习-再实践路线,达到理论和临床的不断提高,是成就一个好医生的必要途径。

6. **师承名家 学术不断进步** 名医传承是中医学术继承、发展、创新的主要载体,也是提高中医学术水平的重要途径。在中医学院学习期间中医的启蒙教育,即得到秦伯未、任应秋等医学大家的亲授和熏陶。当时授课老师全都是国医泰斗,陈慎吾讲伤寒,颜正华讲中药,董建华讲内科,而且亲自带教临床实习,对姚乃礼大有裨益。在研究生学习期间又得到岳美中、赵锡武、方药中等著名中医学家的教诲。1981年姚乃礼研究生毕业后留在广安门医院工作,这个阶段是其学业精进、专业学术逐渐成熟的重要时期。留院工作时,不仅有全国著名老中医沈仲圭、赵金铎、董德懋、谢海洲、路志正、刘志明等的言传身教,而且其在门诊和病房工作中,系统观察和诊疗病人,承担临床研究课题,不断积累经验,极大地提高了学术和临床水平。在广安门医院工作期间,姚乃礼又拜谢海洲、路志正两位名老中医为师,继承总结他们的学术经验和思想,尤其在内科杂病的辨治和脾胃病的诊疗方面,两位名老中医对其产生了较大影响。

7. **临床研究 攻坚克难创新** 慢性肝病是临床上常见的多发病、疑难病、危重病之一。我国是病毒性肝炎大国,人群乙肝感染率最高时超过10%,由于普遍接种乙肝疫苗,截断母婴传播,乙肝感染率虽有大幅下降,但基数很大,发病率依然较高。据2006年全国乙型肝炎流行病学调查,我国1~59岁一般人群乙肝表面抗原(HBsAg)携带率为7.18%,据此推算,我国慢性乙型肝炎病毒(HBV)感染者约9 300万人,其中慢性乙型肝炎患者约2 000万例,由于各种原因得不到及时有效治疗,其中一部分病人可能发展为肝硬化,甚至有的发展为肝癌。中医药在慢性肝病的治疗上虽然具有一定的优势,但是由于肝炎具有传染性,且病机复杂、治疗难度大,考虑到这样一个严重影响人民健康的重大疑难疾病,临床研究人员严重不足,国家重大疾病的防治研究任务不能很好落实,出于院长的职责和一个医生的责任心,时任院长的姚乃礼决定带头挑起肝病研究的责任,将自己的专业方向转向肝病的研究与治疗。通过总结前人经验,并结合多年临床实践的基础上,姚乃礼教授对慢性乙型肝炎、肝纤维化、早期肝硬化的发病因素、病因病机等方面进行了理论和临床研究,提出了"疫毒伤肝、湿热留滞、肝脾不调、毒损肝络"的病机变化,尤其重视肝络在肝纤维化及肝硬化病变过程中的作用,对"毒损肝络"的病机进行了深入研究,探讨其分子生物学基础及中医药抗肝纤维化的作用环节及有效方药。在临床和实验研究基础上,逐步形成了慢性乙型肝炎-肝纤维化-早期肝硬化以"肝脾不调、湿热瘀滞、毒损肝络"为中心的辨证论治体系。并在此理论认识指导下,主持研发了抗肝纤维化、早期肝硬化的中药制剂——芪术颗粒。

胃癌是发病率很高、严重危害群众健康的大病,萎缩性胃炎是学界公认的癌前疾病。为了控制和预防胃癌的发生,他和他的研究团队致力于慢性萎缩性胃炎癌前病变的研究,形成了"脾虚毒瘀络阻"的病机认识,提出了"健脾解毒化瘀和络"治疗思路,研制了"健脾通络解毒方"治疗萎缩性胃炎癌前病变,取得了良好的临床疗效。

8. 诲人不倦 言传身教育人 中医药事业需要传承发展。姚乃礼教授十分重视人才的培养。早在20世纪70年代,他在基层工作时就主持举办中医学习班和西学中班,为部队、工厂和地方培养中医药人才、讲授中医药知识。在中医研究院工作后,又承担本科生、进修生、研究生以及师带徒的教学任务。对于学生他总是平易近人、和蔼可亲、循循善诱。他认为带教是互相学习的机会,要做老师首先要当好学生,教好学生也促进了自身的学习和提高。尤其是对研究生的培养,更是要做到教学相长。几十年来,经他培养或带教的,有赤脚医生、进修医师,也有大学生、研究生和高年资医生,分布在全国各地以及海内外,成为中医药医疗、教育、科研各个方面的骨干。

姚乃礼教授热爱教育事业,爱才育才。他认为带学生不但要教学生科学知识和专业技能,更重要的是先学会"做人",教学生不是靠说教,而是以自己的行为举止来影响学生。跟师门诊既是向老师学习的好机会,也是老师言传身教,以自己的作为影响学生的好时机。他在门诊时,以自己良好的医德修养和优良的服务态度,不仅给病人以安慰和感动,而且对学生也是无形且深刻的教育。他对带教一丝不苟,为了方便学生学习,姚乃礼教授将其对每一位病人的辨证思路记录在病历本上。这既是对病人的诊疗负责,同时也便于学生翻阅学习他的临证思路,足可见他的用心良苦。每每遇到典型的个案,姚乃礼教授总要仔细为学生讲解分析其病因、病机,药物、剂量等经验,毫无保留;对于学生提出的任何问题他都给予耐心指导,讲解时深入浅出,引经据典,旁征博引;虽然时间紧张,但对于学生的论文或者作业,他总是抓紧时间批改,字斟句酌,有针对性地提出具体意见。姚乃礼教授为培养青年人才尽职尽责,在学术上对学生要求严格,鼓励学生既要继承,更要创新,而且在生活、工作等其他方面,对学生亦关怀备至。

9. 医德高尚 一切心系病人 姚乃礼教授医德高尚,一切从病人出发,一切为了病人。退休后,他仍坚持门诊工作,在诊疗中他总是想方设法为病人解除病痛。为了让更多的患者看上病,姚乃礼教授每次7点即开诊,一直工作到下午2点左右。为了抓紧时间,他顾不上喝一口水、休息一分钟,直至看完所有患者。即使是最后一个患者,他也面带微笑,认真聆听,仔细诊察,一丝不苟地向患者解释病情。对外地远道而来的患者,他尽可能满足他们的要求。为了不增加病人负担,照顾工薪阶层,姚乃礼教授每周都要坚持普通专家门诊,尽量方便患者就医。特别是为了方便外地病人,减少来京的不便和经济负担,他利用电话、电子邮件和手机短信同病人联系,调整处方。他对患者一视同仁,从领导干部至普通群众,他都悉心诊治,在治病用药方面,尽量做到简便验廉,少用或者不用贵重药品,让患者少花钱又能治好病。他的医德人品,有口皆碑。特别是深知广大农村缺医少药看病难的情况,他对去农村工作情有独钟,情系广大农民。经常参加支援农村的医疗活动,每当有到农村的义诊,即使地处偏僻,条件艰苦,他依然会欣然前往,为农村的患者解除病痛。

姚乃礼教授是在传统中医过渡到现代中医的历史背景下成长起来的承前启后的一代中医。这一代中医既深受传统文化的熏陶,同时也接受了西医学的影响。其学医从医的成才之路有很多值得我们学习和借鉴的地方。从他的成才之路可以看出,在校学习、毕业后实践与学习、名师指导及自身勤奋对中医成才都有重要的作用,正如姚乃礼教授总结的那样,中医成材要"读经典,跟名师,做临床",必须多读书、多临证、勤思考、善总结。如今我们非常有幸能够聆听其教诲并对其经验进行整理,希望能对中医后学的成长有所帮助与启迪。

三、读书心要

中医书籍汗牛充栋。读书是学习中医的必要环节,作为学习前人经验的主要方式,如何能在有限的精力下,通过阅读相应的书籍,更快更好地入门、更加全面地学习中医、更加有效地指导临床,这些问题深深困扰着我们这些中医后学。姚乃礼教授结合其50余年的学习经历,从以下几个面总结他的读书心得,以期对我们的成长提供帮助。

1. 熟读经典 打好基础 中医经典著作是中医学的基础,学好中医必须熟读经典,很多疑难问题往往能在经典中找到解决的方法,所以除了在学校认真学习外,在长期的临床实践过程中要反复研读、反复实践并及时总结经典,这样必然大有裨益。

中医的四大经典应该仔细阅读,尤其在临床工作之后,每读过一次经典,都会有不同的收获,都会对临床有一定的裨益。四大经典完整而系统地总结了古人的医学成就和宝贵的实践经验,是中医理论著作中之代表与典范。《黄帝内经》是中医药学的奠基之作,涉及中医生理、病理、诊断、治疗、预防、养生等各个领域,是中医各科的基础,指导临床正确辨证的思路和方向。对于其中的基本理论,以及关于人体与疾病的基本认识和观点,应该反复学习,多读、细读,反复思考,理解掌握。其中重要论述要能够熟记背诵,特别是关于脏腑、阴阳、病因病机的相关论述,更是要牢记在心,随口而咏。《伤寒论》和《金匮要略》是中医学第一部临床经典著作,不仅奠定了中医学辨证论治的基础,而且提出了外感病和内伤杂病(涉及临床各科)的辨证特点和诊疗原则,理法方药齐备,尤其"伤寒"的六经辨证以及"金匮"杂病辨治思维具有普遍的指导意义及独到的临床价值。结合临床难题和问题,有针对性的研读,会有更加深刻的领悟和体会。姚乃礼教授常引陈慎吾老先生说的一句话:"白天看病,晚上看伤寒。"确为至理真言。历代视伤寒为"方书之祖",尤其是目前临床存在遣方用药不规范、组方配伍不严谨、处方常常是药味堆砌的情况下,更应重视。《伤寒论》《金匮要略》中的方剂组方配伍严谨,用药少而精,临床疗效确切,更值得我们学习借鉴,需要大家深入研究。

他认为学习经典最好的方法就是诵读,重要的论述要背诵熟记。所谓"熟能生巧","读书百遍其义自见",熟读不仅是强化记忆的有效方法,而且有助于理解。所以读书不仅要用眼用心,而且要用口,吟咏背诵,朗朗上口,才有助于记忆。

姚乃礼教授在大学期间受任应秋教授等老一代专家教诲,常常用"做卡片"的方式进行整理总结,帮助其学习与记忆。其实做卡片是一个总结、思考、积累知识的过程,老一代名老中医的知识多是以这样的方法从最基础的东西开始积累起来的,十分扎实。当今社会科学发达,尤其计算机和互联网的普及应用,一方面信息量大增,另一方面,信息的利用效率大幅提高,能使用的整理方法也多样化。在信息采集整理十分便捷的同时,却在一定程度上失去了自己思考、分析的过程,对经典的理解记忆也相应不足。特别是有些人习惯于在计算机上信息"搬家",既容易带来信息的失真,又忽略了对信息的理解和思考,在经典学习中应该注意避免。经典著作的学习一定要勤记忆、多思考、重应用,与临床实际相结合。

2. 深研医案 开拓思路 医案是医生临证的真实记录,记载和体现了医家辨证思维的过程,是临床经验的结晶,特别是名医医案,更是学习名医学术思想的珍贵资料。在学习经典的基础上,通过阅读医案可以了解名医名家独具特色的学术思想和丰富的临证经验,提高我们临证思辨能力和诊疗水平。医案的学习包括古代医案和现代医案,医案的选择可从以下两个方面来考虑。一是为了了解某位名家的学术观点和学术特色而选择其本人相应的医案,比如叶天士的胃阴和络病的理论可选择其《临证指南医案》中的相应医案;二是为了解决临床遇到的疑难问题,可以选择相应领域里比较权威,经验丰富,效果较好的医家的医案进行针对性的学习。著名医家的医案常常给我们临床辨证以启迪。在学习医案的过程中,应该有一个正确的学习态度。不仅要学习经验方药,更要注意学习其辨证思路。名老中医经验丰富,辨证准确,对于疾病的认识深刻,疗效也相对较好。方药的学习只是其中一方面,更多的是通过阅读他们的医案,为临床提供更多的辨证、治疗思路,使我们在诊疗时思路更加开阔,治疗针对性更强,方药更加精准。

3. 涉猎各家 丰富学术 在中医学发展的历史上,不同时代涌现了许多著名医家,群星闪烁,色彩纷呈,各家学说是中医学宝库的重要组成部分。他们的学说各具特色,从不同角度、不同方面深化和发展了中医学术。比如对于发热之认识,刘完素以苦寒泻火立论,张从正擅长攻邪泄热,朱丹溪从滋阴立法,李杲则创甘温除热之法,这些无疑丰富和发展了中医对发热的理论认识。认真学习各家学说,对强化中医理论思维,拓宽临床辨证思路,提高中医理论和诊疗水平有着重要意义。广泛的涉猎各家学说可以丰富医生的辨证思维。对于诸家之说,当撷取各家之精华,积累不同辨治思路以应对复杂多变的临床实际。对于其中不同的观点,应善于从不同角度来理解和认识,汲取其精华。对于一些争议较大、学术上尚未形成统一认识的学术观点,亦不可轻易否定,需要独立思考,经过临床的反复验证,而后提高认识,逐渐明确学术见解。

为加深对于各家学说的认识,应选择其有代表性著作的学习。重点在于了解其基本理论与基本观点,以及临床辨证经验。或者根据临床需要有针对性地学习。如《脾胃论》为李杲脾胃学说和补土思想的代表之作,他对脾胃的生理、病理、脾胃同其他脏腑的关系,以及内伤病的辨证论治,在内经理论基础上又有新的发挥,其观点独树一帜。根据这些理论认识,李杲在治疗和处方用药上别具一格。比如君臣佐使配伍,风药的使用,因时加减等均具有其独到之处。再如《医学心悟》是程钟龄多年的临床心得体悟,该书言语朴实无华,既有理论认识又有临床经验,对经典著作和理论具有深刻的认识与体会。它论述了很多临床上的常见疾病以及治疗上的常用方剂。《寓意草》《医门法律》亦为临证之必读,其中的一些经典方剂和观点亦为临床常用,如喻嘉言的败毒散等,其提出的逆流挽舟之法,很值得临床深思。其他书籍,诸如《诸病源候论》《备急千金要方》等也非常值得一读。姚乃礼教授还建议多读一些温病相关的书籍,因为北方的医生多重视伤寒而略于温病。而随着环境的变迁和社会的发展、人员的流动以及生活习惯的变化,南北方的疾病并不像以前那样具有明显的地方特色,疾病的病机也日趋复杂。近年来许多外感疾病的流行已无严格的地域界限,临床上许多常用的经典方剂,如三仁汤、甘露消毒丹、藿朴夏苓汤、银翘散等皆属于温病范畴,所以很有必要多学习与温病相关的著作。

4. **博采众方 融汇新知** "活到老、学到老"是姚乃礼教授对于读书学习的一贯态度。向书本学习,向实践学习,向他人学习,是读书学习的基本要求,也是学术不断进步的保障。科学在进步,学术在发展,要不断学习,跟上时代的步伐,所以他很注重博采众方、融汇新知,利用各种机会广泛学习,十分注重知识的更新和文献的跟踪。在临床疾病的诊疗中,他坚持以中医理论为主,辨证论治、理法方药,环环相扣,一脉相承。同时也不排斥西医学的诊疗技术,而将其作为重要的参考资料。他认为现代检查所见,也是人体功能变化的客观表现,中医应重视这些变化,将其作为四诊所见,而赋之以中医新的含义,用以指导临床辨证。他坚持"辨病与辨证相结合"、将"微观指标"引入中医辨证。同时强调与时俱进,应及时掌握西医学的研究进展,用于指导中医临床实践。他强调中医不能脱离医学的进步,要善于汲取和利用现代研究的成果,这样发挥中医的优势,才能居于领先水平。如病毒性肝炎不仅要强调辨证论治,而且要重视病毒指标和肝功的变化,才能提高疗效水平;萎缩性胃炎的辨治要重视胃镜下的观察和病理报告,他认为胃镜是望诊的延伸,要把胃镜的观察和望诊联系起来,作为辨证的依据。另外,随着疾病谱的变化,既往一些少见病和新发病,也成了临床常见病,需要不断学习。如肝病中,酒精性肝病、药物性肝病、自身免疫性肝病等越来越被重视,他很重视对这些疾病的研究与知识的更新。

5. **学以致用 重在实践** 学习的目的在于应用,实践是检验真理的标准。书本上的知识和其他人的经验是否有效,需要靠临床实践来检验。只有通过实践,才能提高自己的能力和水平。姚乃礼教授常说一个人大部分知识是来源于书本和他人。但这些知识又需要自己通过实践来验证,不仅是验证这些经验和知识的可靠性,更重要的是检验自己对这些知识的理解和应用是否正确合理。尤其是中医这样一门实践医学,理论认识是从实践中总结升华来的。所以要敢于实践,同时要善于总结。要把实践所得不断进行总结,形成理性认识,上升为理论。他希望我们一定要重视临床实践的总结,这样才能提高理论水平,为中医药的发展做出贡献。

（吕文良　刘明坤）

第二章 学术渊源及学术特色

第一节 学术渊源研究

一、学习《黄帝内经》奠定医学基础

《黄帝内经》作为中医经典巨著之一,以古代哲学为基础,阐述秦汉以前医家对于人体与疾病的认识,内容涉及疾病特点、病机、诊断、治疗、预后判断、摄生等诸多方面,奠定了中医学的理论基础。在近两千年的漫漫历史长河中,它对中医学的主导作用及贡献影响深远,成为历代医家理论学习以及学术创新的不竭源泉。

《黄帝内经》中的理论架构了姚乃礼教授中医知识体系的基本框架,亦成为其日后学术思想形成的重要理论源泉。《黄帝内经》中论及多个理论体系,其中气血学说、脏腑学说、阴阳学说、邪正学说,对他影响尤深,成为其临证思辨的重要组成部分。以气血观为例,《素问·八正神明论》:"血气者,人之神,不可不谨养"。《灵枢·本藏》曰:"人之血气精神者,所以奉生而周于性命者也"。大凡目之视、指之摄、掌之握、足之步、耳之听、唇舌之辨味等,皆为血气之功用也。血气条达周流,则人体平和,反之,血气不疏,诸症丛生。正如《素问·举痛论》中曰:"百病生于气也",《素问·调经论》中论"血气不和,百病乃变化而生",可见气血不和与疾病的产生、发展关系密切。气与血关系密切,生理上相互依存,病理上相互影响,气病必及于血,血病多由气而生。气血同病是临床上诸多疾病的病理基础,气血不通也是导致疾病日转沉疴的原因所在。故《灵枢·九针十二原》载"欲以微针通其经脉,调其血气",《灵枢·官能》曰"徐而安静,手巧而心审谛者,可使行针艾,理血气而调诸逆顺。"即治疗疾病时,要点在于使气血调达,疾病方可向愈,正如《素问·至真要大论》于病机十九条后所论:"疏其血气,令其调达,而致和平"。姚乃礼教授认为无论外感内伤,所伤者无非气血,治疗时必宗《黄帝内经》,以疏其血气、令其调达为治疗要点,其中要注意的是,"疏其血气"是对各种治则的高度概括,是指经过各种治疗

所要达到的最终目的,不是具体治则。除此之外,《黄帝内经》中系统论述了肝的解剖形态、生理功能、肝所属经脉循行、相关穴位分布,以及肝的脉诊、色诊、闻诊等诊法,肝病的治法、预后等方面,奠定了姚乃礼教授治疗肝病的医学基础。

二、《伤寒论》《金匮要略》确立临证思路

《伤寒论》继承了《黄帝内经》《难经》中的精华,创立六经辨证治疗外感病的辨证论治体系,《金匮要略》以理法方药相结合的形式论述内伤杂病的治疗。两书从理论到临床实践都具有其独特的临床价值与指导意义,为历代医家必学之经典。

姚乃礼教授从学医开始便十分重视《伤寒论》与《金匮要略》的学习,对于书中的条文,至今仍可信手拈来,其用心程度便可见一斑。在初期临床实践碰到困难时,姚乃礼教授常常从《伤寒论》《金匮要略》中寻找不同的辨证的思路和治疗线索。如今姚乃礼教授临证遇到疑难杂病时,仍然取法于《伤寒论》和《金匮要略》。以对顽固性腹泻的治疗为例,患者腹泻日久,脾胃必虚,脾胃虚弱,肝木侮之,脾虚日久,肾气亦虚。该病例病位涉及肝、脾、肾,病性寒热虚实错杂,姚乃礼教授取法《伤寒论》,从厥阴入手进行论治,厥阴者,阴之尽,阴尽而阳生,厥阴之为病,易阴易阳,寒热错杂,阴气盛则寒主病进,阳气盛则热主病退,由阴出阳者顺,由阳入阴者逆,肝处于阴尽阳生之界,为疾病由阴出阳之枢机,方拟乌梅丸加减,取厥阴为枢之义,寒热兼施,促使疾病由阴出阳。

三、博采众长丰富辨证思想

各家学说是中医学的重要宝库。其特点就在于不同的医家对同一疾病有着不同的学术见解和治疗特点,广泛的涉猎各家学说可以丰富医生的辨证思维。对于诸家之说,当撷取各家之精华,积累不同辨治思路以应对复杂多变的临床实际。

姚乃礼教授博采各家学说,择其善者而从之,临床取得较好疗效。《格致余论·鼓胀论》:"此病之起,或三五年,或十余年,根深矣,势笃矣,欲救速效,自求祸耳。"指出治疗使用攻邪法时,不可太过,须时时顾护正气。姚乃礼教授在治疗本病时,攻补兼施,立足于扶正,同时绝不滥用破瘀消癥等攻逐之品,以免见水利水,徒伤正气,而成坏证。李东垣在《兰室秘藏》中载臌胀"皆由脾胃之气虚弱,不能运化精微……聚而不散而成胀满",主张健脾

益胃以制水湿,常用中满分消丸等方进行治疗。姚乃礼教授将肝硬化腹水的病因之一归于脾运失职,水湿内停,虚损生积。他认为慢性肝病多因脾胃虚损而开始,多种病因直接或间接的反复损伤脾土,脾胃之气虚损,升动传输作用失常,致水谷精微和水液的输布运行失常,聚而成湿,水湿停蓄,进而土壅木郁,以致肝脾俱病,病延日久,累及于肾,肾关开阖不利,水湿不化,则胀满愈甚,气滞、血瘀、水停腹中,腹部日益胀大成臌。故治疗上,多在治疗原发病的基础上,以健脾补气为先,"以无形之气胜有形之水","气旺则中洲运",脾胃是元气之本,通过调理脾胃,使脾气充实,元气渐充,使病势向愈;亦可以切断其传变环节,防止疾病的进一步发展和恶化。《丹溪心法·臌胀》指出:"今七情内伤,六淫外侵,饮食不节,房劳致虚,脾土之阴受伤,转运之官失职……清浊相混,隧道壅塞,郁而为热,热留为湿,湿热相生,遂成胀满。"姚乃礼教授宗丹溪之旨,认为调护对于该病的治疗以及疗效的巩固具有重要意义,常常叮嘱本病患者注意以下几个方面:保持乐观情绪,心情愉快,避免不良精神刺激,注意不要生气;注意休息,不可过劳(尤其是房劳);饮食宜富有营养而易消化,忌食辛辣、油腻之品,严格禁酒,防止助热生湿。

四、临证实践走向理性升华

　　中医学是一门实践医学,中医药的经典理论来源于临床实践的总结,同时又在两千多年的临床实践中不断发展、创新、壮大。"熟读王叔和,不如临证多"。姚乃礼教授认为学习中医应潜心钻研,勤于临证,读书与临床实践是中医医生提高临床技能必须经历的两个关键环节,经过读书—实践—再读书—再实践的反复过程,才可以提高对中医药理论的理解和掌握,灵活而准确地用理论指导临床。纵观历史,中医的历代名家,皆是通过长期、大量的实践而对中医理论不断创新、不断发展的。

　　姚乃礼教授从医50年间,从未脱离临床工作。求学之路刚结束,他就积极投身于基层医疗工作中;中年时期虽然承担繁重的行政工作,但也没有放弃门诊工作;如今虽年事已高,但依然坚持在临床的第一线。常年的门诊工作中他诊治了大量的患者,在常见病、多发病及疑难病症的诊治中,积累了经验,形成了独树一帜的观点,特别是在肝病及脾胃病的诊治方面尤为突出。

　　1. 慢性乙型肝炎的病机是"肝脾失调、湿热瘀滞、毒损肝络",强调"肝脾失调"是影响肝病发生发展的重要基础,而"毒损肝络"是影响肝病发展的重要病理机制,重视"解毒通络"法治疗慢性乙型肝炎 姚乃礼教授在总结前人经验,结合自身多年临床实践基础上,对慢性乙型肝炎、肝纤维化、早期肝硬化的发病因素、病因病机方面进行了理论和临床研究,提出"肝脾不调,湿热瘀滞,毒损肝络"的病机见解,认为慢性乙型肝炎由湿热疫毒之邪稽留体内,导致肝脾失调,邪气内侵深伏血分,损伤肝络,湿热痰瘀交阻,缠绵难愈,而致该病逐渐向肝纤维化、肝硬化发展。该病机主要包括三个方面:①湿热疫毒滞留难尽是本病的启动因子和持续因素。慢性乙型肝炎为乙肝病毒感染,乙型肝炎病毒作为病因属于中医的湿热疫毒。一方面,湿热疫毒自外侵袭人体,初期郁于气分,进而深入血分。另一方面,由于湿热之邪侵袭,脏腑功能失调,特别是脾胃运化失宜,湿浊之邪内生,又可化生湿热,瘀结成毒。②肝病及脾是病机的必然演变过程。慢性乙型肝炎,湿热疫毒首犯中焦,困遏脾胃,出现脾运失调的病理状态。肝病传脾主要与两方面因素有关:一是肝郁日久,乘侮脾土;二是素有脾胃虚弱,土虚木乘。其病位虽在肝,但其病机转化、临床表现均与脾有关,肝郁脾虚,肝脾同病贯穿于该病的全过程,是肝病发生发展的重要基础。③毒损肝络是影响慢性乙型肝炎病情发展的重要病理机制。肝络在生理上为连接肝脏内外表里、运行气血津液的桥梁,在病理状态下成为疫毒之邪由表入里、循经入络、弥散传变的重要途径。从本病的发展过程来看,其实质是正邪交争的过程。湿热疫毒侵袭人体,正气与毒邪相持,毒邪伏而不发,若由于某种诱因打破这种平衡,则可见正邪交争,引发疾病,损伤肝络,并形成时发时止的病理特性,致使病情缠绵,日久不愈,络脉不利,为瘀为痰,湿、热、瘀、毒互结,肝络壅阻,正气耗伤,脏腑受损,形体败坏则病情发展,变证丛生,预后不良。具体可分为四个阶段:①疫毒侵袭,正邪交争。湿热疫毒侵袭,正气未虚,驱毒外出,或正盛邪退;若正邪力量相当,毒邪循经,深入肝络,与络中气血相搏,正邪交争,肝络受损而致胁痛、黄疸等病症,甚者可致神昏、血证等;②疫毒留滞,深伏肝络。湿热疫毒侵袭人体,加之素体不足,正气亏虚,正虚络脉失养,毒邪侵入肝络,伺机待发,日久营卫失调,气血津液生化不足,肝络益虚,毒邪深伏,暂不发病;或初感治不得法,正气内伤,邪毒内陷肝络,邪伏不发;或正气祛邪外出,但未能尽除病根,余邪留滞深伏肝络;③正邪交争,屡发难愈。由于失治误治、饮食不节、劳逸太过、七情所伤、复感外邪等因素作用,打破"正邪平衡",正气与邪毒,此消彼长,交争剧烈,肝脏络脉受损,导致疾病反复发作,病情缠绵,屡治难效,形成病情平稳→活动→缓解→再活动→再缓解的恶性循环,肝络渐损,肝体败坏;④久病致瘀,肝络受损。疾病反复、缠绵失治或毒伏肝络日久,壅阻络道,瘀血内生,瘀毒互结,湿热瘀毒久聚损络,伤津耗气,停水动血,损伤脏腑、络脉,因而变证丛生,发生神昏、血证、臌胀、癥瘕、积聚及水肿等,病情进一步加重。

16

2. **从络病理论认识肝纤维化的发生,对肝络的辨治从气血虚实及痰浊、湿热、瘀等因素分析,提出合理应用益气化瘀通络法治疗肝纤维化的观点** 络病理论是指以人体络脉系统为基础内容的调节脏腑气血病变的概括。络脉具有渗灌血气、互渗津血等独特的生理功能,是经脉中气血营养脏腑组织的桥梁和枢纽。因此,构成络脉必须有两个条件,一是在经之末端,为细小之部位;二是具有渗灌气血、完成物质之交换的功能。从现代研究来看,肝纤维化的基本病理改变在于窦周隙,为血管的终末分支,可归属于中医络脉范畴。在对肝纤维化的研究过程中,姚乃礼教授从中医经典出发,结合临床试验、动物实验、细胞实验、分子生物学实验结果,系统论证了肝纤维化和络病的关系,提出肝纤维化可归入络病范畴进行辨治的观点,认为慢性肝病发展至肝纤维化,进而出现门静脉高压、肝硬化的过程是一个由络伤气滞,进而发展为痰湿阻滞、痰瘀交阻的过程。

在临床工作中,他重视运用中医络病理论指导肝纤维化病因病机分析及诊断治疗。他认为肝纤维化与"湿热""疫毒""痰瘀"等因素直接相关,多因正虚邪盛,邪正交争,邪恋不去,蕴结于肝所致,病情发展多经历由实而虚、由表及里、由聚至积、由气入血及络的动态变化,病机为湿热疫毒滞留难尽,肝郁脾虚,痰瘀阻络。病机关键"毒损肝络、痰瘀交阻"。其中,损伤肝络的"毒"除疫毒之邪之外,还有湿、热、痰、浊、瘀等病理因素之别,疾病初期表现为络脉阻滞,随着病情发展,络气不足,导致络中血瘀痰凝,逐渐造成肝络损伤,严重影响气血津液对肝脏的濡养,变生他症。在治疗时,姚乃礼教授紧紧围绕这一病机展开,在治疗上除针对病因外,合理应用益气化瘀通络治疗本病。治疗时高度重视通络治疗,选择具有高度靶向性的药物进行治疗,可根据病情使用益气通络、辛温通络、辛润通络、虫类药通络、化痰通络等通络方法进行治疗。在此基础上,研发了抗肝纤维化药物——芪术颗粒。

3. **肝硬化腹水为慢性肝损害造成的脾运失职,水湿内停,虚损生积。治疗上要攻补兼施,注意肝脾肾三脏同治,始终重视调补脾胃之气** 姚乃礼教授认为,肝硬化腹水为慢性肝损害造成的脾运失职,水湿内停,虚损生积。中医治疗本病,应攻补兼施,立足于扶正,同时不滥用消癥散积等攻逐之品,以免见水利水,徒伤正气。慢性肝病多因脾胃虚损而开始,多种病因直接或间接的反复损伤脾土,脾胃之气虚损,升动传输作用失常,致水谷精微和水液的输布运行失常,聚而成湿,水湿停蓄,进而土壅木郁,以致肝脾俱病,病延日久,累及于肾,肾关开阖不利,水湿不化,则胀满愈甚,气滞、血瘀、水停腹中,腹部日益胀大成臌。治疗上,在治疗原发病的基础上,当以健脾补气为先,"以无形之气胜有形之水","气旺则中洲运";"脾胃是元气之本",通过调理脾胃,脾气充实,元气渐充,使病势向愈;亦可以切断其传变环节,防止疾病的进一步发展和恶化。

"阳邪之至,害必归阴,五脏之伤,穷必及肾"。肝脾日虚,病延及肾,肾火虚衰,不但无力温助脾阳,蒸化水湿,且开阖失司,气化不利,阳虚水停;若阳伤及阴,则肝肾之阴亏虚,肾阴既损,阳无以化,则水津失布,阴虚水停,此时,可出现难治性腹水。同时,肾阴和肾阳又同时起到滋养肝木和温养脾土的作用,若肾虚阴阳不足,对肝脾二脏的功能也会产生影响。故在治疗上,姚乃礼教授常常肝脾肾同治,且始终重视调补脾胃之气。

4. 在疾病诊疗中重视参考现代理化检查指标,将其作为望诊的延伸。在长期的临床实践中发现,中医药在调整人体功能、改善理化指标等方面有肯定的疗效和作用 姚乃礼教授认为现代理化检查所见,是人体内在功能变化的客观体现,可以反映疾病的活动性及稳定性。辨证论治时应重视这些变化,将其作为四诊的延伸,并用中医理论认识这些理化检查的结果,指导临床辨证,从而为辨证提供更加客观、更加精确的依据。以慢性乙型肝炎为例,他非常重视病毒指标和肝功能指标的变化。谷丙转氨酶、谷草转氨酶异常,多考虑机体湿热较重,酌加茵陈、垂盆草等;胆红素增高,酌加茵陈、虎杖、赤芍、苦参等;乙型肝炎病毒核糖核酸定量异常,多考虑为湿热毒邪较盛,酌加白花蛇舌草、败酱草等。对于胃部疾患的治疗,姚乃礼教授认为胃镜下所见能够反映胃腑局部的病变,常结合镜下胃黏膜病理改变及病理组织学情况选择用药。如胃黏膜糜烂甚至溃疡者,酌加收涩敛疮之海螵蛸、白及、凤凰衣、煅瓦楞子等;胃黏膜疣状隆起者,酌加清热消肿之蒲公英、生薏苡仁、连翘等;伴胆汁反流者,酌加柴胡、郁金、代赭石、鸡内金、炒枳壳、旋覆花等疏利肝胆;病理见肠化或不典型增生者,酌加半枝莲、藤梨根、土贝母、露蜂房等解毒抗癌。结合理化检查指标,不仅提高了辨治的精准度,临床治疗,亦常有效验。故将中医辨证论治与现代理化检查分析相结合,不断探索检查指标异常与病机之间的内在联系,为疾病的治疗提供一些借鉴和线索,以寻找相应的治法和方药,这是对中医辨证论治体系的有益的补充和延伸。

5. "肝脾不调"是多种慢性疾病特别是肝病及脾胃病的共同病机所在,在慢性肝病及脾胃病的诊疗中应重视调和肝脾 肝脾不调主要包括肝郁及脾虚两方面,兼证较多。若患者纳呆食少,便溏,舌淡而胖,脉细弱,常提示脾胃虚弱;若患者胁腹胃脘胀满,疼痛较重,精神抑郁或烦躁,脉弦明显,常提示肝气郁结较甚。除基本证候肝郁及脾虚外,肝郁日久,可化火、伤阴、入血;脾虚不运,可酿生水湿、痰浊;生化无源,可导致血虚;湿浊化热,可形成湿热。因此,肝脾不调还常兼有湿、热、痰、浊、毒、瘀、食积等病理因素,或兼有阴虚、血虚、阳虚等虚象。现代社会中,精神紧张、多坐少动、情志不舒可导致肝气郁结,脾气壅滞;饮食不节、酒肉过度、忧愁思虑可伤脾。慢性肝病的基本病机为肝脏受邪,疏泄失调。肝之为病,必犯脾胃。因此,对于慢性肝病的患者,在治疗过程中,调和肝脾是贯穿始终的基本治法。

脾胃属土,脾主运化,主升清,胃主降浊,脾与胃为脏腑气机升降之枢;肝属木,主疏泄,是人体气机调畅的关键所在。肝气条达则脾胃气机升降有序,反之若肝气郁结失其条达,影响脾胃运化,或素有脾胃虚弱,土虚木乘,均可致肝脾(胃)同病,气机阻滞,运化不行,脾胃之病多与情志相关,脾胃之治亦以治肝为要。故在调理脾胃的同时,不可忽视肝气、肝血、肝阴、肝火的情况,并注重肝脾同治。

6. 提出慢性萎缩性胃炎及胃癌前病变的基本病机是"脾胃虚弱、寒热错杂、升降失宜、邪毒瘀滞、胃络损伤"。其中,脾胃虚弱是本病的发病基础,邪毒壅滞损伤胃膜为重要的致病因素,胃络瘀阻、寒热升降失司是慢性萎缩性胃炎及癌前病变发生发展的基本病理变化。病机关键在于脾虚毒损络阻,以健脾通络解毒为基本治则 姚乃礼教授以中医理论为指导,总结先辈经验,结合自身多年临证经验的基础上,对慢性萎缩性胃炎及癌前病变的病因病机、病理因素及发展规律进行了理论探讨和临床研究,提出"脾胃虚弱、寒热错杂、升降失宜、邪毒瘀滞、胃络损伤"的基本病机,他认为慢性萎缩性胃炎是由饮食不节、情志失调、劳倦内伤、内生邪毒或外感邪毒久酿伤及脾胃,脾胃升降失司,寒热错杂,终致气阴两亏,邪毒胶结难化,缠绵不解,日久损伤胃络胃膜,正气愈虚,邪气愈盛,最终导致胃膜萎缩,甚则化生恶变。慢性萎缩性胃炎病情易于反复,病程绵长,病理变化复杂,一旦进展为重度肠上皮化生及各种异型增生等胃癌前病变则危害较大。①脾胃虚弱为重要发病基础。一方面脾胃同居中焦,皆属土脏,脾主运化,胃主受纳,共司饮食水谷的消化、吸收与输布。另一方面脾胃为后天之本,气血生化之源,脾与胃以膜相连,互为表里,故云"内伤脾胃,百病由生"。慢性萎缩性胃炎多由长期饮食不节(洁)、情志失调、内伤劳倦、邪毒为害等因素损伤脾胃,轻则功能失调而不和,重则形态损伤而虚弱。②胃络瘀阻是贯穿本病发生发展过程的基本病机。在脾胃虚弱的基础上,外感与内生之邪侵袭,滞留胃络,气机痹阻,渐进而成毒,日久深伏血分,胃络邪毒瘀痹,络道滞塞不畅,瘀血不去,新血不生,胃络失于荣养及损伤,留瘀日久,胃膜萎缩并渐成有形之癥积。即向肠上皮化生、异型增生甚至胃癌发展。如提前干预、治疗及时恰当,可获得长时间的稳定缓解,若反复发作,病情进一步进展,则病变难以逆转。慢性萎缩性胃炎病久入络,胃络瘀阻的微观表现常为胃镜下黏膜表面苍白粗糙不平、黏膜变薄、固有腺体减少、血管影显露、灰白色肠上皮化生结节等征象。③邪毒蕴结,缠绵不解是慢性萎缩性胃炎及癌前病变的重要致病因素。邪毒既包括寒、热、痰、湿浊等邪气壅盛,又有内外毒邪之分。胃为"受纳之官",早期多为外来之毒,如酒食之毒、药品之毒、虫毒、六邪之气甚者亦为毒。如《素问·五常政大论》王冰注"夫毒者,皆五行标盛暴烈之气所为也"。当今之幽门螺旋杆菌（H.pylori）感染之毒尤其重要。H.pylori是人类消化道疾病的重要致病因素，世界卫生组织1994年将其确定为1类致癌因子，同时我国是该菌高感染率国家。H.pylori作为外来"毒邪"，在脾胃虚弱、正气不足的情况下才易于附着、定植并产生多种毒素，破坏胃黏膜屏障，是导致腺体萎缩、不典型增生甚至癌变的重要因素。本病的发病关乎正气与邪气之间的斗争与平衡，脾胃虚弱是其内在因素，邪毒是导致发病的重要条件，在一定的条件下甚至起主要作用，而病情的轻重除了取决于脾胃受损的程度外，也决定于邪毒的轻重，邪气蕴结不解而化毒酿毒，毒损胃络，迁延日久，损伤胃体，邪毒深伏血分，耗伤人体正气，终致疾病虚实夹杂，缠绵难愈，甚则化生恶变。故在临床上应既强调脾胃虚弱的决定作用，又要重视邪毒。

姚乃礼教授认为"一病必有一病之核心病机"，其治疗亦必有相应"核心治法"及"核心方药"，因此，在"脾虚络阻毒损"基本病机认识的基础上，立"健脾通络解毒"基础方，针对"本质证候"论治，并根据患者具体临床表现或兼加证候加以斟酌，加减药物，治疗过程中主张循序渐进，坚持疗程，又做到适可而止，病情稳定后考虑减量维持，或转由丸散巩固治疗，或间断服药，以尽可能避免长期服药引起的"药害"。

（吕文良　白宇宁　刘明坤　张婷婷）

第二节　理论认识及临证思辨特色

一、理论认识

（一）强调整体观，重视天人相应对健康及疾病的影响

人类生活在自然界中，大自然构成了人类赖以生存、繁衍的环境，自然环境的变化可以直接或间接地影响人体的生命活动。这种人与自然的息息相关即"天人合一"的整体观。包括人类在内的天地万物是一个整体，人与万物在这个"整体"之中相互依赖、共同生存。这种整体观在中国古典哲学著作里有较多表述，例如《易经·系辞上》中认为宇宙中的万物都统一于太极："易有太极，是生两仪，两仪生四象，四象生八卦。"老子认为宇宙中的一切万物相同的本源是道："道生一，一生二，二生三，三生万物。"中医经典医籍《黄帝内经》则详尽地阐述了天人相应理论。《灵枢·岁露》曰："人与天地相参也，与日月相应也。故月满则海水西盛，人血气积，肌肉充，皮肤致，毛发坚，腠理郄，烟垢著，

当是之时,虽遇贼风,其入浅不深。至其月郭空,则海水东盛,人气血虚,其卫气去,形独居,肌肉减,皮肤纵,腠理开,毛发残,膲理薄,烟垢落,当是之时,遇贼风则其入深,其病人也卒暴。"《灵枢·刺节真邪》亦云:"与天地相应,与四时相副,人参天地。"

1. 顺应天地阴阳以养生 由于人生于天地之间,人体的阴阳平衡无时无刻不受到天地阴阳变化的影响,故养生之要,首先要合于天地之道,即顺应天道阴阳的变化来调节生活起居,做到"顺时摄生"。《灵枢·本神》曰:"故智者之养生也,必顺四时而适寒暑,和喜怒而安居处,节阴阳而调刚柔。如是,则僻邪不至,长生久视。"《素问·四气调神大论》亦云:"故阴阳四时者,万物之终始也,死生之本也。逆之则灾害生,从之则苛疾不起,是谓得道。"基于"天人相应"的整体观,人作为自然界的一部分应该顺应整体的变化与发展,从而达到保持机体健康的目的。顺应天道阴阳以养生的主要内容有:

(1)人与自然相合:老子曰:"人法地,地法天,天法道,道法自然。"老子认为,自然法则不可违,人道必须顺应天道,也就是说人应当顺应自然法则,人与自然万物要相和以生。随着科学技术的快速发展,人类加速了对自然的征服、控制和支配,同时也受到了大自然的强烈反抗和报复。环境污染、各种自然灾害及异常气候的频繁发生,正在威胁着人类的生命和健康。因此,在加快经济社会发展的同时,人类也应该重视自然环境的保护,注重生态平衡,这也体现了人与自然相合。

(2)人与社会相合:人作为社会的人,人与人相处即人与社会的关系。中国古代的思想家认为,人虽各有其利益,但"仁者爱人",人与人相爱和合,则社会安定有序,人际关系和谐融洽,人的社会心理压力减轻,人与人之间的冲突、伤害、折磨和杀戮就会减少,人就会健康长寿,即太平之世多长寿。另外,人的社会角色、地位的不同,人们的心身功能及人的疾病谱构成也不尽相同。因此,作为生活在社会之中的人,应根据社会环境的变迁,适时调整身心,实现人与社会的相合。

(3)人自身之"形神合一":中国儒、道、佛家都提倡修身养性,节制欲望,净化心灵,从而达到人自身心灵之和谐。人的喜怒哀乐等情志活动发作要有一定的节度,或者说人的心态要平和,这样才能达到身心健康。人的精神和形体是统一的,日常应注重精神调摄、重视饮食起居和劳逸适度,保持脏腑经络气血和谐、体质平和,从而达到人自身之"形神合一",健康长寿。

中医将人看成形神合一、天人合一的整体,用整体恒动的思维看待生命的变化,人的健康就是整体生命的和谐,人的疾病就是整体生命的失衡。

2. 结合四时阴阳以助诊断 日月的运转、气候的变迁、昼夜的交替、自然界的运动变化与人体生理活动、病理变化密切相关,因此对于疾病的认识应结合四时阴阳来展开,方能诊断明确,不致产生偏差。正如《灵枢·寿夭刚柔》所言:"谨度病端,与时相应。"

《素问·脉要精微论》曰:"四变之动,脉与之上下,以春应中规,夏应中矩,秋应中衡,冬应中权。"《素问·玉机真藏论》中有:"春脉如弦,夏脉如钩,秋脉如浮,冬脉如营。"春脉主应肝脏,属东方之木。春季万物开始生长,因此脉气来时,软弱轻虚而滑,端直而长,为弦脉。夏脉主应心脏,属南方之火,此时万物生长茂盛,脉气来时充盛,去时轻微,犹如钩之形象,所以叫作钩脉。秋脉主应肺脏,属西方之金,秋季万物收成,因此脉气来时轻虚以浮,来急去散,为浮脉。冬脉主应肾脏,属北方之水,此时万物闭藏,脉气来时沉而搏手,所以为营脉。由此可见,四时脉象各有特点,临证时应结合人体所处的环境、气候的变化来切脉诊断。脉象如此,人体的五官九窍、肌肤筋肉、脏腑组织亦随四时而变,所以诊断时要结合四时阴阳变化而定。

3. 基于天人相应观的中医药治疗 由于自然环境的变化影响着人的生命活动和病理变化,因而在疾病的治疗过程中必须重视外在环境与人体的关系,治疗中遵循因时因地治宜的原则。

《素问·四时刺逆从论》云:"春气在经脉,夏气在孙络,长夏气在肌肉,秋气在皮肤,冬气在骨髓中。"指出了人体的气血随着自然界不同季节气候的变化而有着不同的聚集部位。《素问·八正神明论》曰:"是故天温日明,则人血淖液而卫气浮,故血易泻,气易行;天寒日阴,则人血凝泣而卫气沉。月始生则血气始精,卫气始行;月郭满则血气实,肌肉坚;月郭空,则肌肉减,经络虚,卫气去,形独居。是以因天时而调血气也。"自然界有春夏秋冬四季的变化,人生活在自然界之中,是其中的一部分,人体的气血阴阳也要随之发生变化。气候温暖、天气晴朗时自然界阳气偏盛,人身之卫气趋于体表,此时人体气血濡润而通畅,经气容易激发。若是气候寒冷,天气阴沉,此时人身气血凝涩运行不畅,卫气趋向于里,经气难以激发。因此阳气虚的患者可以在夏天施以"三伏灸",天人合一是"冬病夏治"的理论基础。除了四季阴阳变化,月之盈亏也会导致人身经络、气血的变化,也应采取不同的治疗方案。《黄帝内经》一言以概之为"得时而调之",即根据天时的变化来调节治疗方案。

姚乃礼教授在治疗用药时,注重因时制宜、因地制宜。如脾胃不足的患者素体脾气虚弱,脾气不运,水湿内停,到了夏天自然界又有暑湿之邪,外湿与内湿相合,故患者大多脾为湿困,姚乃礼教授夏季常用化湿之药,如白蔻仁、藿香之类,既可化湿和胃,又能行气温中。

(殷振瑾)

（二）重视阴阳平衡的生理病理观，防治疾病强调"以平为期"

阴阳理论是中医的核心理论，阴阳和谐是健康的基础，阴阳失和，是发生疾病的根由。"阴阳者，天地之道也，万物之纲纪，变化之父母，生杀之本始"（《素问·阴阳应象大论》），"生之本，本于阴阳"（《素问·生气通天论》）。人类在一定的自然及社会环境中生存，内在阴阳状态时刻受外在环境变化的影响，人体通过不断自我调整，以适应外在环境的变化，以维持阴阳的动态平衡，从而实现生命活动按照生、长、化、收、藏的规律健康演进，与"万物浮沉于生长之门"。人是天地阴阳变化的结果，"人以天地之气生，四时之法成"（《素问·宝命全形论》），天地阴阳的变化及人体自身阴阳的变化均可对人体的生理、病理产生影响。姚乃礼教授非常注重阴阳平衡理论对养生保健、防治疾病的指导意义，因阴阳的消长、变化是绝对的、永恒的，平衡只是相对的、动态的，故阴阳之间的和谐关系，只能是"以平为期"指导下的"阴平阳秘"。强调从起居、饮食、情志、治疗等各方面，"谨察阴阳所在而调之，以平为期"（《素问·至真要大论》），达到"阴阳相抱，荣卫俱行，刚柔相搏"（《伤寒论·平脉法》）的健康状态。

1. **起居有常** 现代快节奏的生活方式，加班熬夜、久坐少动成为城市上班族的主要生活方式，汽车、空调、冰箱、电视等各种科技产品，在为人类生活提供便利的同时，其弊端也日渐暴露，人类离自然越来越远，对自然的适应能力也越来越弱。生命在于运动，合理的锻炼对维持健康的体魄至关重要，但不恰当的运动反而有害健康。《灵枢·九针论》指出"久视伤血，久卧伤气，久坐伤肉，久立伤骨，久行伤筋，此五久劳所病也"，"春秋冬夏，四时阴阳，生病起于过用"（《素问·经脉别论》）。可见，只有动静有度才能有益健康。《素问·上古天真论》强调要"法于阴阳，和于术数……起居有常，不妄作劳"。《三国志·魏志·华佗传》认为"人体欲得劳动，但不当使极尔。动摇则谷气得消，血脉流通，病不得生，譬犹户枢不朽"。"阳入于阴则寐，阳出于阴则寤"，充足的睡眠对保持人体阴阳平衡至关重要，子时一阳生，午时一阴生，故中医历来有睡"子午觉"的习惯，另外《素问·四气调神大论》针对春、夏、秋、冬分别提出不同季节的睡眠特点，如夏季"夜卧早起"、冬季"早卧晚起"等，总之以顺应自然界阴阳交接更替规律为要。"人禀五常，因风气而生长，风气虽能生万物，亦能害万物"（《金匮要略·脏腑经络先后病脉证》），风、寒、暑、湿、燥、火六淫邪气均可致病，"风雨寒热不得虚，邪不能独伤人"（《灵枢·百病始生》），一方面"谨候虚风而避之"（《灵枢·九宫八风》），另一方面"正气存内，邪不可干"，使外邪无可乘之机。姚乃礼教授常嘱患者根据自身情况，选择适当的运动方式，劳逸结合；避免熬夜，保证高质量的睡眠；根据季节变化，及时调整衣着、起居等生活方式，做到

"与时偕行"，自能暗合于阴阳之道。

2. 饮食有节 中医有"病从口入"的认识，研究证实，高血糖、高血脂、高尿酸等代谢紊乱疾病，均与饮食不当有密切关系，足见饮食对健康的重要作用。饮食有节包括饮食量、饮食性味、饮食温度、饮食结构、饮食时间等，均有相应的要求。如"饮食自倍，肠胃乃伤"（《素问·痹论》），提示不宜过量饮食；"高粱之变，足生大疗"（《素问·生气通天论》），则提示饮食不可过于肥甘；"味过于酸，肝气以津，脾气乃绝。味过于咸，大骨气劳，短肌，心气抑"（《素问·生气通天论》），提示长期偏食五味亦有损健康。《素问·生气通天论》指出"阴之所生，本在五味，阴之五宫，伤在五味"，《素问·至真要大论》亦指出"五味入胃，各归所喜……久而增气，物化之常也。气增而久，夭之由也。"说明饮食是把双刃剑，适当饮食有助健康，反之则有害。针对如何建立合理的饮食方式，在饮食结构方面，《素问·藏气法时论》认为"五谷为养，五果为助，五畜为益，五菜为充。气味合而服之，以补精益气。……辛酸甘苦咸，各有所利，或散，或收，或缓，或急，或坚，或软，四时五藏，病随五味所宜也"；饮食温度则应"食饮者，热无灼灼，寒无沧沧"（《灵枢·师传》）。

在病理情况下，调理饮食能促进疾病恢复，不当饮食则可导致疾病复发或加重。《灵枢·九针论》谓"病在筋，无食酸；病在气，无食辛；病在骨，无食咸；病在血，无食苦；病在肉，无食甘。口嗜而欲食之，不可多也，必自裁也"，提示应根据不同的病理状态，调整五味搭配，同时要注意适可而止，不可过度。《金匮要略·脏腑经络先后病脉证》亦认为"五脏病各有所得者愈，五脏病各有所恶，各随其所不喜者为病"，《金匮要略·禽兽虫鱼禁忌并治》进一步指出"凡饮食滋味，以养于生，食之有妨，反能为害。……所食之味，有与病相宜，有与身为害，若得宜则益体，害则成疾"，可见仲景已充分认识到合理饮食对疾病康复的重要性。在疾病的恢复期，掌握合理的饮食禁忌也非常重要，"病热少愈，食肉则复，多食则遗"（《素问·热论》），提示热病及其恢复期，慎进食肉类；《伤寒论·辨阴阳易差后劳复病脉证并治》有"食复"的记载，如"病人脉已解，而日暮微烦，以病新差，人强与谷，脾胃气尚弱，不能消谷，故令微烦"，并指出此种情况的治疗要点为"损谷则愈"。

脾胃为"水谷之海"，为"气血生化之源"，姚乃礼教授临床非常重视饮食对健康和疾病的影响，常根据患者的饮食习惯、先天禀赋、健康状况以及季节变化等，指导患者合理饮食。如阴虚阳旺者，可多食枸杞、山药、百合、雪梨、大枣等；阳虚阴盛者，可多食羊肉、桂圆、核桃、板栗、姜、葱、蒜等。春夏阳气在外，秋冬阳气内藏，主张"春夏养阳，秋冬养阴"，春夏宜清淡饮食为主，以应升发之气，秋冬适当进补，以合收藏之令。总以平调阴阳，以复其常为法。

3. 情志畅达 情志变化，是人类应对各种刺激的正常情感表达，是发泄情绪、维持身心健康的生理反应,《中庸》说:"喜怒哀乐之未发,谓之中,发而皆中节,谓之和。"现代《应激医学》亦指出"没有应激,就没有生命"。但是如果长期、过度的不良情绪应激,势必会对人体的健康造成损害。《灵枢·百病始生》谓"喜怒不节则伤藏,藏伤则病起于阴也",《素问·疏五过论》进一步指出"暴怒伤阴,暴喜伤阳",《素问·阴阳应象大论》谓"怒伤肝""喜伤心""思伤脾""忧伤肺""恐伤肾"。现代社会中,人们忙于繁杂事务的同时,常忽略自我沟通,因对物质的过度追求,忽略精神的享受。快节奏、高压力的生活方式,迫使人们再难以体验"志闲而少欲,心安而不惧"的闲适心境,直接导致各种精神情志疾病高发。不良情绪,不但能损害身心健康,其对治疗也能产生不良影响。《素问·汤液醪醴论》曾针对针药治疗不效的部分患者,分析其原因在于精神不治,谓"嗜欲无穷,而忧患不止,精气弛坏,营泣卫除,故神去之而病不愈也。"

《素问·阴阳应象大论》谓"人有五藏化五气,以生喜怒悲忧恐。"五脏藏五志,故调养脏腑气血,对维持良好的精神状态、增强应对不良情绪刺激的应激能力非常重要。《素问·生气通天论》认为"阴平阳秘,精神乃治",故调理脏腑气血阴阳,可使过激情绪恢复正常。适当的情绪疏导、心理治疗,可帮助调节不良情绪,《素问·移精变气论》所谓"可祝由而已"的治疗方式,即是中医心理疗法之雏形。另外,"以情胜情"法亦是中医调理情志疾病的有效途径,如《素问·阴阳应象大论》曰"怒伤肝,悲胜怒;喜伤心,恐胜喜;思伤脾,怒胜思;忧伤肺,喜胜忧;恐伤肾,思胜恐。"

许多慢性病患者常伴有不同程度的精神情志障碍,进一步影响疾病的治疗,姚乃礼教授借鉴《灵枢·师传》"语之以其善,导之以其所便,开之以其所苦"的方法,注重言语安慰,疏导患者情绪,帮助患者建立积极的人生观。嘱患者培养兴趣爱好,多参加集体活动,移情易性。另外,根据患者性情所偏,在辨证治疗时,注重对相关脏腑气血阴阳的调节,运用脏腑生克之理,平抑五志过极,使之返之于平。

4. 治疗得当 中药治病,是利用药物的性味所偏,纠正人体气血阴阳之偏颇。《汉书·艺文志》云"经方者,本草石之寒温,量疾病之浅深,假药味之滋,因气感之宜,辨五苦六辛,致水火之齐,以通闭解结,反之于平"。药物与疾病必须相得,才能取得满意疗效,太过、不及均非得宜。为保证"以偏纠偏"的治疗方式,不致矫枉过正,中医历来有"是药三分毒"的认识,《素问·五常政大论》指出"大毒治病,十去其六;常毒治病,十去其七;小毒治病,十去其八;无毒治病,十去其九",提示药物治病必须掌握好"度"。如《伤寒论》太阳病发汗不及,则可出现麻黄桂枝各半汤证、桂枝二麻黄一汤证等;发汗太过,伤阳太过则可出现桂枝加附子汤证、桂枝甘草汤证,伤阴太过则可出现白虎汤证、承气汤证等。除口服药物治疗外,针灸、拔罐、按摩等其他疗法亦是中医防治疾病的常用方法。《灵枢·经脉》谓"盛则泻之,虚则补之……不盛不虚以经取之",《灵枢·邪气藏府病形》则谓"阴阳形气俱不足,勿取以针,而调以甘药也",说明需根据病情特点,选择恰当的治疗防治。除治疗方式的选择至关重要外,另外,治疗时机也同样重要,《金匮要略·脏腑经络先后病脉证》云:"若人能养慎,不令邪风干忤经络,适中经络,未流传腑脏,即医治之,四肢才觉重滞,即导引、吐纳、针灸、膏摩。"优秀的医生常能做到未病先防、已病防变、愈后防复,时刻将"治未病"思想贯穿于疾病防治过程。

临床以平调阴阳为指导,将脏腑辨证、六经辨证、三焦辨证及卫气营血辨证相结合,根据患者具体病情,灵活应用八法论治及丸散膏丹等不同剂型,或寒温并用,或表里分治,或补泻兼施,或气血并调,帮助机体固本祛邪,实现"阴阳自和"。姚乃礼教授指出,防治疾病,尽管方法和途径有多种、经验和技巧有高下,都应坚持"谨熟阴阳,无与众谋"(《素问·阴阳别论》)的原则,按照"以平为期"(《素问·三部九候论》)的目标,通过"必养必和,待其来复"的方法,达到"气血正平""阴阳匀平""形肉血气必相称"的"平人"状态。

(马继征)

(三)重视脏腑学说及气化理论,从调整脏腑功能及气化功能入手诊治疾病

气是维持生命活动的物质基础。人体内的气是不断变化的,气的这种运动变化及其伴随发生的能量转化过程称为"气化"。《素问·阴阳应象大论》云:"味归形,形归气,气归精,精归化,精食气,形食味,化生精,气生形……精化为气。"人体的气化包括了体内生命物质(精、气、血、津液)各自的新陈代谢和相互之间的转化,以及伴随而来的能量代谢与转化。气化是人体生命的最基本的特征之一。气化功能的实现离不开脏腑功能,姚乃礼教授重视脏腑学说及气化理论研究,强调从调整脏腑功能及气化功能入手诊治疾病,在脏腑气化功能中尤重脾气之运化及肾的气化。

1. **重视脾气运化** 脾具有把饮食水谷转化为水谷精微及津液,并将水谷精微和津液吸收、转输至全身各脏腑组织器官的作用。脾之运化功能的实现离不开脾气。脾气运化具体包括运化食物和运化水液两个方面。

饮食进入胃中,经小肠的进一步吸收,脾气转输,化为精微,上输于心肺,并经心肺输布全身。正如《脾胃论》中所云:"盖胃为水谷之海,饮食入胃,而精气先输脾归肺,上行春夏之令,以滋养周身,乃清气为天者也;升已而下输膀胱,行秋冬之令,为传化糟粕,转味而出,乃浊阴为地者也。"

水入于胃,经脾气转输上输于肺,经过肺的宣发肃降作用,输布于周身,化生汗液,下输于肾,经肾的气化作用,化生尿液排出体外。脾是水液代谢的枢纽。若脾气运化水液的功能正常,可以使之上行下达,从而维持水液代谢的平衡。否则就会导致水湿停留,产生水湿痰饮等病理产物,出现泄泻、便溏、水肿等症状。

姚乃礼教授治疗脾胃病时重视恢复脾气的运化功能。

(1)补脾助运:脾为后天之本、气血化生之源,内伤脾胃,百病由生。姚乃礼教授认为脾胃病多由饮食不节、情志失调、劳倦过度、外感邪气、他脏之病等原因损伤脾脏,脾气不足,运化不利,日久脾脏正气虚损。治疗上总以补脾助运为第一要务,常用太子参、党参、黄芪、白术等健脾益气;兼以行气之品,如木香、厚朴、苏梗等,通行脾胃滞气以助运化。脾胃之气充足,方能化生气血,营养周身。

(2)升阳散火:李东垣认为“元气之充足,皆由脾胃之气无所伤,而后能滋养元气;若胃气之本弱,饮食自倍,则脾胃之气既伤,而元气亦不能充,而诸病之所由生也”。元气与阴火之间具有相互制约的关系。《脾胃论》曰:“此因喜怒忧恐,损耗元气,资助心火。火与元气不两立,火胜则乘其土位,此所以病也。”治当升脾阳散阴火。如姚乃礼教授治一例反复发作的口腔溃疡患者,伴见口干,饮水多,不能吃凉,乏力,畏寒,怕热,天热易感冒,梦多,易惊醒,舌淡红,薄黄苔,脉细涩。此案之口腔溃疡伴口干、饮热水、脉细,可见并非心火亢盛所致实证,结合脉证,患者有阳气虚的表现,又兼虚火内伏之象,分析其病机,正合李东垣之脾气虚弱,阳气下陷,阴火上乘之理论。治以升阳散火。方剂组成:①太子参、茯苓、白术、甘草取四君子汤之义,使脾气充足,元气得以充盛,元气盛则阴火自敛。此为甘温益气法以除阴火产生之源。②甘草、防风、石膏、藿香、连翘为泻黄散加减,其中石膏直入脾胃清热,防风辛温,取其升发阳气,又配石膏为清降与升散并用,善泻脾胃伏火。正如《王旭高医书六种》所言:“盖脾胃伏火,宜徐而泻却,非比实火当急泻也。”姚乃礼教授运用泻黄散去栀子,推求师意,该患者脾气虚弱,栀子苦寒,用之恐重伤其阳,故去之。代之以连翘,为“疮家圣药”,其性微寒,祛邪不致伤及脾阳。③肉桂辛温大热,善引热下行,可引下元虚衰所致上浮之虚阳回归故里,有引火归原之功。此案为脾气虚弱,虚火上乘,用之最妙不过。

(3)化湿运脾:脾为太阴湿土,喜燥恶湿。湿邪停滞中焦,导致脾胃气化失常。姚乃礼教授治疗脾胃病重视运用化湿之法,祛除湿邪以恢复中焦之气化功能。

1)健脾化湿:若脾气虚衰,气不化水,水湿不运,则痰饮水湿内生。湿邪又会进一步影响脾的运化功能。此类患者有脾虚症状,如乏力、便溏、脉细等,同时有湿邪停滞之象,如舌体胖有齿痕、不欲饮水等。分析其病机,脾气虚弱为本为因,湿邪内停为标为果,乃本虚标实、虚实夹杂之证。对于此类患者,姚乃礼教授主张标本兼治、健脾化湿,以党参、茯苓、白术等健脾益气,同时酌加芳香化湿之品,如白蔻仁、石菖蒲等。白蔻仁味辛性温,化湿行气温中,善治脾虚湿阻气滞,轻清化湿又不致损伤脾气。

2)燥湿运脾:若湿邪较重,壅滞于中焦,脾土被困,则形成湿滞脾胃证。临床可现胸腹胀满、口淡不渴、不思饮食,或有恶心呕吐,大便溏泄,困倦嗜睡,舌苔厚腻,脉缓。姚乃礼教授认为此类患者湿邪较盛,此时邪气盛为主要矛盾,不宜补益脾气,当以燥湿运脾为要,方用平胃散加减。湿邪渐化之后,方可着手健脾益气以杜生湿之源。由于湿性黏滞,湿邪为患常常缠绵难愈,故化湿需要一定的疗程,方能蠲除湿邪,恢复脾运。

3)清利湿热:姚乃礼教授认为湿热疫毒侵袭是慢性乙型肝炎、肝硬化的始动因素;毒、湿、瘀、虚是慢性乙型肝炎、肝硬化的致病关键,正邪交争,毒邪潜伏或发作,病情反复,缠绵难愈;毒损肝络是慢性乙型肝炎、肝硬化的病机关键。既然发病与湿热相关,治疗时则应清利湿热邪气,常用茵陈、虎杖。茵陈辛苦微寒,善清脾胃、肝胆湿热,用之可清热利湿解毒,《神农本草经》言该药"主风湿寒热邪气,热结黄疸"。

(4)祛邪时顾护脾气:脾胃为气血化生之源,"脾为中土,以灌四旁",脾脏一虚,则易影响全身诸脏。姚乃礼教授临证时注重顾护脾气,祛邪而不伤正。如一些脾胃虚弱的患者常有胃气停滞之象,需用行气类药物来恢复脾的运化功能。而理气药性味多辛苦温,易耗气伤阴,对于脾气不足者不宜使用。姚乃礼教授常用厚朴花,厚朴花为本植物的干燥花蕾,味苦性微温,功能行气宽中、芳香化湿,主治脾胃气滞。其功效类似厚朴而药力缓和,用于脾虚的患者较为适宜,可以长期应用而无伤正之弊。再如,肝硬化的病机多为湿热瘀毒郁滞,故治疗时需用大量活血化瘀、清热化湿、解毒散结药物,这类患者多为肝病日久损及脾胃,伴有乏力、纳差等脾虚之症,当属邪盛正虚之势,姚乃礼教授主张祛邪的同时配以大量健脾益气药,如太子参、黄芪、白术等,以扶助正气,在祛邪的同时,脾胃之气得以顾护。

2. 重视肾之气化 肾为先天之本,元阴元阳之所出之处,肾气的盛衰盈亏直接影响其他脏腑的功能,因此,肾在脏腑气化的过程中发挥着极为重要的作用。姚乃礼教授在治疗脾胃病的过程中,亦强调恢复肾之气化功能。

肾主藏精。肾所藏的精气包括先天之精和后天之精。先天之精是禀受于父母的生死之精;后天之精来源于摄入的饮食物,通过脾胃运化而生成的水谷之精气,以及脏腑生理活动中化生的精气通过代谢平衡后的剩余部分,藏于肾。故《素问·上古天真论》说:"肾者主水,受五脏六腑之精而藏之。"

肾精化肾气。肾中有命门真火,此火可温煦脾阳,助其健运。若命门火衰,脾阳亦不振,则脾失健运。姚乃礼教授治疗脾胃病时重视温养肾气,发挥其温煦气化的作用。如治疗脾肾两虚类脾胃病时,除补益脾气外,常用肉桂、山药、狗脊等,抑或金匮肾气丸等加减,以温补肾阳。肾阳充足,充分发挥其温煦五脏的作用,使脾气亦充,中焦气化功能得以恢复。

3. 重视脏腑气化功能之间的联系

(1)脾胃升降相宜:脾胃为后天之本,同居中焦,脾主升,胃主降,升则上输心肺,降则下达肝肾,而且能外灌四旁,是升降上下出入的枢纽。肝的升发,肺的肃降,肾水的上升,肺气的宣发,肾阳的蒸腾,肺肾的呼气与纳气,都离不开脾胃的升降运动,只有脾胃健运,才能维持"清阳出上窍,浊阴出下窍,清阳发腠理,浊阴走五脏,清阳实四肢,浊阴归六腑"的正常升降运动。脾胃升降两者相辅相成,共同完成饮食物的受纳运化。在这个过程中,对气机运行的影响主要体现在脾的输精上。张介宾曰:"水饮入胃,则其气化精微,必先输运于脾……脾乃散精,上如云雾,而归于肺。凡肺气所及则水精布焉,若是则食饮精气,即得滋养升降之宜。"这里"滋养升降"之"升"即因于脾。

基于脾胃气机升降相宜的机制,姚乃礼教授在治疗脾胃病时,常常脾胃气机同调。如治疗萎缩性胃炎,常用四君子汤健脾升清,同时用半夏、厚朴、旋覆花等和降胃气。脾胃同调,可收升清降浊之效。

(2)肝脾同调:肝主疏泄,能助脾之运化,而脾的运化,又能保持气血的来源,使肝血足而滋养肝木,疏泄运化,两者相辅相成。脾气运化有赖于肝气的疏泄条达。肝之疏泄正常,则脾之运化功能正常,即"土得木而达"。《血证论》曰:"木之性主于疏泄,食气入胃,全赖肝木之气以疏泄之而水谷乃化,设肝之清阳不升,则不能疏泄水谷,渗泄中满之证在所不免。"

姚乃礼教授在治疗脾胃病时常常从肝论治,调和肝气以助脾气。如某患者主诉反复困倦乏力10年,食欲不振半年,症见周身困倦乏力,偶有头晕,食欲不振,双小腿困软,面色萎黄少华,神情抑郁,多梦,二便调,舌淡暗,苔白厚腻,脉弦细沉,胃镜示糜烂出血性胃炎、十二指肠球炎伴糜烂。辨证为肝脾不调,痰浊郁滞,气机失于条畅。治以调肝解郁、化湿和胃、宣通气机。虽然此患者有脾气虚弱之象,姚乃礼教授却没有补益脾胃,究其原因,此时患者肝气郁滞较甚,邪气偏盛,此时补益不仅不能解决问题,反而使气机壅滞为患,故首要之务当疏肝郁、化脾湿,使肝气畅达,疏泄脾土,脾气运化功能自然恢复,下一步方可考虑健脾益气。患者服药2周后复诊,果大效,后经调理痊愈。

4. 结语 《素问·阴阳应象大论》曰:"味归形,形归气,气归精,精归化,精食气,形食味,化生精,气生形……精化为气。"气化是机体生命的最基本的特征之一,脾胃功能的正常离不开气化。

姚乃礼教授结合自己多年的临证经验,以气化失常来辨治脾胃病,重视调整相关脏腑的气化功能,尤重脾肾两脏。一方面,临床运用补脾助运、升阳散火、化湿运脾、顾护脾气等诸多方法;另一方面,重视肾气对于脾的温煦蒸腾作用。此外,认为脏腑气化功能之间是相互联系的:脾胃气机升降相宜,肝脾气机密不可分,调肝理脾以助运化。临床用药随之加减,从而实现脏腑气化功能的恢复与平衡。

（殷振瑾）

（四）辨证与辨病相结合

1. 辨证与辨病相结合是中医的优良传统　中医历来强调辨证论治与辨病论治相结合,在辨病论治指导下开展辨证论治。目前中医临床中,在处理辨证论治与辨病论治的关系时,主要存在以下两种不当的倾向:一是过度强调辨证论治,忽视辨病论治,导致辨证论治随意化;二是过度强调辨病论治,忽略辨证,机械地以一方一药对应一病。可见,过度强调辨证或辨病,均不利于发挥中医的疗效优势。随着医学模式和疾病谱的变化,传统的辨证和辨病模式面临新的挑战。

2. 辨证与辨病相结合是中医固有的论治模式　辨病与辨证相结合是中医论治疾病的有效途径,早在《黄帝内经》中,已有辨病与辨证相结合诊治疾病的记载,如《素问·痹论》认为痹证的基本病机为"风寒湿三气杂合而至",从而为痹证的治疗指明方向,即祛风散寒除湿,根据风、寒、湿等邪气的轻重,分行痹、痛痹、着痹辨证论治,又可根据所客之脏,分为五脏痹论治;《素问·咳论》认为慢性咳嗽的病机"皆聚于胃,关于肺",治疗辨证分五脏咳、六腑咳等;《灵枢·胀论》提到胀"皆在藏府之外,排藏府而郭胸胁,胀皮肤",辨证分"五脏胀"和"六腑胀"。张仲景是将辨证辨病相结合的辨治模式广泛应用于临床的典范,《伤寒论》和《金匮要略》均是"以病为纲"的辨证模式。直至后世温病学家同样继承了辨证和辨病相结合的模式,如《温病条辨》之三焦论治,在谈及三焦治则时,提出"治上焦如羽,非轻不举;治中焦如衡,非平不安;治下焦如权,非重不沉"的思想,可以看作辨病而施;如在具体到上焦风热病时,又分辛凉轻剂(桑菊饮)、辛凉平剂(银翘散)、辛凉重剂(白虎汤)等,治疗中焦湿温病有五加减正气散之别,治疗下焦温燥有三甲复脉之分,以上治法均是在"三焦治则"指导下的辨证立方。可见,辨病是纲,辨证是目,纲举才能目张。中医讲的"病",一部分是指"症状",一部分则是中医范畴的特殊疾病,虽然与现代的疾病分类和命名有所区别,但其辨治思想实值得借鉴。

3. 辨病与辨证相结合的意义　每一种疾病的发生发展都有一定的规律

性,这种规律性正是辨病的基础;同一种病在不同的发展阶段、不同患病个体、不同的内外环境下,会有不同的表现形式,这是辨证的依据。如伤寒少阳病柴胡证"但见一证便是",治疗总以和解少阳为法,但具体的辨证又分大小柴胡汤证、柴胡加芒硝汤证、柴胡加龙骨牡蛎汤证、柴胡桂枝干姜汤证等,而小柴胡汤一方下,又可细分七个"或然证";《金匮要略·痰饮咳嗽病脉证并治》指出痰饮病总的治疗原则,"以温药和之",广义痰饮可分痰饮、溢饮、支饮、悬饮之不同。就支饮辨证而言,又可分泽泻汤证、厚朴麻黄汤证、葶苈大枣泻肺汤证等;再如《金匮要略·黄疸病脉证并治》认为黄疸形成的病因病机为"黄家所得,从湿得之""脾色必黄,瘀热以行",其辨证则有茵陈蒿汤证、栀子柏皮汤证、麻黄连翘赤小豆汤证等区别。由以上具体实例可以看出,辨病能够保证治疗思想的稳定性和可把握性,辨证则是体现治疗方法的层次性、多样性和动态化。辨病为辨证提供方向性、原则性指导,是统揽全局、提纲挈领;辨证则是体现原则指导下的灵活性,能够逐层深入、细致入微。重视辨病,是把握规律性的需要,强调辨证,是针对特殊性的方法,只有二者的充分结合,才能全面把握疾病的本质特征,提高疾病的治疗效果。

4. 辨病与辨证相结合是中医临床的需要 与传统中医的"辨病"不同,目前中医临床所面临的"病",包括传统的中医疾病和现代的专科疾病,并且以后者为主。目前专科专病的诊疗模式下,因分科越来越细化,患者往往因某些特定病种来就诊,与以往"全科"式的中医师不同,临床医生面对的往往是某些特定病种的患者群。一方面,西医学研究技术的进步,为医生全面了解某个或某些疾病的生理、病理机制及治疗手段提供了便利,以往单纯通过患者直觉感受或四诊信息来诊断疾病、判断疗效的传统辨证模式受到挑战。如糖尿病、高血压、慢性肾炎、恶性肿瘤等疾病,很多患者在疾病的早期阶段并无明显的临床症状,四诊信息极不典型,而是通过体检发现,只有通过辨病,才能实现早期诊断,早期干预。另一方面,就疗效的判断而言,须将中医传统的证候指标与理化检查等客观指标相结合,才能客观、全面评价治疗效果。如以胁痛为主要表现的慢性乙型病毒性肝炎,如果仅以胁痛缓解为疗效评价指标,忽略肝功能、HBV-DNA载量、肝脏形态等客观指标,则无法对病情做出正确判断。可见,对疾病生理、病理特点的全面把握,可以为充分发挥中医辨证论治优势提供有力支持。只有结合辨病,才能正确判断疾病的预后、客观真实反映中药干预的疗效、不断积累中医药防治新病种的经验。

5. 辨证与辨病面临的新情况 实践表明,在应对某些特殊病种时,单纯依靠辨证论治的方法,并不能取得满意的临床疗效,如慢性病毒性肝炎、慢性肾病、自身免疫性疾病、恶性肿瘤等。除与疾病自身的特点有关外,目前的主流观点认为,治疗以上特殊病种,应当将辨病与辨证相结合。在辨证的基础上,加入药理研究证明具有特殊药效学的中药,是提高临床疗效的重要途径。另一方面,在一些情况下,由于临床表现与病情特点之间并非单纯的线性关系,因此中医四诊信息并不能准确反映疾病的本质特征。"有诸内必形诸外",但在疾病的早期外在表现尚未表现出来,四诊信息不典型或未显现的时候,并不能做出十分准确的判断。而现代检测技术的进步,极大提高了对疾病的诊断和预测能力,能够帮助医生在"诸内"尚未"形诸外"之时,及早诊断,通过辨病论治或微观辨证进行干预,从而提高应对疾病的主动性。此外,中医以主症决定病名的命名方式,已不能很好地满足临床和科研的需要,如中医"腹痛"病,除见于多种消化系统疾病外,部分冠心病、肺炎、肿瘤、妇科等其他系统疾病,也可以腹痛为主诉就诊。必须根据现代疾病分类法进行"辨病",才能及早明确诊断。由此可见,辨病需将中医的"病"与西医学的"疾病"相结合,前者侧重确立病机,明确中医治则治法,后者侧重明确诊断、指导治疗、判断预后。

6. 辨证与辨病相结合在实践中的应用 辨病能够宏观把握疾病的发展态势和预后,在此基础上把握疾病的核心病机,进而确立治则治法,再根据具体病情进行辨证,不但能提高辨证论治的准确性,在选方用药时,还能够针对病情的变化做出提前部署。以胃癌癌前病变为例,基于辨病论治的理念,我们提出本病的基本病机为"脾虚络阻毒损",从而确立"健脾通络解毒"治疗原则,立"健脾通络解毒方"作为治疗的基础方。在此基础上,根据寒热虚实之偏颇、镜下黏膜表现和病理表现进行具体辨证。如胃黏膜变薄苍白,属气血不足;胃黏膜血管紫暗迂曲,属瘀血阻络;肠化、非典型增生,属痰瘀互结等。笔者认为,"一病必有一病之核心病机",其治疗亦必有相应"核心治法"及"核心方药",这是辨病的基础。中医辨证论治应立足于对"核心病机""核心治法"的宏观把握,在此基础上参以具体而微的辨证论治,既重视疾病的规律性,又兼顾个体的特殊性。在疾病早期,有临床症状,而理化指标无异常者,可发挥宏观辨证与辨病论治的优势,施以针对性的干预;理化指标异常,临床四诊信息无明显异常者,可发挥微观辨证与辨病论治的优势。

中医历来讲究辨证与辨病相结合,随着时代的变迁以及医学模式、医学技术和中西医格局的改变,既往传统的辨证、辨病模式,已不能很好地应对现有的临床问题。当今中医学界,需要学习前人与时俱进的精神,将宏观辨证与微观辨证相结合、中医辨病与西医辨病相结合,不断探索辨证论治与辨病论治相结合的新模式,进一步发展和完善中医辨治体系。

(马继征)

二、肝病的病机特点及主要学术观点

(一)肝病的生理病理特点及同其他脏腑的关系

1. 肝的生理特点

(1)肝主疏泄:肝主疏泄,是指肝具有疏通、舒畅、条达以保持全身气机疏通畅达、通而不滞、散而不郁的作用。肝主疏泄是保证机体多种生理功能正常发挥的重要条件。疏,即疏通,疏导。泄,即升发,发泄、宣泄。疏泄,升发发泄,疏通。"疏泄"一词,始见于运气学说中有关"木"的特性描述。《素问·五常政大论》:"土疏泄,苍气达",与土得木而达同义;张介宾在《类经》中对此注释说:"木气动,生气达,故土体疏泄而通也。苍气,木气也。"可见脾土之所以"疏泄而通",是由于木气之畅达。元·朱丹溪首次明确地提出"司疏泄者,肝也"(《格致余论·阳有余阴不足论》)的观点。后世强调肝为"刚脏",主升主动,性喜条达而恶抑郁等,其源实出于此。目前对肝主疏泄功能的认识是集元、明、清医家有关论述之大成。如清代医家林珮琴《类证治裁·肝气肝火肝风》说:"肝木性升散,不受遏抑","肝为刚脏,职司疏泄,用药不宜刚而宜柔,不宜伐而宜和"。

肝主疏泄在人体生理活动中的主要作用体现在以下几个方面:

1)调畅气机:肝主疏泄的生理功能,关系到人体全身的气机调畅。气机,即气的升降出入运动。升降出入是气化作用的基本形式。人体是一个不断地发生着升降出入的气化作用的机体。气化作用的升降出入过程是通过脏腑的功能活动而实现的。人体脏腑经络、气血津液、营卫阴阳,无不赖气机升降出入而相互联系,维持其正常的生理功能。肝的疏泄功能,对全身各脏腑组织的气机升降出入之间的平衡协调,起着重要的疏通调节作用。"凡脏腑十二经之气化,皆必藉肝胆之气化以鼓舞之,始能调畅而不病"(《读医随笔·卷四》)。因此,肝的疏泄功能正常,则气机调畅、气血和调、经络通利,脏腑组织的活动也就正常协调。

2)调畅情志:情志,即情感、情绪,是指人类精神活动中以反映情感变化为主的一类心理过程。中医学的情志属狭义之"神"的范畴,包括喜、怒、忧、思、悲、恐、惊,亦称之为七情。肝通过其疏泄功能对气机的调畅作用,可调节人的精神情志活动。人的精神情志活动,除由心神所主宰外还与肝的疏泄功能密切相关,故向有"肝主谋虑"(《素问·灵兰秘典论》)之说。谋虑就是谋思虑,深谋熟虑。肝主谋虑就是肝辅佐心神参与调节思维、情绪等神经精神活动的作用。在正常生理情况下,肝的疏泄功能正常,肝气升发,既不亢奋,也不抑郁,舒畅条达,则人就能较好地协调自身的精神情志活动,表现为精神愉快,心情舒畅,理智清朗,思维灵敏,气和志达,血气和平。若肝失疏泄,则易于引起人的精神情志活动异常。疏泄不及,则表现为抑郁寡欢、多愁善虑等。疏泄太过,则表现为烦躁易怒、头涨头痛、面红目赤等。故曰:"七情之病,必由肝起"(《柳州医话》)。"神者气之子,气者神之母,形者神之室。气清则神畅,气浊则神昏,气乱则神去"(宋·高以孙《纬略卷十》)。肝主疏泄失常与情志失常,往往互为因果。肝失疏泄而情志异常,称之为因郁致病。因情志异常而致肝失疏泄,称之为因病致郁。

3)促进气血津液运行:肝的疏泄能直接影响气机调畅。只有气机调畅,才能充分发挥心主血脉、肺助心行血、脾统摄血液的作用,从而保证气血的正常运行。所以肝气舒畅条达,血液才得以随之运行,藏泄适度。"血随气行,周流不停"(《风劳臌膈四大证治》)。血之源头在于气,气行则血行,气滞则血瘀。若肝失疏泄,气机不调,必然影响气血的运行。如气机阻滞,则气滞而血瘀,则可见胸胁刺痛,甚至瘕积、肿块、痛经、闭经等。若气机逆乱,又可致血液不循常道而出血。所谓"血为气之配,气热则热,气寒则寒,气升则升,气降则降,气凝则凝,气滞则滞"(《格致余论·经水或紫或黑论》)。

4)调节冲任与生殖功能:①调理冲任:妇女经、带、胎、产等特殊的生理活动,关系到许多脏腑的功能,其中肝脏的作用甚为重要,向有"女子以肝为先天"之说。妇女一生以血为重,由于行经耗血,妊娠血聚养胎、分娩出血等,无不涉及于血,以致女子有余于气而不足于血。冲为血海,任主胞胎,冲任二脉与女性生理功能休戚相关。肝为血海,冲任二脉与足厥阴肝经相通,而隶属于肝。肝主疏泄可调节冲任二脉的生理活动。肝的疏泄功能正常,足厥阴经之气调畅,冲任二脉得其所助,则任脉通利,太冲脉盛,月经应时而下,带下分泌正常,妊娠孕育,分娩顺利。若肝失疏泄而致冲任失调,气血不和,从而形成月经、带下、胎产之疾,以及性功能异常和不孕等。②调节精室:精室为男子藏精之处。男子随肾气充盛而天癸至(促进性成熟并维持生殖功能的物质),则精气溢泻,具备了生殖能力。男性精室的开合、精液的藏泄,与肝肾的功能有关。"主闭藏者,肾也,司疏泄者,肝也"(《格致余论·阳有余阴不足论》)。肝之疏泄与肾之闭藏协调平衡,则精室开合适度,精液排泄有节,使男子的性与生殖功能正常。若肝之疏泄失常,必致开合疏泄失度。其不及,可见性欲低下、阳痿、精少、不孕等;其太过,则性欲亢奋、阳强、梦遗等。故曰:"肝为阴中之阳,其脉绕阴器,强则好色,虚则妒阴,时憎女子"(《类经·藏象类》)。

5)分泌疏泄胆汁:胆的生理功能是贮存和排泄胆汁。胆汁注于肠中,有助于食物的消化。胆汁由肝之余气积聚而成,由肝所分泌。胆汁的排泄,也赖于肝气的疏泄调畅。可见胆汁的分泌和排泄均受肝的疏泄功能直接影响。若因湿热阻滞或情志所伤导致肝失疏泄,肝气郁结,则可影响胆汁的分泌和排泄,使之不畅,从而出现胁痛胀满,入食不化,呕吐苦水,甚则黄疸等。

6)调畅脾胃升降:饮食物的受纳和消化、精微物质的吸收和输布、食物糟粕的下行和排出等消化系统的功能,主要依赖于脾主升清和胃主降浊的协调作用。肝的疏泄功能正常,则气机运畅调和,脾升胃降也就得到了保障。可见肝气的正常疏泄,是脾胃运化功能的重要条件。若肝的疏泄功能失常,则可影响脾的运化和升清,胃的受纳和降浊,而形成肝气犯脾、肝气犯胃的病理变化。

（2）肝主藏血,主生血

1)肝主藏血:肝藏血是指肝脏具有贮藏血液和调节血量的功能。故有肝主血海之称。

贮藏血液:血液来源于水谷精微,生化于脾而藏受于肝。肝内贮存一定的血液,既可以濡养自身,营养肝体,以保持肝气正常的疏泄功能;又可以制约肝阳,勿使过亢。肝体阴而用阳,故其必须贮存足够的阴血才能制约肝的阳气,使其充和条达而又不致升动太过,从而维持肝的阴阳平衡、气血和调;再者是可以防止出血。肝不藏血,不仅可以出现肝血不足,阳气升腾太过,而且还可以导致出血。

调节血量:肝调节血量的生理功能,源于《素问·五藏生成》所说“人卧血归于肝”。王冰注释说“肝藏血,心行之。”在正常生理情况下,人体各部分的血液量是相对恒定的。但是,人体各部分的血液,常随着不同的生理情况而改变其血量。当机体活动剧烈或情绪激动时,人体各部分的血液需要量也就相应地增加,于是肝脏所贮藏的血液向全身各处输布,以供机体活动的需要。当人们在安静休息及情绪稳定时,由于全身各部分的活动量减少,机体外周的血液需要量也相应减少,部分血液便归藏于肝。所谓“人动则血运于诸经,人静则血归于肝脏”。因肝脏具有贮藏血液和调节血量的作用,故肝有“血海”之称。

肝藏血功能发生障碍时,可出现两种情况:一是血液亏虚。肝血不足,则分布到全身各处的血液不能满足生理活动的需要,可出现血虚失养的病理变化。如目失血养,则两目干涩昏花,或为夜盲;筋失所养,则筋脉拘急,肢体麻木,屈伸不利,以及妇女月经量少,甚至闭经等。二是血液妄行。肝不藏血可发生出血倾向的病理变化,如吐血、衄血、月经过多、崩漏。

肝的疏泄与藏血之间的关系:肝主疏泄又主藏血。藏血是疏泄的物质基础,疏泄是藏血的功能表现。肝的疏泄全赖血之濡养作用,又赖肝之功能正常才能发挥其作用。所以肝的疏泄与藏血功能之间有着相辅相成的密切关系。就肝之疏泄对藏血而言,在生理上,肝主疏泄,气机调畅,则血能正常地归藏和调节。血液的运行不仅需要心肺之气的推动和脾气的统摄,而且还需要肝气的调节才能保证气机的调畅而使血行不致瘀滞。在病理上,肝失疏泄可以影响血液的归藏和运行。如肝郁气滞,气机不畅,则血亦随之而瘀滞,即由气滞而血瘀。若疏泄太过,肝气上逆,血随气逆,又可导致出血。就肝之藏血对疏泄而言,在生理上,肝主藏血,血能养肝,使肝阳勿亢,保证肝主疏泄的功能正常。在病理情况下,肝之藏血不足或肝不藏血而出血,终致肝血不足。肝血不足,血不养肝,疏泄失职,则夜寐多梦,女子月经不调等症相继出现。肝将其所藏血液向全身输布,实际上是肝的疏泄功能在促进血液运行方面的作用。如清代医家唐容川在《血证论·脏腑病机论》中说:"以肝属木,木气冲和调达,不致遏郁,则血脉通畅。"

2)肝主生血:肝主生血是指肝参与血液生成的作用。肝不仅藏血,而且还能生血。"肝……其充在筋,以生血气"(《素问·六节藏象论》),"气不耗,归精于肾而为精。精不泄,则归精于肝而化清血"(《张氏医通·诸血门》)。可见,肝参与血液的生成。

2. 肝的病理特点 肝为风木之脏,主疏泄而藏血,其气升发,喜条达而恶抑郁,主筋,开窍于目,与胆相表里,肝以血为体,以气为用,体阴而用阳,集阴阳气血于一身,成为阴阳统一之体。故其病理变化复杂多端,每易形成肝气抑郁,郁久化火,肝阳上亢,肝风内动等肝气、肝火、肝阳、肝风之变,且肝之阴血又易于亏损。因此,肝气、肝阳常有余,肝血、肝阴常不足就成为肝的重要病理特点。肝为五脏之贼,故除本身病变外,且易牵涉和影响其他脏腑,形成比较复杂的病理变化。肝病的病理变化有虚实两类,而又以实为多。

（1）肝气、肝阳失调:肝气、肝阳失调以肝气、肝火、肝阳的亢盛有余为多见。肝阳上亢多为肝阴不足,阴虚阳亢所致,故放在肝阴、肝血失调之中阐述。因此,肝气、肝阳失调的病机,主要表现在肝气郁结和肝火上炎等方面。

1)肝气郁结:肝气郁结简称肝郁、肝气郁,是肝脏病理中最常见的病理变化。精神刺激,情志抑郁不畅,或病久不愈而因病致郁,或他脏之病理影响于肝等,均可使肝失疏泄,气机不畅,形成肝气郁结之候,其轻者称为肝气不舒或肝气郁滞。肝气郁结之病理特点是肝之疏泄功能受到抑制,气机不得条达舒畅,其滞或在形躯,或在脏腑。因此,临床上以情绪抑郁、悒悒不乐,以及胁肋胀痛等气机郁滞之候为特征,且每当太息、嗳气之后略觉舒缓。

肝气郁结的病理发展趋势为:其一,气滞血瘀。气有一息之不行,则血有一息之不行。肝气郁结,气机阻滞,则血行不畅,必然导致血瘀,表现为胁肋刺痛、癥积肿块、舌青紫或瘀点瘀斑等。影响冲任二脉,则冲任失调,可见妇女月经不调、痛经、闭经或经血有块等。其二,痰气郁结。气郁生痰,痰与气结,阻于咽喉,则为梅核气;积聚于颈部则为瘿瘤等。其三,气郁化火。气有余便是火,肝气郁结,久而化火,形成气火逆于上的肝火上炎之候。其四,犯脾克胃。肝气郁而不达，或气滞转化为横逆，均可影响脾胃之纳运，形成兼有呕吐、嗳气、脘胁胀痛等肝气犯胃和兼有腹胀肠鸣、腹痛泄泻、大便不爽等肝气犯脾之候。

肝气郁结与肝气横逆，虽同是肝气为病，且皆为实证，但二者的病理性质也并不完全相同。肝气郁结为肝之疏泄不及，肝气抑郁；而肝气横逆则为疏泄太过，肝气过旺。所以，精神情志失调，前者为情志抑郁、多疑喜愁、闷闷欲哭，后者为性急易怒。总之，肝气郁结的基本病理变化，主要表现在精神抑郁和气机失调两个方面。

2）肝火上炎：肝火上炎，为肝经实火，是肝脏阳热亢盛，气火上冲的一种病理变化。多因肝郁气滞，郁而化火，而致肝火上冲，或因暴怒伤肝，肝气暴张，引发肝火上升，或因情志所伤，五志过极化火，心火亢盛，引动肝火所致。

肝火上炎，为肝之阳气升发太过，具有气火上冲、头面部热象显著的特点。故可见头胀头痛、面红目赤、急躁易怒、耳暴鸣或暴聋等病理表现。肝的阳气升动太过，郁火内灼，极易耗伤阴血而致阴虚火旺。肝火灼伤肺胃脉络，则易出现咳血、吐血、衄血。气血上逆之极，则血菀于上，发为昏厥。

（2）肝阴、肝血失调：肝阴、肝血失调的病机，均以肝之阴血不足为其特点。阴血虚则阳亢，则为肝阳上亢，阳亢无制而生风，为肝风内动。因此，肝阳上亢、肝风内动，亦多与肝之阴血不足有关。

1）肝阴不足：肝阴不足又称肝阴虚。肝为刚脏，赖肾水以滋养。肾阴亏损，水不涵木，或肝郁化火，暗耗肝阴等，均可导致肝阴不足。肝阴不足，以头目眩晕、目睛干涩、两胁隐痛、面部烘热、口燥咽干、五心烦热等为主要临床表现。因乙癸同源，故肝阴不足往往易与肾阴不足合并出现。

2）肝血亏虚：肝血亏虚，多因失血过多，或久病损耗，或脾胃虚弱，化生气血的功能减退所致。其病理变化除血虚征象外，主要表现在肝血不能荣筋养目等方面，临床上以肢麻不仁、关节屈伸不利、爪甲不荣等筋脉失养和眩晕眼花、两目干涩、视物模糊等血虚不能上荣头目之征为特点。此外，肝血不足常可导致冲任不足和血虚生风。冲任不足，血海空虚，可引起月经量少乃至闭经。血虚生风每致虚风内动，可见皮肤瘙痒、筋挛、手足搐搦、头目眩晕等病理表现。

3）肝阳上亢：肝阳上亢，多由肝阴不足，阴不制阳，肝之阳气升浮亢逆所致，或因情志失调，郁怒伤肝，气郁化火，肝火炽盛，耗伤肝阴，发展为阴虚阳亢而成。因肝肾同源，故肾阴不足，水不涵木而致肝肾阴虚，最易引起肝阳上亢。肝阳上亢的病理特点为阴虚阳亢，本虚标实，上盛下虚。上盛则为阳气亢逆，属标病，表现为眩晕耳鸣、头重脚轻、面红目赤、烦躁易怒等；下虚为肝阴虚，属本病，表现为腰膝酸软、足痿无力等。

肝气郁结、肝火上炎、肝阳上亢三者,在病理上是相互影响的。肝气郁结、郁而化火,可致肝火上炎,久之肝火内耗肝阴,阴虚阳亢,又可形成肝阳上亢。但肝气郁结系肝失疏泄,气机郁滞,以情志异常和气机失调为主要临床特征;肝火上炎系气郁化火,气火上逆,以头面部热象显著或气火上冲为特征;肝阳上亢则是阴不制阳,肝阳升动太过,阴虚阳亢。

肝阳上亢之阳亢与肝火上炎之气火上逆相似,但属虚候,与阴虚并见,而肝火上炎是但实无虚。故中医学认为,郁而不舒为肝气,浮而亢逆为肝阳(肝阳上亢),气郁化火为肝火(肝火上炎)。

4)肝风内动:肝风内动属于内风范畴,多是肝脏阴阳气血失调,发展至极期的病理变化。临床上以眩晕、震颤、抽搐等动摇不定的症状为主要特征。有热极生风、肝阳化风、血虚生风、阴虚风动之分。

热极生风:热极生风又称热盛动风,多因邪热炽盛所致。其病理特点为:发病急骤,多在里热、实火情况下出现,常见于温热病邪入营血阶段,或某些发热性疾病的极期,以高热、神昏、抽搐、痉厥为其临床特征。

肝阳化风:肝阳化风,系肝阴不足,肝阳失去制约,阳亢无制,妄自升动而致。其病理变化多有肝阴不足,肝阳上亢之候,继之出现眩晕欲仆、肢麻震颤等,甚则昏仆、偏瘫,发为中风。

血虚生风:血虚生风系阴血不足,筋脉失养所致。风胜则动之表现轻微,如皮肤瘙痒,风动症状比较明显者如手足发麻搐搦等。

阴虚风动:阴虚风动多是在温热病末期:病人下焦肝肾阴血不足所致,以手足蠕动、心中憺憺大动为特征。

总之,肝风内动,以肝肾阴虚,不能制约阳气,肝的阳气升动太过者为多见。

综上所述,可知"气、火、风"为肝脏病理发展过程中的一大特点。肝气郁结是肝失疏泄,气机郁滞的表现。肝郁不舒,郁而化火,可形成肝火;久之肝火内耗肝阴,肝阴不能制约肝阳而致肝阳上亢;肝阳升动无制,风气内动,则为肝风(肝阳化风)。三者之间,常以肝气郁结为先导,亦即肝病的原发因素。再则,气病及血,气滞必血瘀,气郁不达,津液停聚,亦可酿痰。气、火、痰、瘀、风的病理变化过程,可产生各种复杂的病变,其病理根源,则均与肝气郁结有关。

3. 肝脏同其他脏腑联系 肝为五脏之贼,欺强凌弱,故肝病往往不限于本脏,常能影响上下左右。乘土即所谓木旺克土,最为多见;刑金则是肝火犯肺,可致咳嗽阵作、干咳痰少、面红胁痛,甚则咳血,所谓"木火刑金""木叩金鸣";冲心,可致心肝火旺;及肾亦为多见,耗水伤阴,每致肝肾阴虚,肾失闭藏。六腑以疏通畅泄为顺,故肝气郁结,又可使六腑传化失常。在病理上,肝与心多表现为心肝火旺,心肝血虚。肝与肺,多表现为木火刑金,较少见金乘木之证。

肝与脾,则以肝木乘脾、土壅木郁为常见。

（1）肝与脾

1）消化方面: 肝主疏泄,分泌胆汁,输入肠道,帮助脾胃对饮食物的消化。所以,脾得肝之疏泄,则升降协调,运化功能健旺。所以说:"木能疏土而脾滞以行"(《医碥·五脏生克说》)。"脾主中央湿土,其体淖泽。其性镇静是土之正气也。静则易郁,必借木气以疏之。土为万物所归,四气具备,而求助于水和木者尤亟。……故脾之用主于动,是木气也"(《读医随笔·升降出入论》)。脾主运化,为气血生化之源。脾气健运,水谷精微充足,才能不断地输送和滋养于肝,肝才能得以发挥正常的作用。总之,肝之疏泄功能正常,则脾胃升降适度,脾之运化也就正常了。所谓"土得木而达","木赖土以培之"。所以说:"肝为木气,全赖土以滋培,水以灌溉"(《医宗金鉴·删补名医方论》),"木虽生于水,然江河湖海无土之处,则无木生。是故树木之枝叶萎悴,必由土气之衰,一培其土,则根本坚固,津液上升,布达周流,木欣欣向荣矣"(《程杏轩医案辑录》)。

2）血液方面: 血液的循行,虽由心所主持,但与肝、脾有密切的关系。肝主藏血,脾主生血统血。脾之运化,赖肝之疏泄,而肝藏之血,又赖脾之化生。脾气健运,血液的化源充足,则生血统血功能旺盛。脾能生血统血,则肝有所藏,肝血充足,方能根据人体生理活动的需要来调节血液。此外,肝血充足,则疏泄正常,气机调畅,使气血运行无阻。所以肝脾相互协作,共同维持血液的生成和循行。

肝与脾在病理上的相互影响,也主要表现在饮食水谷的消化吸收和血液方面,这种关系往往通过肝与脾之间的病理传变反映出来。或为肝病及脾,肝木乘脾(又名木郁乘土)而肝脾不调,肝胃不和;或为脾病传肝,土反侮木,而土壅木郁。

（2）肝与心: 心主血,肝藏血;心主神志,肝主疏泄,调节精神情志。所以,心与肝的关系,主要是主血和藏血,主神明与调节精神情志之间的相互关系。

1）血液方面: 心主血,心是一身血液运行的枢纽;肝藏血,肝是贮藏和调节血液的重要脏腑。两者相互配合,共同维持血液的运行。所以说"肝藏血,心行之"(王冰注《黄帝内经素问》)。全身血液充盈,肝有所藏,才能发挥其贮藏血液和调节血量的作用,以适应机体活动的需要,心亦有所主。心血充足,肝血亦旺,肝所藏之阴血,具有濡养肝体制约肝阳的作用。所以肝血充足,肝体得养,则肝之疏泄功能正常,使气血疏通,血液不致瘀滞,有助于心主血脉功能的正常进行。

2）神志方面: 心主神志,肝主疏泄。人的精神、意识和思维活动,虽然主要由心主宰,但与肝的疏泄功能亦密切相关。血液是神志活动的物质基础。

心血充足,肝有所藏,则肝之疏泄正常,气机调畅,气血和平,精神愉快。肝血旺盛,制约肝阳,使之勿亢,则疏泄正常,使气血运行无阻,心血亦能充盛,心得血养,神志活动正常。所谓心藏神,肝藏魂。由于心与肝均依赖血液的濡养滋润,阴血充足,两者功能协调,才能精神饱满,情志舒畅。

心与肝在病理上的相互影响,主要反映在阴血不足和神志不安两个方面,表现为心肝血虚和心肝火旺之候等。

（3）肝与肺:肝主升发,肺主肃降,肝升肺降,气机调畅,气血流行,脏腑安和,所以二者关系到人体的气机升降运动。肝和肺的关系主要体现于气机升降和气血运行方面。

1）气机升降:"肝生于左,肺藏于右"(《素问·刺禁论》)。肺居膈上,其气肃降;肝居膈下,其气升发。肝从左而升,肺从右而降,"左右者,阴阳之道路也"(《素问·阴阳应象大论》)。肝从左升为阳道,肺从右降为阴道,肝升才能肺降,肺降才能肝升,升降得宜,出入交替,则气机舒展人体精气血津液运行以肝肺为枢转,肝升肺降,以维持人体气机的正常升降运动。

2）血气运行:肝肺的气机升降,实际上也是气血的升降。肝藏血,调节全身之血;肺主气,治理调节一身之气。肺调节全身之气的功能又需要得到血的濡养,肝向周身各处输送血液又必须依赖于气的推动。总之,全身气血的运行,虽赖心所主,但又须肺主治节及肝主疏泄和藏血作用的制约,故两脏对气血的运行也有一定的调节作用。

在病理情况下,肝与肺之间的生理功能失调,主要表现在气机升降失常和气血运行不畅方面,如肝火犯肺(又名木火刑金)之候等。

（4）肝与肾:肝藏血,肾藏精;肝主疏泄,肾主闭藏。肝肾之间的关系称之为肝肾同源,又称乙癸同源。因肝肾之间,阴液互相滋养,精血相生,故称。肝与肾的关系主要表现在精与血之间相互滋生和相互转化的关系。

1）阴液互养:肝在五行属木,肾在五行属水,水能生木。肝主疏泄和藏血,体阴用阳。肾阴能涵养肝阴,使肝阳不致上亢,肝阴又可资助肾阴的再生。在肝阴和肾阴之间,肾阴是主要的,只有肾阴充足,才能维持肝阴与肝阳之间的动态平衡。就五行学说而言,水为母,木为子,这种母子相生关系,称为水能涵木。

2）精血互生:肝藏血,肾藏精,精血相互滋生。在正常生理状态下,肝血依赖肾精的滋养。肾精又依赖肝血的不断补充,肝血与肾精相互资生,相互转化。精与血都化源于脾胃消化吸收的水谷精微,故称"精血同源"。

3）同具相火:相火是与心之君火相对而言的。一般认为,相火源于命门,寄于肝、肾、胆和三焦等。故曰:"相火寄于肝肾两部,肝属木而肾属水也。但胆为肝之府,膀胱者肾之府。心包者肾之配……而下焦司肝肾之分,皆阴而下者也(《格致余论·相火论》)。

4)藏泄互用:肝主疏泄,肾主闭藏,二者之间存在着相互为用、相互制约、相互调节的关系。肝之疏泄与肾之闭藏是相反相成的。肝气疏泄可使肾气闭藏而开阖有度,肾气闭藏又可制约肝之疏泄太过或不及。这种关系主要表现在女子月经生理和男子排精功能方面。

总之,因为肝肾的阴液、精血之间相互资生,其生理功能皆以精血为物质基础,而精血又同源于水谷精微,且又同具相火,所以肝肾之间的关系称为肝肾同源、精血同源。又因脏腑配合天干,以甲乙属木,属肝,壬癸属水,属肾,所以肝肾同源又称"乙癸同源"。因此,肝与肾之间的病理影响,主要体现于阴阳失调、精血失调和藏泄失司等方面。临床上,肝或肾不足,或相火过旺,常常肝肾同治,或用滋水涵木,或补肝养肾,或泻肝肾之火的方法,就是以肝肾同源理论为依据的。此外,肝肾同源又与肝肾之虚实补泻有关。故有"东方之木,无虚不可补,补肾即所以补肝;北方之水,无实不可泻,泻肝即所以泻肾"(《医宗必读·乙癸同源论》)之说。

(5)肝与胆:肝位于右胁,胆附于肝叶之间。肝与胆在五行均属木,经脉又互相络属,构成脏腑表里肝与胆在生理上的关系,主要表现在消化功能和精神情志活动方面。

1)消化功能方面:肝主疏泄,分泌胆汁;胆附于肝,贮藏、排泄胆汁。共同合作使胆汁疏泄到肠道,以帮助脾胃消化食物。所以,肝的疏泄功能正常,胆才能贮藏排泄胆汁,胆之疏泄正常,胆汁排泄无阻,肝才能发挥正常的疏泄作用。

2)精神情志方面:肝主疏泄,调节精神情志;胆主决断,与人之勇怯有关。肝胆两者相互配合,相互为用,人的精神意识思维活动才能正常进行。故曰:"胆附于肝,相为表里,肝气虽强,非胆不断,肝胆相济,勇敢乃成"(《类经·藏象类》)。肝与胆在病变过程中主要表现在胆汁疏泄不利和精神情志异常两个方面。

(吕文良 杨 佼)

(二)肝病常见的病因病机特点及辨证要点

1. 肝病病因病机特点 肝病的基本病因离不开外邪或邪毒感染、饮食所伤、情志不畅、从而影响了肝之气血阴阳的变化或肝胆脏腑经络的损伤。肝病的基本病机为肝失疏泄、肝火上炎、肝阴不足、肝风内动及肝经湿热、瘀血阻络等,常见的病机类型有:

肝郁气滞:由于情志不遂,郁怒恚怒伤肝,导致肝失疏泄,肝郁气滞,进而可病及于胆,肝胆疏泄无权,形成肝胆气滞,而成胁痛、胆胀等肝胆病证。

肝火上炎：肝郁气滞，久郁化火，火热燔灼，气滞火灼于肝胆，而成胁痛、头晕头痛、耳鸣目赤等病证。

肝阴不足：素体阴液不足，或久病耗伤，或肾水不足，水不涵木，或肝郁化火，火盛伤阴，以致肝阴不足，肝失所养，而成胁痛等病证。

肝血亏虚：多因肝病日久，伤及阴血，或久病体弱，或慢性失血，或思虑劳倦，脾伤失运，气血生化不足，以致肝血亏虚，引起经血不调、胁痛等病证。

肝经湿热：湿热侵袭，注于肝胆，或恣食肥甘厚味，或偏嗜醇酒辛辣，生湿蕴热，湿热熏蒸，致使肝胆失于疏泄，胆液不循常道，而成胁痛、黄疸、臌胀等病证。

瘀血阻络：肝病迁延，久病入络，或气郁日久，气滞血瘀，或跌仆闪挫，致使瘀血阻于肝胆，形成胁痛、黄疸、臌胀、痞积等病证。

中医学认为肝病多因脾湿内郁复感湿热疫毒之邪所致。多因平素饮食不节，过食油腻或嗜好饮酒，损伤脾胃，以致脾胃运化功能失常，湿浊内生，郁而化热；加上外感湿热痰邪，蕴结脾胃，内外合邪，上而宣散不畅，下而利泄不及，湿热交阻，脾湿肝郁而发病。

如湿热疫毒蕴结不解，深伏血分，日久则导致脏腑、阴阳、气血失调和亏虚。这一过程与西医学病理学中急性肝炎演变为慢性或肝硬化的病理过程较为相似。或为病毒携带，或为急性，或为慢性，或为轻症，或为重症，与病毒的质量与机体防御功能的消长密切相关。

湿热疫毒作用脾胃，引起中焦转输、生化及升降功能障碍，毒气内泛侵犯于肝，致使肝气郁滞，复横逆脾胃，故出现乏力、食欲不振、胃脘胀满、胁肋胀痛。如肝郁不解，气机闭塞，经络阻滞，气滞血瘀，则证见胁肋积块固着不移，久渐气血凝结，积块硬痛，面色黧黑、瘀痣（蜘蛛痣）、舌紫、脉弦细。此时，已由慢性肝炎演变成肝硬化，肝脾进行性肿大，肝功能反复或持久失常，肝脏及全身微循环障碍。

如脾气不升，胃气不降，肝气不能疏泄，则胆液不循常道而入血，溢于肌肤而发黄。热甚者，鲜黄如橘，可见乏力、饮食减少，恶心呕吐，胁痛，苔黄腻，脉弦滑，属于"阳黄"；其中少数热毒炽盛，邪入营血，内陷心包，神志昏迷，出血，全身金黄者，属"急黄"或"瘟黄"；尚有少数"阳黄"没有得到及时治疗，迁延日久，寒湿为患，黄色暗晦，神疲畏寒，腹胀便溏，舌淡苔腻，脉沉细者，称为"阴黄"。中医认为急黄险恶，阴黄或兼痰湿胶着血分者，其黄难治。

肝藏血，性如风木，主筋，肝肾同源，有赖于肾阴濡养，肝胆表里相关，肝木乘脾，肝病日久，自然亏损全身其他脏腑、阴阳与气血。

2. 从中医疾病谈病因病机

（1）胁痛：胁痛主要责之于肝胆。因为肝位居于胁下，其经脉循行两胁，胆附于肝,与肝呈表里关系,其脉亦循于两胁。肝为刚脏,主疏泄,性喜条达;主藏血,体阴而用阳。若情志不舒,饮食不节,久病耗伤,劳倦过度,或外感湿热等病因,累及于肝胆,导致气滞、血瘀、湿热蕴结,肝胆疏泄不利,或肝阴不足,络脉失养,即可引起胁痛。其具体病因病机分述如下:

肝气郁结:若情志不舒,或抑郁,或暴怒气逆,均可导致肝脉不畅,肝气郁结,气机阻滞,不通则痛,发为胁痛。如《金匮翼·胁痛统论》说:"肝郁胁痛者,悲哀恼怒,郁伤肝气。"肝气郁结胁痛,日久有化火、伤阴、血瘀之变。故《杂病源流犀烛·肝病源流》又说:"气郁,由大怒气逆,或谋虑不决,皆令肝火动甚,以致肤胁肋痛"。

瘀血阻络:气行则血行,气滞则血瘀。肝郁气滞可以及血,久则引起血行不畅而瘀血停留,或跌仆闪挫,恶血不化,均可致瘀血阻滞胁络,不通则痛,而成胁痛。故《临证指南医案·胁痛》曰:"久病在络,气血皆窒。"《类证治裁·胁痛》谓:"血瘀者,跌仆闪挫,恶血停留,按之痛甚"。

湿热蕴结:外感湿热之邪,侵袭肝胆,或嗜食肥甘醇酒辛辣,损伤脾胃,脾失健运,生湿蕴热,内外之湿热,均可蕴结于肝胆,导致肝胆疏泄不利,气机阻滞,不通则痛,而成胁痛。《素问·刺热论》说:"肝热病者……胁满痛"。《证治汇补·胁痛》也曾谓:"胁痛,至于湿热郁火,劳役房色而病者,间亦有之"。

肝阴不足:素体肾虚,或久病耗伤,或劳欲过度,均可使精血亏损,导致水不涵木,肝阴不足,络脉失养,不荣则痛,而成胁痛。正如《金匮翼·胁痛统论》所说:"肝虚者,肝阴虚也,阴虚则脉细急,肝之脉贯膈布胁肋,阴虚血燥则经脉失养而痛。"

总之,胁痛主要责之于肝胆,且与脾、胃、肾相关。病机转化较为复杂,既可由实转虚,又可由虚转实,而成虚实并见之证;既可气滞及血,又可血瘀阻气,以致气血同病。胁痛的基本病机为气滞、血瘀、湿热蕴结致肝胆疏泄不利,不通则痛,或肝阴不足,络脉失养,不荣则痛。

(2)黄疸:黄疸的病因主要有外感时邪,饮食所伤,脾胃虚弱及肝胆结石、积块瘀阻等,其发病往往是内外因相因为患。

外感时邪:外感湿浊、湿热、疫毒等时邪自口而人,蕴结于中焦,脾胃运化失常,湿热熏蒸于脾胃,累及肝胆,以致肝失疏泄,胆液不循常道,随血泛溢,外溢肌肤,上注眼目,下流膀胱,使身目小便俱黄,而成黄疸。若疫毒较重者,则可伤及营血,内陷心包,发为急黄。

饮食所伤:饥饱失常或嗜酒过度,皆能损伤脾胃,以致运化功能失职,湿浊内生,随脾胃阴阳盛衰或从热化或从寒化,熏蒸或阻滞于脾胃肝胆,致肝失疏泄,胆液不循常道,随血泛溢,浸淫肌肤而发黄。如《金匮要略·黄疸病脉证并治》曰:"风寒相搏,食谷即眩,谷气不消,胃中苦浊,浊气下流,小便不通……身体尽黄,名曰谷疸。"

脾胃虚弱:素体脾胃虚弱,或劳倦过度,脾伤失运,气血亏虚,久之肝失所养,疏泄失职,而致胆液不循常道,随血泛溢,浸淫肌肤,发为黄疸。若素体脾阳不足,病后脾阳受伤,湿由内生而从寒化,寒湿阻滞中焦,胆液受阻,致胆液不循常道,随血泛溢,浸淫肌肤,也可发为黄疸。

黄疸的发病,从病邪来说,主要是湿浊之邪,故《金匮要略·黄疸病脉证并治》有"黄家所得,从湿得之"的论断;从脏腑病位来看,不外脾胃肝胆,而且多是由脾胃累及肝胆。黄疸的发病是由于内外之湿阻滞于脾胃肝胆,导致脾胃运化功能失常,肝失疏泄,或结石、积块瘀阻胆道,胆液不循常道,随血泛溢而成。病理属性与脾胃阳气盛衰有关,中阳偏盛,湿从热化,则致湿热为患,发为阳黄;中阳不足,湿从寒化,则致寒湿为患,发为阴黄。至于急黄则为湿热夹时邪疫毒所致,也与脾胃阳气盛衰相关。不过,正如《丹溪心法·疸》所言:"疸不用分其五,同是湿热。"临床以湿从热化的阳黄居多。阳黄和阴黄之间在一定条件下也可相互转化,阳黄日久,热泄湿留,或过用寒凉之剂,损伤脾阳,则湿从寒化而转为阴黄;阴黄重感湿热之邪,又可发为阳黄。

(3)臌胀:情志所伤:肝主疏泄,性喜条达。若因情志抑郁,肝气郁结,气机不利,则血液运行不畅,以致肝之脉络为瘀血所阻滞。同时,肝气郁结,横逆乘脾,脾失健运,水湿不化,以致气滞、血瘀交阻,水停腹中,形成臌胀。

酒食不节:嗜酒过度,饮食不节,脾胃受伤,运化失职,酒湿浊气蕴结中焦,土壅木郁,肝气郁结,气滞血阻,气滞、血瘀、水湿三者相互影响,导致水停腹中,而成臌胀。

感染血吸虫:在血吸虫病流行区,遭受血吸虫感染又未能及时进行治疗,血吸虫内伤肝脾,肝伤则气滞,脾伤则湿聚为水,虫阻脉络则血瘀,诸因素相互作用,终致水停腹中,形成臌胀。

黄疸、积证失治:黄疸本由湿邪致病,属肝脾损伤之疾,脾伤则失健运,肝伤则肝气郁滞,久则肝脾肾俱损,而致气滞血瘀,水停腹中,渐成臌胀。积聚之"积证"本由肝脾两伤,气郁与痰血凝聚而成,久则损伤愈重,凝聚愈深,终致气滞、血瘀、水停腹中,发生臌胀。而且,臌胀形成后,若经治疗腹水虽消退,而积证未除,其后终可因积证病变的再度加重而再度形成臌胀,故有"积"是"胀病之根"之说。

脾肾亏虚:肾主气化,脾主运化。脾肾素虚,或劳欲过度,或久病所伤,造成脾肾亏虚,脾虚则运化失职,清气不升,清浊相混,水湿停聚;肾虚则膀胱气化无权,水不得泄而内停,若再与其他诸因素相互影响,则即引发或加重臌胀。

在臌胀的病变过程中,肝脾肾三脏常相互影响,肝郁而乘脾,土壅则木郁,肝脾久病则伤肾，肾伤则火不生土或水不涵木。同时气、血、水也常相因为病，气滞则血瘀，血不利而为水，水阻则气滞；反之亦然。气血水结于腹中，水湿不化，久则实者愈实；邪气不断伤残正气，使正气日渐虚弱，久则虚者愈虚，故本虚标实，虚实并见为本病的主要病机特点。晚期水湿之邪，郁久化热，则可发生内扰或蒙闭心神，引动肝风，迫血妄行，络伤血溢之变。总之，臌胀的病变部位在肝、脾、肾，基本病机是肝脾肾三脏功能失调，气滞、血瘀、水停于腹中。病机特点为本虚标实。

3. 肝病临床辨证要点

（1）胁痛：辨外感、内伤：外感胁痛是由湿热外邪侵袭肝胆，肝胆失于疏泄条达而致，伴有寒、热表证，且起病急骤，同时可出现恶心呕吐，目睛发黄，苔黄腻等肝胆湿热症状；内伤胁痛则由肝郁气滞，瘀血内阻，或肝阴不足所引起，不伴恶寒、发热等表证，且起病缓慢，病程较长。

辨在气在血：一般说来，气滞以胀痛为主，且游走不定，时轻时重，症状的轻重每与情绪变化有关；血瘀以刺痛为主，且痛处固定不移，疼痛持续不已，局部拒按，入夜尤甚，或胁下有积块。

辨虚实：由肝郁气滞，瘀血阻络，外感湿热之邪所致，起病急，病程短，疼痛剧烈而拒按，脉实有力；虚证由肝阴不足，络脉失养所引起，常因劳累而诱发，起病缓，病程长，疼痛隐隐，悠悠不休而喜按，脉虚无力。

辨寒热：胁痛体虚形寒，口淡无味，舌淡苔白，喜着厚衣，痛处得热则减，天寒易加重，脉弦迟沉涩者，属寒证；体壮面红、口苦、舌红、苔黄、或黄腻，灼热喜凉爽，痛处得热则剧，喜着薄衣，或喜祖襟露怀，天热易加重，脉弦数洪促者属热证。

（2）黄疸：辨阳黄与阴黄：阳黄由湿热所致，起病急，病程短，黄色鲜明如橘色，伴有湿热证候；阴黄由寒湿所致，起病缓，病程长，黄色晦暗如烟熏，伴有寒湿诸候。

辨阳黄中湿热的偏重：阳黄属湿热为患，由于感受湿与热邪程度的不同，机体反应的差异，故临床有湿热轻重之分。区别湿邪与热邪的孰轻孰重，目的是同中求异，使治疗分清层次，各有重点。辨证要点是：热重于湿的病机为湿热而热偏盛，病位在脾胃肝胆而偏重于胃；湿重于热的病机是湿热而湿偏盛，病位在脾胃肝胆而偏重于脾。相对来说，热重于湿者以黄色鲜明，身热口渴，口苦便秘，舌苔黄腻，脉弦数为特点；湿重于热者则以黄色不如热重者鲜明，口不渴，头身困重，纳呆便溏，舌苔厚腻微黄，脉濡缓为特征。

辨急黄：急黄为湿热夹时邪疫毒，热入营血，内陷心包所致。在证候上，急黄与一般阳黄不同，急黄起病急骤，黄疸迅速加深，其色如金，并现壮热神昏、吐血衄血等危重证候，预后较差。

（3）臌胀：辨缓急：臌胀虽然病程较长，但在缓慢病变过程中又有缓急之分。若臌胀在半月至一月之间不断进展为缓中之急，多为阳证、实证；若臌胀迁延数月，则为缓中之缓，多属阴证、虚证。

辨虚实的主次：臌胀虽属虚中夹实，虚实并见，但虚实在不同阶段各有侧重。一般说来，臌胀初起，新感外邪，腹满胀痛，腹水壅盛，腹皮青筋暴露显著时，多以实证为主；臌胀久延，外邪已除，腹水已消，病势趋缓，见肝脾肾亏虚者，多以虚证为主。

辨气滞、血瘀、水停的主次：以腹部胀满，按压腹部，按之即陷，随手而起，如按气囊，鼓之如鼓等症为主者，多以气滞为主；腹胀大，内有积块疼痛，外有腹壁青筋暴露，面、颈、胸部出现红丝赤缕者，多以血瘀为主；腹部胀大，状如蛙腹，按之如囊裹水，或见腹部坚满，腹皮绷急，叩之呈浊音者，多以水停为主。以气滞为主者，称为"气鼓"；以血瘀为主者，称为"血鼓"；以水停为主者，称为"水鼓"。

（4）其他要点

1）辨疲乏：慢性肝病患者多伴有身体疲乏，易劳累的症状。根据中医理论，脾主肉，肝主筋，而临床多数患者属于肝郁脾虚、肝脾不调证，肝之疏泄、脾之运化功能失调，肝气郁结，舒筋不能，脾虚不能运化水谷精微，脾气虚则内生湿，湿邪困乏周身，使人感觉虚乏无力，肝脾所主筋肉筋骨不舒，故患者有疲乏之症。

2）辨情绪：肝病患者多伴有情绪症状。平素易生气，遇事不舒者多为肝气郁结证，若不能很好发泄出来，日久易成气滞；情绪高亢，急躁易怒者多属肝火上炎，肝阳上亢证。

3）辨血：由于引起出血的原因以及出血部位的不同，应注意辨清不同的病证。例如：从口中吐出的血液，有吐血与咳血之分；小便出血有尿血与血淋之别；大便下血则有便血、痔疮、痢疾之异。应根据临床表现、病史等加以鉴别。

辨脏腑病变之异。同一血证，可以由不同的脏腑病变而引起，应注意辨别。例如：同属鼻衄，但病变脏腑有在肺、在胃、在肝的不同；吐血有病在胃及病在肝之别；齿衄有病在胃及在肾之分；尿血则有病在膀胱、肾或脾的不同。

辨证候之寒热虚实。血证由火热熏灼，热迫血行引起者为多。但火热之中，有实火及虚火的区别。血证有实证及虚证的不同，一般初病多实，久病多虚；由实火所致者属实，由阴虚火旺、气虚不摄血甚至阳气虚衰所致者属虚。证候的寒热虚实不同，则治法各异，应注意辨明。对于慢性肝病患者，临床常见血证有：鼻衄、齿衄、吐血、便血及皮肤出现红丝赤缕、蜘蛛痣等。常见血证分型：热盛迫血，阴虚火旺，气虚不摄。

4）辨排便：对于慢性肝病患者，在问大便时要辨以下几点。

排便次数：中医认为大肠的功能是传导糟粕，即人体内的废物，包括水谷精微的代谢产物，亦包括中医所言"湿毒痰瘀"等病理产物。通过大肠传导功能祛邪的是中医治疗的一个特色。对于慢性肝病患者，"湿毒痰瘀"常常并存，且受肝之所累，脾运化水谷精微的功能失调，胃的受纳功能降低，直接影响了大肠传导糟粕的顺利进行，因此保证肝病患者正常排便，帮助脾胃功能恢复，使毒邪通过正常途径代谢出去，是十分重要的。通常，对于慢性肝病患者每日保持2~3次大便是最佳状态。

便秘：便秘患者应辨虚实、寒热，特别要问及排便是否顺利。实证包括：胃肠积热、气机郁滞、阴寒积滞；虚证包括：气虚、血虚、阴虚、阳虚。

泄泻：大便次数增多，粪质稀溏或完谷不化，甚则泻出水样。辨证时应注意辨寒热、虚实及证候特征。泄泻又分为外感泄泻、食滞泄泻、肝气乘脾之泄泻、脾虚泄泻及肾阳虚衰之泄泻。

（吕文良　杨　佼）

（三）肝脾不调是肝病的常见病机变化

肝脾两脏的关系是五脏关系中最为密切的一对脏腑之一。肝主疏泄，脾主运化；肝主藏血，脾主生血、统血。肝与脾的生理联系主要表现在疏泄与运化的相互依存，藏血与统血的相互协调关系。所谓"肝为五脏六腑之贼"，言其肝脏有病，易干其他脏腑。正如《知医必辨》中所云："人之五脏，唯肝易动而难静。其他脏有病，不过自病，亦或延及别脏，乃病久而生克失常所致；唯肝一病即延及他脏。"而五脏之中，又最易伤及脾脏。故《难经》中明确指出"见肝之病，则知肝当传之于脾，故先实其脾气，无令得受肝之邪，故曰治未病焉。"可见肝病最易影响及脾，肝脾不调在肝病中最为常见。

当前，临床上所见"肝病"，同传统上的肝病有所不同，包括西医学中的慢性病毒性肝病、药物性肝病、非酒精性脂肪肝、酒精性脂肪肝、自身免疫性肝病等疾病。其临床症状繁多，根据其不同的临床表现，可分别归属于中医学"黄疸""胁痛""积聚""郁证""肝着"等病证范畴。病因主要包括外因与内因两个方面，外因多为外感风寒、湿热、疫毒、酒毒、药毒、虫蛊等一种或者多种因素持久或者反复作用，内因多为禀赋不足、素体亏虚、正气不足，饮食劳倦、七情所伤等。在一定条件下，内外因综合作用，导致肝失疏泄，体用受损，肝病及脾，肝脾同病，运化失宜，而引起湿、热、痰、浊、瘀、疫毒等多种病机，交织缠绵，损伤肝络，形成肝病。若迁延日久或缠绵失治，由于痰浊瘀血内生，与湿热毒邪相胶结，壅阻络道，肝络损伤逐渐加重，气血瘀滞，形成积聚，则容易引起肝纤维化、肝硬化病变。若病情进一步发展，伤津耗气，停水动血，则可见血证、臌胀、神昏等变证,此时,病情凶险,预后不佳。

1. **肝脾不调的基本形式** 肝脾不调,根据五行生克制化的规律,常见以下几种形式:木横克土,木不疏土,土虚木乘,土壅木郁。若肝病在前,影响中焦脾土。具体可见于两种形式:一种为木旺克土(木横克土),体现为肝气亢逆,疏泄功能太过,多因暴怒伤肝,或气郁日久化火,导致肝气亢逆,升发太过,而横逆克伐脾土,多见情绪急躁、易怒,头胀、头痛,面红目赤,胸胁以及乳房走窜胀痛,脘腹胀痛,嗳气矢气等临床表现;另一种为木不疏土,体现为肝气郁结,疏泄功能不及,多因肝气郁结,疏泄功能失职,气机疏通畅达受阻,而影响脾胃。多见患者情志抑郁,闷闷不乐,胸胁苦满,食欲不振、纳呆食少,腹胀,大便秘结或稀溏等临床表现。若脾病在先,具体可见于以下两种形式:一种为土虚木乘。即脾胃功能虚弱,其所不胜相对偏亢,肝木乘脾,临床表现为腹中急痛,腹痛欲便,便后痛减,便溏,乏力,胃脘不适等症状。一种为土壅木郁。脾失健运,水湿内停,或者外湿浸渍,困遏脾阳,或湿热郁蒸,影响肝之疏泄,可见黄疸等临床表现。而脾胃为气血生化之源,脾虚可致肝血不充,出现肝血不足之虚症,引起头晕头疼、视物昏花以及妇人月事不调等;肝体阴而用阳,若肝血不足,疏泄失职,气郁化火,则可见火热诸症。

由于脾胃互为表里,以膜相连,故肝脾不调,亦常因影响脾胃的不同而各有其临床表现。临床常见肝脾不和、肝胃不和。肝失疏泄,克伐脾土,影响脾之升清的功能,可见头晕;脾的运化功能失调,可见食欲不振、腹胀等症状;水谷精微不能被有效吸收利用,可出现倦怠乏力,便溏等表现;肝失疏泄,横逆犯胃,胃失和降,胃气上逆可见嗳气、呃逆、恶心、呕吐,及脘腹胀满、纳食减少等症。

2. **肝脾不调在肝病中常见的病理变化** 肝脾两脏生理上关系密切,一荣俱荣;病理上常常相互影响,一损俱损。仔细观察,不难发现,临床上诸多疾病均可涉及肝脾,出现肝脾不调,尤其在肝病方面,其病位虽在肝,但其临床表现、病机转化等方面,均与脾有关。肝病传脾主要与两方面因素有关:一是肝郁日久,乘侮脾土;二是素有脾胃虚弱,土虚木乘,均可见脾气虚。仲景在《金匮要略》中脏腑经络先后病脉证第一篇中就论及:"夫治未病者,见肝之病,知肝传脾,当先实脾。"强调无论慢性肝病在病变发展中是否已经影响到脾胃功能,均要在治疗中顾护脾胃。不仅强调未病先防,既病防变的中医治未病思想,亦可见肝脾同病,肝脾不调是肝病的重要病机,贯穿于肝病发生发展的全过程。

(1)肝脾不调,气血乏源,影响疾病的发生发展与转归:在饮食物的受纳、消化、吸收、输布的过程中,脾胃的作用至关重要。饮食物经过胃的腐熟和初步消化之后,由脾吸收,生成精微物质,再由脾胃输送至心、肝、肺等脏腑,化生气血,滋养脏腑以及四肢百骸。"中焦受气取汁,变化而赤,是谓血"。可见脾在饮食物生化气血的过程中占有重要地位,故脾胃为后天之本,气血生化之源。而气血是人体脏腑功能的物质基础,气血的病理变化是疾病发生、发展与转归的基本病变。气血充足,循环正常,周流不息,人体生命活动就正常,气血不足,气滞血阻,就会导致疾病的产生。《医林绳墨》:"脾胃一虚,则脏腑无所禀受,百脉无所交通,气血无所荣养,而为诸病。"肝脾不调,脾失健运,消化、吸收、输布功能减弱,气血生化不足,脏腑功能异常而为诸病。

"正气存内,邪不可干",正气充盛,则病邪不能侵袭人体为病,或不能由表入里为患。"邪之所凑,其气必虚",邪气为患,邪正相争,日久必然耗伤正气,若正气不得气血之充养,正气亏虚,则会导致疾病迁延难愈。《扁鹊心书》谓"脾为五脏之母","土为物母,心肝肺肾若四子焉,子虚尚可仰给母气,苟土母倾颓,中无砥柱矣。"强调脾胃对机体的重要性。无论何邪侵袭,何脏所伤,病久必困脾胃。"人以脾胃中元气为本","元气之充足,皆由脾胃之气无所伤,而后能滋养元气。若胃气之本弱,饮食自倍,则脾胃之气既伤,而元气亦不能充,而诸病之所由生",强调脾胃的重要性。肝脾失调,影响脾胃功能,气血的生成乏源,正气不能得到充养,影响疾病的进展与传变,使疾病出现由实到虚,由轻到重,甚至缠绵难愈。

此外,肝病病情复杂,病程相对较长,患者需要长期服药调治。人以胃气为本,久病服药,必究脾胃,脾胃健旺,可以有效传送药力,提高治疗效果。慢性肝病,病久正亏,全杖饮食药物扶持,胃气不旺,药食皆难奏效。可见脾胃对于肝病调治的重要性。故有医家将之总结"治病必求于本,从调理脾胃入手,比直接补气养血更为治本,此为自力更生的基本途径"。

(2)肝脾不调,加重水液代谢障碍:脾居中州,是运化水湿之枢纽,脾虚不运,即有水湿痰饮停留,而津液的生成和输布莫不与中州脾胃有着密切的联系。张景岳指出:"夫人之多痰,悉由中虚而然,盖痰即水也,其本在肾,其标在脾……在脾者,以食饮不化,土不制水",明确指出痰的实质是不能利用的病理性水,由中焦脾胃不足所致。《医宗必读》云:"脾土虚弱,清者难升,浊者难降,留中滞膈,瘀而成痰",指出了脾脏功能虚弱,生理功能失常,水液代谢紊乱,导致痰饮生成。肝脾不调,水液代谢不归正化,具体可见痰、饮、湿、水的内生,其中稠厚者为痰,清稀者为饮,弥散而未成形者为湿,聚而有形者为水。它们作为病理代谢产物停留机体,滞留蓄积于脏腑经络等处,不能正常的排出体外,而作为致病因素,阻滞气机,郁滞血脉,影响津液运行。

几乎大多数肝病均有不同程度的湿邪留滞体内而为病。肝脾不调,水液代谢异常,湿邪自内生;加之湿热之邪是肝病最常见、最主要的致病因素,湿邪自外侵袭,首困中焦。如薛生白指出:"湿饮停聚,客邪再至,内外相引,故病湿热"。湿热或者寒湿之邪侵袭,影响中焦肝脾功能,肝气失于疏泄,胆汁泛溢肌肤而见黄疸;湿邪为阴邪,易伤阳气,最易困遏脾阳,故肝病患者常见倦怠乏力,纳食减少,腹满便溏等临床表现;湿邪最易阻滞气机,影响中焦脾胃气机升降失常,可见肝病患者出现脘腹胀满,恶心呕吐;湿邪重浊黏腻,困阻中焦脾胃,可见口黏,大便黏腻不爽等临床表现;根据患者的体质偏寒,偏热,有寒化、热化之分,而表现为湿热或寒湿。湿邪缠绵,祛之不尽,又自内复生,胶着难去,滞留血分,伤损肝络,导致肝病的持续存在与慢性化。

水饮为蓄积停留于体内未被气化和排泄的水液。肝脾功能失调,影响三焦气化功能,水停于腹部则为腹水,饮停于胸胁则为悬饮;若饮停中州,阻碍脾阳,脾阳失运,则可见腹中雷鸣、纳少、腹泻等临床表现。

痰为水液代谢失常形成的较为稠厚者,水湿凝结,稠浊而胶固者成痰。肝脾不调,痰浊内停。痰混杂于气血之间,随气血之行,无处不至。上扰轻窍,可见患者眩晕头昏;蒙蔽心神,则神情呆滞或者昏蒙;若与肝风相合,上扰或阻于经络,可见肢体麻木,手足蠕动,头身眴动等表现;痰浊内停,聚而为形,发于体表,阻于颈前喉结,可见瘿瘤,阻于颈腋,可见瘰疬;阻滞气血运行,日久血行艰涩,痰瘀互结,而成癥积痞块;停于肝脾,而见肝脾肿大,或者肝内占位病变。痰瘀交阻,日久形成恶性循环,是慢性肝病进展变化的关键,使疾病逐渐加重趋于复杂化。

(3)肝脾不调,气血失和:《素问·调经论》:"血气不和,百病乃变化而生"。气血的异常,即气血不足或气血失于畅达,是疾病产生、发展的内在依据。慢性肝病,肝脾失调,影响气血运行,具体可见气滞、气虚、气逆、血虚、血瘀、血热等病理变化,气血虚实偏差,失于平和,影响肝病的发生、发展。

肝脾不调,初在气分。肝主疏泄,是气机升降出入之枢纽,其气上通下达,出入内外,旁达中州,喜条达而恶抑郁,常因情志、饮酒等因素,一有怫郁,则见情绪不佳,胸胁胀满、走窜不定、或为疼痛,善太息,乳房胀痛等肝气郁滞的表现。影响脾胃升降之功能,临床可见为嗳,为呕,为胀,为暴怒胸痛,为胸满不食,为飧泄。周学海所言:"凡脏腑十二经之气化,皆必藉肝胆之气以鼓舞之,始能调畅而不病",肝气怫郁,气机郁滞,影响诸多脏腑气机而为病。而《类证治裁》云:"肝木性升散,不受遏郁,郁则经气为逆",可见气滞、气逆,肝气悖逆上则乘心,中则横犯脾胃,下则影响肾。

日久由气及血,影响血分。《仁斋直指方》谓:"盖气者血之帅也,气行则血行,气止则血止,气温则血滑,气寒则血凝,气有一息之不运,则血有一息之不行。"可见气血相互作用,关系密切。慢性肝病,湿热疫毒伏于血分,耗伤肝之阴血,加之脾胃虚弱,气血生化乏源,故多见阴血亏虚,又兼肝病治疗常用辛香理气之品,更易伤及阴血,可见口干,舌红少苔等症状。肝病过程中,肝气郁滞,气机失于畅达,影响血行;脾失健运,气血不足,气虚推动无力,血虚血道不充,皆影响血行;痰湿内阻,血行不畅;慢性肝病,血分热毒,热与血结,煎熬血液,

50

血行滞涩。尤其在慢性肝病后期征象尤其明显,可以出现肝脾肿大,质地坚硬,胁肋刺痛,面色黧黑,口唇发绀,鱼际发红,腹壁青筋暴露,皮肤黏膜出现瘀斑,舌质暗红瘀斑,脉弦或涩,舌下静脉增粗、颜色青紫等血瘀的临床表现。

（4）肝脾不调,痰瘀互结:痰瘀均为津血失于正常输化所形成的病理产物,津血本为同源,病理上,津凝为痰,血滞为瘀,两者常常兼夹为病。肝病中,痰瘀是广泛、普遍存在的,痰瘀互结是疾病难以向愈的根本所在。气血流畅则津液并行,痰无以生,瘀无以成。肝脾不调,痰瘀互结,既是气血病理变化的产物,同时又可作为病因,作用于气血,影响气血运行,加重气血虚实偏差,导致脏腑组织功能失调,进一步耗伤正气,导致疾病慢性化,复杂化。同时痰瘀互结,损伤肝脏,伤及肝络,超过肝脏可代偿的范围,最终造成不可逆的损伤,是肝病由轻至重,由浅到深发展的关键,逐渐形成顽症痼疾,疾病进入难以回复之恶境。

由此可见,脾胃为慢性肝病波及的要害,肝脾不调在慢性肝病的发生发展过程中具有其独特的地位,是慢性肝病的基本病机。体悟到脾胃对于机体整体的重要性,"脾胃强则诸脏强,脾胃弱则诸脏弱",在肝病的治疗中,姚乃礼教授重视调理脾胃,重视调整肝脾两脏的关系,并且据此确立了调和肝脾的治疗思路。

（吕文良　刘明坤）

（四）慢性乙型肝炎"毒损肝络"的病机理论研究

慢性乙型肝炎、肝硬化是危害人类健康的重大传染病,治疗棘手,国内外学者对本病在病原学、病理学以及临床治疗等方面进行较为深入的研究,但至今还没有治疗本病的特效药及行之有效的治疗方案。中医学治疗慢性乙型肝炎、肝硬化积累了丰富的经验,但缺乏针对性强、能够有效指导临床治疗的理论体系。姚乃礼教授经过多年的临床实践和反复的临床及基础研究,提出慢性乙型肝炎、肝硬化论治的络病理论,从整体、细胞、分子水平等层面阐述了慢性乙型肝炎肝纤维化与络病关系,指出肝纤维化络病辨治的关键环节是"毒损肝络",在治疗上围绕"毒损肝络"的病机变化,选择针对病因、病机的适宜治疗,方能取得较好疗效。

1. **肝脏与经络的联系**　经络具有运行全身气血,联络脏腑器官,沟通上下内外、感应传导的生理功能,肝主疏泄、主藏血、调畅气机、推动气血流动、调节血量的功能,有赖于经络完成,故肝与人体经络系统联系密切。《灵枢·经脉》曰:"肝足厥阴之脉,起于大指丛毛之际,上循足跗上廉,去内踝一寸,上踝八寸,交出太阴之后,上腘内廉,循股阴入毛中,过阴器,抵小腹,挟胃属肝络胆,上贯膈,布胁肋,循喉咙之后,上入颃颡,连目系,上出额,与督脉会于巅;其支者,从目系下颊里,环唇内;其支者,复从肝别贯膈,上注肺"。可以看出,肝经循行直接经过胃、肺、胆；以及足大趾爪甲后丛毛处、足背、内踝、胫骨内缘、大腿内侧、阴器、小腹、胁肋部、喉咙、鼻咽部、眼睛、额部、头顶部等部位，可见，肝的经脉、经别、经筋与人体多个脏腑组织有密切的联系，而肝和其所联系的其他组织、脏腑皆通过经络有机的联系起来。因此，肝能通过肝之经络系统对这些脏腑组织进行生理功能的调节，同样肝脏病变也可通过肝之经络系统影响到这些脏腑组织器官的功能，而产生病变。

（1）络病理论

1）络脉概述：《黄帝内经》最早提出了络脉的概念，并对络脉的循行、分布，诊络法、病络及治络法有详细的记载。《黄帝内经》和历代医家所论述的络脉，有广义、狭义之分。络病理论所涉及的络脉是指广义的络脉，包涵"经络"之络和"血络"之络。经络之络，正如《灵枢·脉度》所记载的"经脉为里，支而横者为络，络之别者为孙"，是经络支横别出的分支部分的统称，血络之络是指血脉的分支部分。

叶天士《临证指南医案》曰"凡经脉直行，络脉横行，经气注络，络气还经，是其常度。"说明经络是由经脉和络脉构成的人体的网络系统，经脉是主干，有路径之意，络脉是分支，有网络之意。络脉包括浮络、孙络、十五别络、血络等，浮络是浮现于体表的络脉；孙络正如张介宾论述的"络之别者为孙，孙者言其甚小，愈小愈多矣，凡人遍体细脉，即皆肤腠之孙络也"，是指络脉中最细小的分支；十五别络是经脉别出的络脉，主要是加强经脉之间的联系，它们是构成络脉系统的重要组成部分。又曰"凡人脏腑之外，必有脉络拘拌，络中乃聚血之地。"认为络脉不仅循行于体表肌肤，还潜行于人体的深部，并有"肝阳直犯胃络"、"肝络凝瘀胁痛"等记载，认为五脏六腑均有络的存在。叶氏论述的"肝络""胃络""肾络""肺络""心包络"等主要是指脏腑深部的络脉。

《灵枢·百病始生》云："阳络伤则血外溢，血外溢则衄血；阴络伤则血内溢，血内溢则后血"。《血证论》也有"阴络者，谓躯壳之内，脏腑、油膜之脉络"，"阳络者，谓躯壳之外，肌肉、皮肤之络脉"的记载，说明络脉尚有阴阳之别，表里之分。"阳络"是指分布于体表肌肤的络脉，而"阴络"是指深隐于体内，尤其是深藏于纵深之处，横贯行走于脏腑内部的络脉。《临证指南医案》亦有"阴络即脏腑隶下之络"的论述。

喻嘉言《医门法律·络脉论》记载："十二经生十二络，十二络生一百八十系络，系络生一百八十缠络，缠络生三万四千孙络。"说明络脉由大到小，纵横交错，呈网状广泛分布脏腑组织之间，和经脉系统构成人体的一个复杂而有序的满布全身内外的网络系统，起到内连脏腑，外络支节的作用，实现贯通营卫、环流经气、渗灌血气、互化津血等生理功能。

2）络脉的生理特点：明代张景岳《类经》记载"以络脉为言，则又有大络、孙络,在内、在外之别,深而在内者,是为阴络……浅而在外者,是为阳络。"可见阳络分布于体表,阴络分布于体内,布散于脏腑,通过经脉形成络脉(阳络)-经脉-络脉(阴络)为架构的经络系统,即经为主干,通过别络实现其表里相连,通过络脉、孙络、浮络实现其与肌肤、脏腑的连属,从而形成一个遍布全身内外,沟通表里上下的网络系统。此网络系统分布遍及全身上下表里内外,纵横交错,相互贯通,是运行气血、渗灌津液,维持人体正常生命活动的重要结构。其具有分布广泛、结构复杂、功能多样的特点。

广泛性。络脉无处不在,分布极为广泛,不仅循行肌肤之间,还潜行于人体深部、贯穿于人体内外、五脏六腑、五官九窍,四肢百骸。

复杂性。《灵枢·脉度》云:"当数者为经,其不当数者为络"。说明络脉为数众多,结构复杂。络脉遍布全身,大小不一,分为别络、支络、浮络、孙络、毛络等,五脏六腑亦有各自所属的络脉,从而形成了复杂细密的网络系统。此网络结构复杂,层层叠叠,相互贯通,纵横交错。

功能的多样性。络脉的生理功能是多方面的,络脉不仅是气机运行的通道,也是血液运行的路径,从而发挥输送营卫气血,灌注濡养全身脏腑筋脉的作用;络脉不仅是运送、排泄人体代谢产生的秽浊之物的途径,也是水谷精微和药物吸收传输的重要路径。

3)络脉的生理功能:《灵枢·卫气失常》云:"血气之输,输于诸络。"说明络脉纵横交错,无所不至,是濡养脏腑组织的桥梁和枢纽,具有沟通表里内外,贯通营卫,渗化气血,联络脏腑,濡灌全身等生理功能。

沟通表里,联络脏腑。《灵枢·海论》曰:"十二经脉者,内属于藏府,外络于肢节。"络脉与经脉构成遍布全身的网络系统,是脏腑相互沟通联系的纽带和桥梁;还可以加强经脉与经脉之间的气血津液的联系,保证人体内环境的平衡稳定。

输送气血,濡养全身。《灵枢·经脉》曰:"饮酒者,卫气先行皮肤,先充络脉,络脉先盛,故卫气已平,营气乃满,而经脉大盛。"说明络脉是营卫气血、津液输布贯通的最广泛的单位,是营卫气化的场所。《灵枢·本藏》云:"经脉者,所以行气血而营阴阳,濡筋骨,利关节也。"说明络脉具有输送营卫气血,渗灌濡养全身的生理功能。

精血津液气化之所。精、气、血、津液等物质的新陈代谢及相互转化,有赖于气化的作用,而络脉隶属于五脏六腑,分布广泛,具有运行气血、渗灌津液的特点,可以实现流通、输注、营养和排出的作用,故络脉是精微物质气化的场所。《灵枢·决气》曰:"中焦受气取汁,变化而赤是谓血。"说明血液的生成有赖于中焦的运化功能,而完成气血津液转化,生成血液的场所则在其基本单位——络脉。

4）络脉的病理变化：络脉是沟通表里内外，联络五脏六腑，濡养全身的纽带和桥梁，也是外邪侵袭人体影响营卫气血功能，损伤脏腑的路径。若外邪侵袭人体，留滞络脉，络脉运输气血津液的功能紊乱，则会导致络脉失和，表现为络脉气机郁滞，血行不畅，络虚不荣等病理变化。

络脉郁滞。络脉是气血输布的纽带和桥梁，故络脉气机通畅，是其维持正常功能的前提，若六淫外侵、七情所伤，导致络脉气机郁滞，血行不畅，影响络脉气血津液的运行输布，可以产生一系列的络脉郁滞的病理变化。

络脉瘀阻。各种原因引起络脉寒热郁滞、水湿痰阻，均可导致脉络瘀阻，络脉气机运行阻滞，血运受阻，脏腑组织失于濡养，出现脏腑功能障碍的病理表现。

络脉空虚。络脉中气血的充实荣养是络脉完成其渗灌气血，运化津液，输注经气，贯通营卫功能的保证。各种原因导致的络脉气血不足，均可引起络脉不充，脏腑百骸失养，甚或导致络脉空虚，痰瘀互结，阻于脉络，虚实夹杂的证候，正所谓"最虚之处，便是容邪之所。"

邪毒伤络。外感疫疠之毒，或经病、脏病日久，病邪深及络脉，或血瘀痰凝，壅阻络道，痰瘀互结，伤及络脉，所谓久病入络，即属此类。邪毒留滞，伤津耗气，动血留瘀，致络病血瘀，损伤脏腑，败坏形体，因而变生诸证，加重病情。毒邪致病不仅有暴戾的一面，发病急重，而且伤人甚烈，化解亦难，易深入骨髓血络，邪毒久郁深伏于孙络、缠络，则形成病势顽缠，反复难愈的病理特点。

络脉损伤。系指络脉受到直接损伤而言。如跌仆坠打、或针刀刺伤等都可致络伤血溢，形成络病；或由郁怒气逆，或热烁血络，或饮食失节致脉络受伤，血溢络外。正如《灵枢·百病始生》指出："卒然多食饮则肠满，起居不节、用力过度则络脉伤。阳络伤则血外溢，血外溢则衄血；阴络伤则血内溢，血内溢则后血。"

（2）肝脏、肝络与络脉：络脉分布广泛，呈树状、网状分布于人体内外，脏腑百骸。《素问·金匮真言论》曰："外为阳，内为阴。"《灵枢·百病始生》则有"阳络伤则血外溢""阴络伤则血内溢"的记载，认为阳络循行于皮肤、体表，阴络布散于脏腑。叶天士认为五脏六腑均有各自所属的络脉，提出了"肺络""肝络""脾络""肾络""胃络""心包络"等，可见古人早已认识到五脏六腑络脉的存在，认为其是络脉体系的重要组成部分，十二经气血通过络脉完成濡养脏腑百骸，调整阴阳平衡的功能。

肝脏疾病从络论治早已有之。《素问·缪刺论》说："邪客于足少阳之络，令人胁痛不得息。"《金匮要略·五脏风寒积聚病脉证并治》则说："肝着，其人常欲蹈其胸上，先未苦时，但欲饮热，旋覆花汤主之。"《临证指南医案》亦有"肝络凝瘀胁痛"的记载。秦伯未在《中医临证备要》中指出"凡肝气胁痛，初时在气，久则入络。"明确了胁痛是邪入肝络所致。清代薛瘦吟《医赘》中则有"臌胀证，湿邪入络者居多"的记载。可见古人早已认识到了肝络的存在。

肝络作为络脉系统的重要组成部分，布散于肝脏，又是肝脏结构和功能的基本单位。它既有络脉的基本属性，又有其特殊的生理、病理特征。络脉具有相互联系，构成网络，遍布全身，内络脏腑，外联肢节，贯通表里上下，环流气血津液，渗灌脏腑组织等生理功能。故肝络生理上既是肝脏与其他脏腑及组织联络的纽带，又是肝脏气血津液输布贯通的枢纽和要道，是完成肝脏生理功能的重要组织结构；病理上肝络则是外邪入侵肝脏的道路、传变途径和留滞场所。此外，肝络作为肝脏的有机组成部分具有肝脏的特性，功善藏血，喜条达。而从功能上看肝脏和络脉是相辅相成，络脉的气血运行有赖于肝脏疏泄和藏血功能的推动和调节；肝脏的血液营养物质依赖肝络及络脉输布，从而发挥营养作用，而肝脏本身也需要肝络中运行的气血津液来滋养，才能保证其功能的正常进行。因此，外邪侵袭人体，损伤病变，极易入肝脏血分，深入肝络，发生传变，导致一系列络脉病证。

2. 毒的含义和特征

（1）毒的含义：毒之含义非常广泛，有毒害之毒，毒害，伤害；毒药之毒，毒物之毒；邪毒之毒，毒之为邪。本文讨论之毒为邪毒之毒，毒之为邪。《说文解字》释："毒，厚也，害人之草。"引申为"厚也，恶也，害也。"自《黄帝内经》以来对毒邪致病的作用有较多的认识。传统毒邪是指六淫之甚及六淫之外的一些特殊致病物质，如"风气相搏，变成热毒"（《诸病源候论》）及疫疠之毒等。根据历代文献，毒邪的产生和致病主要有以下方面：其一，六淫邪盛之毒：《黄帝内经》认为偏盛之气侵袭机体可化生为毒。《素问·五常政大论》谓："少阳在泉，寒毒不生……阳明在泉，湿毒不生……太阳在泉，热毒不生……厥阴在泉，清毒不生……少阴在泉，寒毒不生……太阴在泉，燥毒不生。"指出寒毒、湿毒、热毒、清毒、燥毒之毒邪名称。王冰为此注曰："毒者，皆五行标盛暴烈之气所为也。"《古书医言》有"邪气者毒也"的记载，说明六淫邪盛，侵犯机体，可化生为毒邪损伤人体。其二，内生毒邪：致病毒邪可由脏腑功能紊乱，阴阳气血失调，病理代谢产物蓄积蕴结而生，称之为内毒。《素问·生气通天论》云："高粱之变，足生大疔。"指出饮食不节可使脾胃功能失调，湿热火毒内生，而易致痈疽疔疮类病变。《金匮要略心典》中亦有"毒，邪气蕴结不解之谓"。其三，疠气疫毒：古代医家早已认识到自然界存在一种致病性强并具有传染性的外邪，称之为"疠气""疫毒""毒气""杂气""戾气"等，属一类特殊致病毒邪，有别于六淫化毒和内生毒邪。《素问·刺法论》最早提出毒邪致疫论；隋·巢元方论述了"时气毒""温病毒"的致病特征,其《诸病源候论·妊娠时气候》曰:"非其节而有其气,一气之至,无人不伤,长少虽殊,病皆相似者,多挟于毒。"其四,虫兽药食毒:中医文献中很早就对虫、兽、药、食、饮水等中可能含有的特殊致毒物有较详细记载和认识,历代医著如《金匮要略》《备急千金要方》《景岳全书》等多有论述。

随着现代医家对毒邪认识的深化,毒邪有内外之分已被明确提出。刘更生认为外毒指由外而来,侵袭机体并造成毒害的一类病邪。内毒是指由内而生之毒,系因脏腑功能和气血运行失常,使机体内的生理产物或病理产物不能及时排出,蕴积体内而化生。内毒多在疾病过程中产生,既能加重原有病情,又能产生新的病证。内毒之生,多标志着疾病进入较严重阶段。王永炎认为主要是邪气亢盛,败坏形体即转化为毒。毒系脏腑功能和气血运行失常使体内的生理或病理产物不能及时排出,蕴积体内过多而生成。

(2)毒邪的特点:毒邪范围广泛,传统中医对毒邪的识别和分辨主要依据其共同的特点及临床表现:①暴戾性:毒邪致病,多传变迅速,变化多端,容易损伤气血组织,表现重笃,病情凶险。②顽固性:毒邪致病,耗气劫阴,瘀血凝痰,直伤脏腑,易于深入,入髓入络,形成邪盛正衰之势,不易速解。毒邪在体内顽固不化,可致病情迁延日久,缠绵难愈。③趋内性:指毒邪暴烈,入内直中脏腑,导致疾病迅速恶化。④毒易入血:毒血关系密切,毒邪犯人始终与血有关,是毒邪致病的主要特点。⑤特异性:有的毒邪致病后临床表现具有特异性,出现特定的证候表现。⑥传染性:有些毒邪所致疾病具有一定传染性,尤以疫毒为甚。

(3)疫毒是慢性乙型肝炎的主要致病因素:乙型肝炎为乙肝病毒感染所致,病程漫长,迁延难愈,治疗颇为棘手。本病具有较强的传染性,故符合"五疫之至,皆相染易,无问大小,病状相似"的疫毒之说;而慢性乙型肝炎一旦进展为重型肝炎、肝硬化则危害较大,病情变化繁杂,疾病进展较快,符合毒邪致病的暴戾性的特征;从"邪伏机体伺机而发"来看,乙肝病毒又与"伏邪"颇相类似,而"伏邪"亦属温疫范畴;均说明乙肝病毒属于毒邪之疫毒范畴。

1)古代文献关于病毒性肝炎、肝硬化"毒邪"致病的论述:我国古代对病毒性肝炎尚无全面认识,但从"黄疸""胁痛""积聚""臌胀"等论述中,对毒邪导致肝病的发生即有了一定的认识,《素问·六元正纪大论》曰:"溽暑湿热相薄,争于左之上,民病黄瘅而为胕肿。"最早提出了暑湿热毒之邪侵袭机体,经过脏腑间的传变发为黄疸的机理;《灵枢·五邪》说:"邪在肝,则两胁中痛……恶血在内。"指出久病入络,毒瘀互阻,着而不行,导致胁痛的病机;而《灵枢·五变论》则指出了积聚的产生与邪毒留滞肠胃之间有关。

我国现存的第一部论述病因、病机及证候学专书《诸病源候论》,首次记载"风毒""热毒""疫毒""水毒""湿毒""痰毒"等26个名称,较详细论述各种毒邪病因、病机及证候,涉及临床各科44种病名,为后世毒气学说的形成和发展奠定了基础,也明确指出毒邪是本病的发病机制,提出黄疸的病因与热毒有关,病位在脾胃。"脾胃有热,谷气郁蒸,因为热毒所加,故猝然发黄""若热毒气乘心,心下否满,面赤目黄,狂言恍惚者,此为有实,宜速吐下之"(《伤寒心否候》);"热毒气在脾胃,与谷气相搏,热蒸在内,不得宣散,先心腹胀满气急,然后身面悉黄,名为内黄"(《内黄候》);"夫时气病,湿毒气盛,蓄于脾胃,脾胃有热,则新谷郁蒸,不能消化,大小便结涩,故令身面变黄,或如橘柚,或如桃枝色"(《时气变黄候》);并首先阐述了臌胀病因病机是感染"水毒气"所致,臌胀病机为"此有水毒气结聚于内,令腹渐大,动摇有声……";论述的热毒、湿毒可致蠱病以及吐血的病症,其临床特征与肝硬化并发症极为相似。"毒气结在腹内,谷气衰,毒气盛,三虫动作,食人五脏,多令泄利,下部疮痒。……重者肛烂见五脏也。"(《时气蠱候》)"此由诸阳受邪……致使热毒入深,结于五脏,内有瘀积,故吐血。"(《伤寒吐血候》)

《金匮要略·百合狐惑阴阳毒病脉证治》论述了阳毒、阴毒的证治,认为阴阳毒是感染疫毒所致,阳毒因感受疫疬火毒之气,扰于营血而致,"阳毒之为病,面赤斑斑如锦纹,咽喉痛,唾脓血……"阴毒因感受疫疬阴毒之气,毒固于里,血瘀凝滞所致,"阴毒之为病,面目青,身痛如被杖,咽喉痛……"

唐·孙思邈则认识到黄疸具有传染性,提出"时行热病,多必内瘀著黄"的观点。元·朱丹溪提出"疸不用分其五,同是湿热""黄疸乃脾胃经有热所致,当究其所因,分利为先,解毒次之。"阐明了黄疸应用解毒的治疗方法。

明清以来,医家积累了丰富的经验,对毒邪致病的认识更加深入。明·吴又可《瘟疫论》指出"疫邪传里……其传为疸,身目如金"明确疫邪是黄疸的致病因素。张景岳提出"臌胀……其象如鼓,故名臌胀。又或血气结聚,不可解散,其毒如蛊,亦名蛊胀。"明确了毒是臌胀的致病因素。清·沈金鳌进一步论述了疫疬之邪所致黄疸,病情复杂,传变迅速,"天行疫毒,以致发黄者……杀人最速。"唐容川《血证论》中则指出血臌与感染"水毒"关系密切。

2)现代医家对慢性乙型肝炎、肝硬化"毒邪"致病的认识:现代医家对慢性乙型肝炎的湿热疫毒致病的病因已经取得了共识。乙型肝炎属"疫毒内伏","疫毒"强调其传染性、流行性;伏则强调乙肝之病情隐匿迁延,病情平稳→活动→缓解→再活动→再缓解,即时发时止,症状表现与伏邪相似,从伏邪论治符合疾病本身病症特点。而乙型肝炎疫毒多属湿热之性,但从本病的发生发展以及疾病的治疗上,可以看出其较一般湿热之邪为甚,并更为难解。

3. 毒损肝络的病机研究以及认识

（1）毒损肝络病机的依据

1）临床经验总结：现代医家对中医治疗慢性乙型肝炎、肝硬化积累了许多经验，并通过临床实践认识到"疫毒"是慢性乙型肝炎、肝硬化主要致病因素，从疾病的发病特点来看，属于伏邪的范畴，而临床治疗本病方面，现代医家亦多针对毒邪致病的特点采用解毒的方法，治疗效果显著。尹常健认为，吴又可《瘟疫论》中所论之，"杂气""疫毒"作为慢性乙型肝炎携带者中医病因学归属较为贴切，"杂气"等作为一种传染性致病因子虽然并非等同于乙型肝炎病毒，但其为病与乙肝病毒之感染人体确有颇多吻合之处，乙肝病毒也可以看作一种"杂气""疫毒"而有选择地危害于人类及灵长类动物，感染人体后专入肝脏，或使人体处于病毒携带状态，或造成发病。匡萃璋总结多年临床经验认为慢性乙型肝炎具有发病之初即见里证，病情缠绵，伏而不发的特点，治疗上则采用清透毒邪的方法为佳，故认为慢性乙型肝炎属于伏邪致病的范畴，"疫毒"是乙肝的致病因素。裴建宏认为，慢性乙型肝炎的病因当属疫气范畴，其病理属性为湿热疫气侵袭，胶固难解，损及肝脾，伤及气血阴阳，并在病情发展过程中出现正邪盛衰演变的复杂病理格局，病势迁延难愈。苏和平指出乙肝病毒为嗜肝湿热病毒，具有传染流行性、定量性、择位性、酿湿性、化火性、伤阴性、出血性、变异性、免疫性等特性。陈华东认为病毒性肝炎急性期以湿热疫毒为主，尤其热重于湿；慢性期则因失治、误治、久治不愈而致毒邪滞留，以湿为主。金实教授总结本病为湿、热、郁、瘀、毒5种因素为患，以"毒"为本，正因为毒邪蕴结，深伏于血分，难以化除，才使得本病迁延缠绵，在毒邪为主的基础上，湿、热、郁、瘀互相胶结，或湿热蕴结，或瘀热互结，或肝郁化火，或湿阻气滞血瘀，诸邪夹杂，故病深难已。杨华秀应用拉米夫定联合中药解毒护肝冲剂治疗慢性乙型肝炎68例，结果，治疗52周后，联合解毒中药组HBeAg转阴，HBeAg血清学转换明显高于对照组，HBV-DNA转阴率两组差异无显著性意义，从而认为毒、瘀是慢性乙型肝炎发生的主要原因。周爱军滋肾疏肝解毒法治疗慢性乙型病毒性肝炎92例，结果，滋肾疏肝解毒法能明显改善患者症状和体征，显效率和总有效率分别为60%、94.3%，明显优于西药组和常规护肝组；在HBeAg和HBV-DNA转阴方面，中药组和西药组明显高于常规护肝组。结论是滋肾疏肝解毒法对慢性乙型肝炎具有较好的疗效，且有一定的抗乙肝病毒作用。梁宝仪将61例门诊患者随机分为两组，治疗组36例，对照治疗组25例，两组均采用西医常规疗法，治疗组加用中药汤剂，主要作用为解毒化瘀，扶正，结果，经2个月治疗，治疗组总有效率88%；对照组总有效率68%，治疗组疗效明显优于对照组有显著差异。故从老中医经验以及临床实践可以看出"疫毒"是慢性乙型肝炎的主要致病因素，正气亏虚是"疫毒"为患的先决条件，两者互为因果,影响着本病的发展、变化和转归,而采用中医解毒疗法可以提高慢性乙型肝炎的疗效。

2)肝纤维化研究:肝纤维化是肝脏受到慢性损伤时的一种修复反应,同时也是多种肝病发展至肝硬化的必经阶段。多数学者认为肝星状细胞的激活是肝纤维化发生、发展的中心环节。研究表明,肝细胞、内皮细胞、库普弗细胞等能够通过产生转化生长因子β、血小板衍生生长因子、肝细胞生长因子、肿瘤坏死因子等细胞因子,直接和/或间接地促进肝星状细胞激活,最终转化成肌成纤维细胞。激活的肝星状细胞可分泌多种细胞因子,它也是细胞外基质的主要来源细胞,并能抑制细胞外基质的降解。肌成纤维细胞在细胞内合成大量的前胶原,然后再分泌到细胞外,可进一步转变聚合成Ⅰ、Ⅲ、Ⅳ型胶原纤维及糖蛋白和蛋白多糖等细胞外基质成分。同时,活化的肝星状细胞分泌大量组织型金属蛋白酶抑制剂,抑制金属蛋白酶活性,使细胞外基质降解减少,积聚于肝窦周隙(Disse间隙),形成毛细血管化,可加速肝纤维化过程。经姚乃礼肝病课题组研究认为肝纤维化的基本病理改变在于窦周隙,为血管的终末分支,应属中医络脉范畴。肝纤维化主要是细胞外基质,尤其是胶原蛋白在肝内的过度增生和沉积所致,其病理学特征为汇管区纤维结缔组织增多。增多的纤维组织常形成细小的条索和间隔,由汇管区向小叶内延伸,纤维间隔中所存的血管可在肝动脉、门静脉与肝静脉间直接建立血液分流,使肝实质的血液供应减少。随着纤维的增生,使肝实质的血液供应减少,形成肝窦毛细血管化;然后影响肝脏微循环,导致细胞缺血、变性、坏死,肝内微循环遭到破坏;进一步影响血流,导致门静脉高压,出现肝脾大、腹壁静脉怒张、肝掌、蜘蛛痣等明显淤血之象。参与肝纤维化的重要细胞——肝星状细胞在解剖上位于血管周围,环绕内皮,具有收缩特性,可以认为是小动脉或小静脉的延续,其收缩可引起肝内阻力的动态调节,在微循环水平调节肝脏血流;肝窦是肝内血管的终末分支,具有参与物质交换、能量交换、信息传递的功能。这与络脉的功能相一致,应属于中医传统理论"络"的范畴。同时由于肝脏具有疏泄、藏血作用,与气、血、津液、水谷精微的输布和血量的调节密切相关,因此,在络病的发生发展中具有重要意义。

因此,通过文献研究结合多年的临床经验及实验研究认为慢性乙型肝炎、肝硬化的病因病机主要是:①湿热疫毒的侵袭是慢性乙型肝炎、肝硬化的始动因素。②慢性乙型肝炎、肝硬化属于伏邪的范畴,其性偏热、偏湿。③"毒""湿""瘀""虚"是慢性乙型肝炎、肝硬化致病关键,正邪交争,毒邪潜伏或发作,病情反复,缠绵难愈。④"毒损肝络"是慢性乙型肝炎、肝硬化的病机关键。

（2）毒损肝络病机认识：肝脏的生理结构和特性以及肝络的特点使疫疠之毒更易入血，损伤肝络：肝络生理上为连接肝脏内外表里，运行气血津液的桥梁，在病理状态下成为疫毒之邪由表入里，循经入络，弥散传变的重要途径；肝主疏泄，主藏血，为气血调节的场所和枢纽，故疫毒之邪侵袭人体入血，更易影响肝络，损伤肝络；络脉分布广泛微细如丝，肝络具有络脉的特点，广泛分布于肝脏，为肝输布气血，具有渗濡灌注的功能，故具有邪毒易于侵犯，络脉易于瘀滞、渗灌气血失常，变证丛生的特点；邪滞肝络日久，夹瘀夹痰阻滞络脉，严重影响肝络沟通肝脏内外表里，运行气血津液的功能，肝络受损导致肝纤维化、肝硬化等症。

1）疫毒侵袭，正邪交争：湿热疫毒侵袭，正气未虚，驱毒外出，或正盛邪退，即所谓"正气存内，邪不可干"，亦如《景岳全书》云："瘟疫乃天地之邪气，若人身正气内固，则邪不可干，自不相染"；若正邪力量相当，毒邪循经，深入肝络，与络中气血相搏，正邪交争，肝络受损而致胁痛、黄疸等病症，如仲景云："瘀热在里，身必发黄"，若正气渐盛或治疗得当，则正盛邪退，驱毒外出；若治不得法或湿热疫毒盛极，正气不支，邪毒化火，内陷深入，耗血动血，灼津成痰，内闭心神，蒙蔽清窍，迫血妄行，而致黄疸迅速加深、便血、吐血、神昏等变证，预后不良。

2）疫毒留滞，深伏肝络：湿热疫毒侵袭人体，加之素体不足，正气亏虚是慢性乙型肝炎的根本原因，即所谓"邪之所凑，其气必虚"；正虚络脉失养，毒邪侵入肝络，伺机待发，日久营卫失调，气血津液生化不足，肝络益虚，毒邪深伏，暂不发病。正所谓"最虚之处，便是容邪之处"；或初感治不得法，正气内伤，邪毒内陷肝络，邪伏不发；或正气祛邪外出，但未能尽除病根，余邪留滞深伏肝络，《素问·痹论》曾有"病久而不去者，内舍于其合也"的记载。

3）正邪交争，屡发难愈：由于失治误治、饮食不节、劳逸太过、七情所伤、复感外邪等因素，打破正气与毒邪的"相对平衡状态"，或伏邪更盛，正气益虚，或外邪兼夹内毒，正邪交争剧烈，肝脏络脉受损，而致胁痛、黄疸等证，甚者可致神昏、血证等；正盛欲驱毒外出时，正邪交争较剧，亦可造成肝络损伤，导致疾病的发生；疾病再作后，正邪交争，正气虽盛，但仍不足以驱毒邪外出，或治不得法，导致正虚邪恋，均可致毒邪复伏肝络，而多种因素作用，打破"正邪平衡"，正气与邪毒，此消彼长，导致疾病反复发作，病情缠绵，屡治难效，形成病情平稳→活动→缓解→再活动→再缓解的恶性循环，肝络渐损，肝体败坏。

4）久病致瘀，肝络受损：疾病反复、缠绵失治或毒伏肝络日久，壅阻络道，瘀血内生，瘀毒互结，湿热瘀毒久聚损络，伤津耗气，停水动血，损伤脏腑、络脉，因而变证丛生，发生神昏、血证、臌胀、癥瘕、积聚及水肿等，病情进一步加重。

综上所述,慢性乙型肝炎的病机关键是"毒损肝络",从疾病的过程看,其实质是正邪交争的过程,湿热疫毒侵袭人体,正气与毒邪相持,毒邪伏而不发,由于某种诱因打破了这种平衡时,正邪交争,引发疾病,损伤肝络,并形成时发时止的病理特性,致使病情缠绵,日久不愈,络脉不利,为瘀为痰,湿、热、瘀、毒互结,肝络壅阻,正气耗伤,脏腑受损,形体败坏则病情发展,变证丛生,预后不良。

4. 化瘀通络,扶正解毒治法探讨

化瘀通络,扶正解毒是慢性乙型肝炎、肝硬化的治疗大法。慢性乙型肝炎、肝硬化是由湿热疫毒之邪,侵袭人体,蕴结肝络,肝络受损所致,故"通络""解毒"是治疗慢性乙型肝炎、肝硬化的总则。解毒和通络是相辅相成的,解毒是祛除病因,防止疫毒之邪进一步损伤肝络;通络是使肝络及全身脉络畅通,气血调畅,从而促进毒邪的排出,减轻肝络的损伤。根据毒损肝络的具体病因病机不同,其治法又有差异。

(1)清热化湿,解毒

1)祛除邪毒:慢性乙型肝炎、肝硬化的直接病因是感受湿热疫毒之邪,疫毒侵袭人体致病的特点,是导致慢性乙型肝炎、肝硬化复杂多变,病势凶险,病情缠绵的主要环节。故祛除邪毒是治疗本病的重要手段。清热化湿解毒,是根据毒邪的性质因势利导,促进疫毒排出;扶正抑毒则是用扶助正气的方法,提高机体的抗毒能力,减轻毒邪对机体的损害程度。

2)清热化湿:湿热疫毒侵袭人体,临床表现以湿、热为主,是慢性乙型肝炎、肝硬化的基本病理,故清热化湿是治疗慢性乙型肝炎、肝硬化的关键,热重于湿,应予以清热解毒,兼以化湿为法;湿重于热,则予以化湿解毒,佐以清热为法;湿热并重者,则清热与化湿并举。从而达到热清湿化,病情向愈的效果。

(2)调肝通络化瘀

1)调肝和络:疫毒入侵客于络脉,气血津液气化失常,精微物质代谢紊乱,肝络功能失调,继而发生一系列病变,可采用调肝和络的治法,调理肝络功能失调,既兼顾有余,又照顾不足。如《广瘟疫论》云:"寒热并用之谓和,补泻合剂之谓和,表里双解之谓和,平其亢厉之谓和。"

2)疏肝通络:疫毒侵袭人体为病,常可致肝络瘀滞,出现气机不畅,功能失常,多采用疏肝通络治法。"辛以通络",辛主散,既通阳络,又疏阴络。《素问·藏气法时论》说:"辛可通气也。"临证用通络之品如桂枝、郁金、姜黄、当归、木香、川芎等与活血药配伍,既能引诸药直达病灶而发挥药效,又可借其辛香理气、温通血脉之功以推动气血运行,有利于瘀阻络脉等证的消除。

3)通补络道:慢性乙型肝炎、肝硬化肝络病久,营卫失常,气血不充,络道失养。大凡络虚,通补最宜,根据脏腑气血阴阳亏虚的不同,进行扶正以通络,以阳气生发之物壮阳气,至阴聚秀之物补阴精,培补络道,当有其功。而血肉有情之品皆通灵含秀,擅于峻补肝肾之阴,如龟甲、紫河车、阿胶、牡蛎之属。故叶天士云:"余以柔济阳药,通奇经不滞,且血肉有情,栽培身内之精血,但王道无近功,多用自有益。"久病入络多兼正气虚弱,治疗之时予以扶正之品,有事半功倍之效。

4)入隧搜络:慢性乙型肝炎、肝硬化病情缠绵,毒、瘀、痰、湿壅阻肝络,许多医家认为虫类走窜,擅入络脉,能搜邪剔络,无血者走气,有血者走血,擅长搜剔络中瘀浊,使血无凝著,气可宣通,从而入隧祛除络中宿邪,药如全蝎、蜈蚣、地龙、穿山甲、䗪虫、蝉蜕、僵蚕等。虫类搜剔,佐以补剂,则可达到祛邪而不伤正的效果。

(3)芪术颗粒解毒通络,活血化瘀,益气健脾

姚乃礼教授根据多年的临床实践和科研经验,提出了肝纤维化当按络病理论进行辨治,提出"毒损肝络"的病机,指出肝纤维化络病辨治的病机关键环节是"毒损肝络,正气不足,痰瘀交阻"。湿热疫毒稽留体内,毒邪内侵,深伏血分,损伤肝络,逐步造成正气亏损、气血失调、痰瘀阻络,从而导致肝纤维化发生。并应用芪术颗粒进行临床和实验研究,取得较好的疗效,用实践和基础研究证明慢性乙型肝炎及其相关疾病可以从疫毒入侵,肝络受损论治。

芪术颗粒由黄芪、莪术、白术、丹参、北豆根、郁金、柴胡、桃仁、甘草等药物组成,具有疏肝健脾益气、活血化瘀通络、清热利湿解毒的作用,适用于治疗乙型肝炎后肝纤维化。

清热利湿解毒。方中茵陈清湿热、退黄疸,是临床治疗湿热黄疸的主要药物。《本草经疏》称其为"除湿散热结之要药也"。北豆根有清热解毒散结之功效,可用于热毒内聚之病证。两药合用,对乙肝肝纤维化湿热疫毒,氤氲难解之始动病机甚为恰当。

活血化瘀散结。方中莪术破血行气,消积散结止痛,取其破血之力以消散肝络之瘀结。《本草经疏》曰:"主积聚诸气,为最灵之药。"丹参、桃仁有活血祛瘀之效,主治瘀血阻络诸证。三药合用则化瘀通络散结,合用黄芪、白术等益气扶正之药合用,辅以甘草甘缓,使攻而不伤正气,补而不致助邪。

益气健脾扶正。方中黄芪有益气补虚之功,尤善补脾肺之气,为补气要药;白术健脾益气,兼能燥湿,为治脾虚夹湿之主药;甘草甘平,入十二经,有补脾益气之效。三者合用,益气健脾,强固中州,为治本之法,脾气强健,则运化正常,湿热可除,又能滋生化源,扶助正气,有利于病体康复。

疏肝解郁通络。方中柴胡具有疏肝解郁、升发阳气之功,为调理少阳枢机要药。郁金入气分则可行气解郁,入血分则可活血行瘀,此药尚有利胆退黄之

效。两药合用,气血双调,既可舒解肝经之气机郁结,又能畅行络脉之血行瘀滞。针对乙肝肝纤维化肝郁气滞、瘀血阻络之病机尤为适宜。

诸药合用起到疏肝健脾益气、活血化瘀通络、清热利湿解毒之功效。本方立法组方针对慢性乙型肝炎"毒损肝络,痰瘀交阻"的基本病机,组方严谨,临床疗效显著。

5. **小结** 综上所述,通过分析"毒邪"的致病特点以及络病理论,结合对古代和现代文献研究,以及多年的临床实践和基础研究,提出并阐述了慢性乙型肝炎、肝硬化"毒损肝络"的病机认识,论述了疫毒侵袭是慢性乙型肝炎、肝硬化的发病基础,肝络失和是慢性乙型肝炎、肝硬化的内在因素,慢性乙型肝炎、肝硬化是由于疫毒侵袭,痰瘀交阻,肝络受损所致。疫毒侵袭,正邪交争;疫毒留滞,深伏肝络;正邪交争,屡发难愈;久病致瘀,肝络受损是慢性乙型肝炎、肝硬化的病机特点。并提出了慢性乙型肝炎、肝硬化的治疗大法是化瘀通络,扶正解毒。总之,慢性乙型肝炎、肝硬化"毒损肝络"病机认识丰富和发展了中医理论,完善了中医"络病学说"的理论体系,有助于我们加深对多种难治疾病本质的了解,提高对疑难病症临床治疗的疗效。

(刘　震)

(五)慢性乙型肝炎中医证候演变规律研究

1. **证候简述** 证候,又称证、病证、证型、证名、病证,通常简括地总称之为"证"。它既不是症状,也不是病名。按古汉语字义及构词法:证字繁体作證,《说文解字》段注云:"證者谏也","伺望也"。证就其词义而言,据1979年版《辞海》,证下释有五义,除专列之中医证候外,有证据、证实、证谏、证验及引申义。辨证,即是分析辨别疾病的证候,是中医学认识疾病和诊断疾病的主要方法。

证:是证候的简称,其含义是证据或征象。中医学的证候不同于一般的症状或某些综合症候群,而是综合分析了各种症状和体征,对于疾病处于一定阶段的病因、病位、病变性质,以及邪正双方力量对比各方面情况的病理概括。证候是中医学术体系中特有的概念,是中医辨证论治的主要临床根据,它是机体在致病原因和条件作用下,整体体质反应特征和整体与周围环境(包括自然环境和社会环境)之间、脏腑经络与脏腑经络之间相互关系发生紊乱的综合表现。因此,证候是人体在疾病的发生发展过程中具有时相性的本质反映,是一种以临床病理功能变化为主的"整体定型反应形式"。可以看出,中医学的辨证,主要是认识人体在病理情况下,在某一特定时间和阶段的功能状态,并从机体反应性的角度来认识疾病的本质。事实上,在疾病状态下,人体功能的失调或障碍,往往比形态结构的病理性改变更为突出或明显,且易为病者和医生所察觉,而中医的"辨证学",则正是及时地把握住这些病理变化所反映的征象,并进一步分析其内在联系,从而在广泛的病理联系中,来研究和判断人体生命活动的动态变化,创立了一系列行之有效的辨证理论和方法。辨证的过程,实际上即是以中医学的脏腑、经络、病因、病机等基本理论为依据,通过对患者全部病情进行分析和研究,做出诊断的过程,也就是将望、闻、问、切四诊所搜集的症状、体征、病史等资料,运用中医学的理论方法,分析这些症状、体征产生的原因和它们之间的内在联系,判断其病变部位和病变性质,并从整体观念出发,探讨患者机体正邪斗争的盛衰强弱及其发展趋势,从而做出明确判断的过程。由此可见,辨证与诊法具有密切的关系,临床上有关诊法的运用必须客观而全面,其辨证结论方能准确而无误。

所以认为“证候”是中医关于人体在疾病状态下信息的综合征象;是对人体在疾病发生、发展过程中的阶段性生理、病理的概括,是中医学辨证论治的主体。它既不同于“属于西医学理论中基本病理过程的范畴”,也不是“一类出现于相关西医疾病过程中的基本病理过程和临床综合征”。证候的内在本质是产生证候各种临床表现的基本原因,证候的外部表现是分析其内在本质的客观依据。证候的形成与发展取决于病邪和正气两方面因素,病邪的性质、致病特点、入侵部位,正气的盛衰、体质的差异等对证候的表现、性质、轻重以及发展演变等具有直接的影响。每一证候既有特定的病变重心,又可对全身各脏腑产生一定的影响,出现整体性的变化,同时随着病程的发展、病情的演变,证候也不断发生变化,从而表现出整体性和时相性的特点。

中医学所说的“证候”,其内涵、实质,是哲理、医理与临床实践的结合。它既是医学的实践,具有客观实在性,又有主观思辨的抽象性,是一种理念,具有深刻的哲学背景和丰富的文化内涵。它是以相应的症(包括病人自觉症状以及望、闻、切诊所得之体征,中医通称之为症状)、舌、脉、形、色、神等表现出来,能够不同程度地揭示病因、病位、病性、邪正盛衰、病势等内容,为论治提供依据。因此,证候不仅是中医的疾病模型,也是中医学特有的诊断概念。这正是中医学长期以来强调的“辨证论治”“辨证求因”“审因论治”“治病求本”“同病异治”“异病同治”等理论的依据。中医学在长期的医疗实践中,创立了经络辨证、六经辨证、八纲辨证、脏腑辨证、卫气营血辨证、三焦辨证以及病因辨证、气血津液辨证等多种辨证归类方法,此外还有辨标本、顺逆,辨体型气质,以及方剂辨证,五行辨证等提法。证候的内涵大致可揭示以下内容:

(1)概括反映疾病发生的原因和病机:例如,湿热证,是指湿与热合,蕴遏熏蒸侵害人体的证候;风寒证,是指风邪夹寒侵袭肌表腠理的证候;瘀热互结证,是指邪热与血分互结成瘀的证候。

(2)反映疾病发生的部位和范围:例如,湿热中阻证,说明其病因是湿热之邪侵袭,病变部位在中焦;痰热结胸证,说明其病因是痰浊与邪热胶结为患,病变范围在胸中;湿热弥漫三焦证,说明其病因是湿热之邪盛,病变范围波及上、中、下三焦。

(3)反映邪正相争的态势:例如,肝风内动证,是指病变过程中肝肾阴液亏耗过度,阴不制阳,肝阳升动无制,而出现肢体动摇、抽搐、眩晕等的一种证候;虚实夹杂证,是指邪气盛实,病邪损伤正气,或原为正气亏虚,复感病邪而成的证候。

(4)反映病变的性质:例如,阳虚内寒证是阳气虚衰,阳不制阴,阴寒内盛的证候;胞宫虚寒证,是由脾肾阳虚,阴寒内生,不能温暖胞宫的证候。

(5)反映病变的类型和功能异常的特点:以慢性泄泻为例,如大便溏泄,伴有完谷不化,饮食减少,食谷脘闷不舒,面色萎黄,神疲倦怠,舌淡苔白,脉细弱的,属脾虚证;如黎明之前脐腹作痛,肠鸣即泻,泻后则安,形寒,肢冷,腰膝疲软,舌淡苔白,脉沉细的,属肾虚证。脾虚证和肾虚证是慢性泄泻的两个病理变化类型。

2. 证候相对稳定而又动态变化 证候动态变化主要体现在证候变化的复杂性、多向性、相对稳定性、独特性和可逆性等方面。证候变化的复杂性、多向性是指证候表现复杂并同时向几个方向转化,难以用时间长短来衡量,是证候动态变化的基本特点。慢性乙型肝炎、乙肝纤维化证候其发病病因有主因和诱因之分,湿、热、毒、瘀是主因,四者既可单独致病,但更多的是相兼为患,如湿毒瘀互结。诱因为酒色、劳倦、七情、外感、饮食、药物等因素;其病机变化多,慢性肝炎属湿热为患,湿性属阴,热性属阳,因此慢性肝炎的病机具有明阳两重性,即既可损阴又可伤阳,所以可出现阴虚,如肝阴虚、肾阴虚等,又可出现阳虚,如脾阳虚、肾阳虚等证候。然而阴虚和阳虚从性质上看是对立的,但不是互相排斥的,即患者既可有阴虚的表现也可同时出现阳虚的征象,因个体差异而各有偏重;该病的临床症状多样化,慢性乙型肝炎、乙肝纤维化患者因体质强弱、原有宿疾、感邪轻重、精神情志、年龄大小等方面的差别,使临床症状多样;病位在肝脾,深伏血分,慢性肝炎病邪常局限潜伏于体内某些部位,如肝脾,肝为刚脏,内寄相火,五行属木,喜润恶燥,最忌热邪燔灼,热邪也因此容易蕴郁于肝脏。脏者藏也,藏精气而不泻,因此,热邪既潜藏于肝,则一时很难清除。肝藏血,所以邪既藏于肝,也就伏于血分。脾五行属土,喜燥恶湿,湿邪入土,亦最难清除。病理性质以正虚邪实为主。湿热邪毒留恋不去,肝脾受损,气血亏乏,正虚程度较轻者多为慢性迁延性肝炎,病久及肾,正虚较明显,瘀热内结,病情反复波动。

证候的相对稳定性是指证候在疾病整个动态演变的某一阶段往往具有相对的稳定性,从而显示其具有的本质特性。证候的独特性是指各种不同的疾病临床表现有其特殊的证候分布,有的疾病在发病后的某一阶段患者尚无明显的自觉症状,按照中医辨证施治原则却"无证可辨"。证候的可逆性体现在病势逐渐加重,或逐渐减轻,证候在动态变化过程中,可反复多次出现。

以中医基本理论体系为指导的临床辨证过程必须做到客观、全面。症状标准规范的研究是证候研究的前提和必要条件,规范证候的名称、诊断标准、诊断方法。证候必须在疾病的治疗过程中得到验证。

3. 慢性乙型肝炎证候研究 长期以来对于慢性乙型肝炎、乙肝肝纤维化的证候诊断问题一直困扰着中医界,给中医研究该病的中医诊断和治疗带来许多障碍。课题组在既往临床研究及文献学研究的基础上,依据临床流行病学方法提出并论证了慢性乙型肝炎的中医证候是动态变化的,具有复杂性、多向性、相对稳定性、独特性、可逆性等特点。1991年中国中医药学会内科肝病专业委员会第四次学术会议将慢性病毒性肝炎辨证分为湿热中阻、肝郁脾虚、肝肾阴虚、瘀血阻络、脾肾阳虚五型。1993年中国中西医结合学会消化系统疾病专业委员会制定了肝硬化中医辨证标准,分为肝气郁结证(含肝胃不和,肝脾不调)、脾虚湿盛证、湿热内蕴证、肝肾阴虚证、脾肾阳虚证及血瘀证6型,并各证可以相兼。学会制定的辨证标准在一定程度上代表了该病的常见证型。

4. 慢性乙型肝炎证候分布及演变规律研究 研究方法: 选取广安门医院4 230例慢性乙型肝炎患者,以面对面访谈的调查方法收集临床资料,确定中医证候,复合证候分解成单证统计,分析其证候分布规律。

(1)证候数量: 慢性乙型肝炎证候分布规律研究的结果,调查中4 230例患者共出现8 520个证候,平均每人2.014个证候; 证候的组合形式非常复杂,病人可单独具备1个证候,也可以同时具备6个基本证候; 可见慢性乙型肝炎患者证候的复杂性。经反复研究问卷调查及临床多位专家研究最终确定患者的证候,分布统计共涉及128个独立的证候。具体如下: 胆郁痰扰证,毒郁于经、络伤血溢证,肝不藏血证,肝胆不宁证,肝胆湿热证,肝胆瘀热证,肝风内动证,肝火上炎证,肝经湿热证,肝络瘀阻证,肝脾不调证,肝脾不和证,肝脾两虚挟湿热证,肝脾两虚证,肝脾失和证,肝脾损伤证,肝脾虚弱证,肝脾血瘀证,肝气犯胃证,肝气郁结证,肝气郁滞证,肝肾亏虚证,肝肾阳衰证,肝肾阴亏证,肝肾阴虚、痰瘀阻络证,肝肾阴虚证,肝胃不和、浊阴不降证,肝胃不和证,肝血虚证,肝血瘀阻证,肝阳不足证,肝阳上亢证,肝阴不足证,肝阴亏损证,肝阴内耗证,肝阴虚证,肝有郁热证,肝郁化火证,肝郁脾湿证,肝郁脾虚、清阳不升证,肝郁脾虚、湿阻阳遏证,肝郁脾虚证,肝郁气滞证,肝郁湿热证,肝郁血瘀证,肝郁血滞证,肝着证,寒湿困脾证,寒湿内阻证,寒湿中阻证,寒湿阻遏证,寒滞肝脉证,络脉痹阻证,脉络瘀阻证,脾肾两虚证,脾肾阳气虚寒证,脾肾阳虚证,脾失健运证,脾胃湿热证,脾胃湿阻证,脾胃虚寒证,脾胃虚弱证,脾虚气弱证,脾虚湿困证,脾虚血亏证,脾虚血瘀证,脾虚证,脾阳不足夹湿热证,脾运不健证;气分证——肝郁气滞,气虚血滞、瘀凝成积证,气虚血滞证,气虚证,气血两虚证,气血失调证,气血痰瘀交阻证,气阴亏虚证,气阴两虚证,气滞湿阻证,气滞血瘀证,热毒炽盛证,热毒内蕴证,热毒入营证,热毒血瘀证,热毒瘀结证,热入心包证,热盛腑结证,热郁血瘀证,热重于湿证,肾阳不足证,湿热兼表证,湿热内盛证,湿热内蕴证,湿热气滞证,湿热未尽证,湿热挟肝郁证,湿热熏蒸证,湿热疫毒证,湿热郁结证,湿热蕴结证,湿热蕴蒸证,湿热证,湿热中阻证,湿邪困脾证,湿重于热证,实证,痰瘀互结证,胃阴亏乏、土燥木萎证,邪毒久羁、痰瘀凝络证,邪毒久恋、损及肾阴证,虚瘀癥积证,虚证;血分证——血络瘀痹,血瘀血热证,血瘀证,血瘀阻络证,阳虚证,疫毒蕴结证,疫毒证;阴分证——气血瘀滞、化热伤阴,阴虚湿困证,阴虚证,瘀血停着证,瘀血证,瘀血阻络证,正气亏虚证,正气虚弱证,正虚毒郁证,湿热瘀毒证等。

（2）专家共识:就慢性乙型肝炎、乙肝肝纤维化证候名称,在文献学研究的基础上,我们对国内(中国中医药学会内科肝病专业委员会、中国中西医学会肝病专业学会及国内部分传染病专业、中医诊断专业等的)200余名专家的信函及电话问卷研究。经3次轮回预测,将所得结论经聚类分析(K-means cluster Analysis)得出慢性乙型肝炎、乙肝肝纤维化的中医核心证候名称标准如下:肝胆湿热证、寒湿内阻证、湿热中阻证、肝气郁结证、肝火上炎证、气虚证、肝血虚证、血瘀证、肝阴虚证、气血两虚证、气阴两虚证、脾胃湿困证、脾胃虚弱证、肝肾阴虚证、肝郁脾虚证、脾肾阳虚证,共16个证候。

根据姚乃礼教授经验和课题组专家的经验研究得出的慢性乙型肝炎、乙肝肝纤维化中医核心证候名称有按照总证候统计共有30个,其结果相对集中:肝气郁结证、脾胃虚弱证、肝火上炎证、湿热中阻证、肝风内动证、肝胆湿热证、寒湿内阻证、肝血瘀滞证、肝阳虚证、肝肾阴虚证、肝郁脾虚证、肝阴虚证、肝血虚证、气虚证、气血两虚证、气阴两虚证、肝脾两虚证、痰瘀互结证、气虚血瘀证、阴虚湿困证、寒滞肝脉证、脾肾阳虚证、气滞血瘀证、肝脾不调证、肝经湿热证、寒湿中阻证、肝郁血瘀证、肾阴虚证、脾虚湿困证、血瘀证等。其中涉及气、血;肝、胆、脾、胃、肾;阴、阳、寒、热、虚、实;湿、火等,是对该病的中医证候的高度概括,其中与气血津液辨证、脏腑辨证、八纲辨证、六淫辨证均有密切的联系。已经超出我们的16个参考核心证候;按第一证候统计共有17个,但无寒湿中阻证,仔细推敲一下寒湿中阻证和寒湿内阻证之间的界限,基本没有多大的差别,因此可以认为16个核心证候基本能涵盖肝纤维化的证候。证明了文献学研究、专家轮回预测问卷研究、临床回顾性研究及临床研究预实验的过程所得出的结论基本是符合临床实际的,同时更证明了临床流行病学所制定的一系列临床科研方法和研究步骤是极为科学的。研究结果与以往较局限和片面的慢性乙型肝炎、乙肝肝纤维化的证候名称的国家(部标)、教科书标准及各次会议制定的标准显然有明显的不同,系统地体现中医学整体观念下的辨证思想。能被运用与临床,为以后的研究奠定稳固的基础,应该是乙肝肝纤维化证候研究的一个飞跃。

(3)证候分布结构:按照总证候占病例数的百分比统计,证候出现频率由高到低的次序为:肝郁脾虚证、脾虚湿困证、脾胃虚弱证、肝气郁结证、血瘀证、肝胆湿热证、肝肾阴虚证、脾肾阳虚证、湿热中阻证、寒湿内阻证、气阴两虚证、肝血虚证、肝阴虚证、肝火上炎证、肝胃不和证、寒湿中阻证、脾胃湿热证、肝脾不调证、脾虚证、血虚证、肝气虚证、气血两虚证、湿困中焦证、阴虚证、肾阴虚证、脾阳虚证、气滞血瘀证。证候出现频率超过2%的为前14个证候。

按第一证候占病例数的百分比统计,证候出现频率由高到低的次序为:肝郁脾虚证、肝气郁结证、肝胆湿热证、肝肾阴虚证、脾虚湿困证、脾肾阳虚证、脾胃虚弱证、气阴两虚证、肝血虚证、血瘀证、肝阴虚证、寒湿内阻证、肝火上炎证、湿热中阻证、气血两虚证、血虚证。证候出现频率超过1%的为前12个证候。

显然证候的分布相对以前的研究来讲是比较复杂的,与中华人民共和国成立以后几次学会制定的标准有比较大的差别,而此次的证候分布上处于前列的分别有肝郁脾虚证、脾虚湿困证、脾胃虚弱证、肝气郁结证、血瘀证、肝胆湿热证、肝肾阴虚证、脾肾阳虚证、湿热中阻证、寒湿内阻证、气阴两虚证、肝血虚证、肝阴虚证等证候,囊括了几次标准的所有证候类型,脾虚类证候在所有证候的首位,其后分别为湿类证候、肝(气)郁类证候、气虚类证候、阴虚类证候、血瘀类证候等这是实验之前所未能预测到的。从严格方法学的临床研究所获得的结论即使有一定的偏倚,但已足能说明问题。将这一结果同肝脏、脾脏的正常生理功能和湿邪相联系进行分析:肝脏,五行属木,其性体阴而用阳,为罢极之本,肝主疏泄(调畅气机、促进脾胃的运化功能、调畅情志)主藏血、主藏魂。湿邪的致病特点是易阻遏气机,损伤阳气。不仅能明确解释问题,而且完全证明了中医理论的科学性、实用性和客观性。

通过研究我们还发现,慢性乙型肝炎随病情发展有以下证候变化特点:①瘀血阻络证、肝胆湿热证、脾虚证、肝肾阴虚证、脾肾阳虚证随着慢性乙型肝炎向早期肝硬化、肝硬化腹水的发展,其发生率增加。②脾虚湿困证、肝气虚证随着慢性乙型肝炎向早期肝硬化、肝硬化腹水的发展,其发生率下降。③肝郁脾虚证、肝胃不和证、气阴两虚证、肝血虚证、肝阴虚证、气血两虚证、肾阴虚证、肾阳虚证在慢性乙型肝炎病情进展过程中未显示有组间差异性。④肝气郁结证在单纯慢性乙型肝炎和早期肝硬化时出现频度较高,而到肝硬化腹水时出现频度下降；脾胃湿热证出现频率，单纯慢性乙型肝炎＜肝硬化腹水＜早期肝硬化；此外，肝脾不调证、湿困中焦证、寒湿中阻证、肝火上炎证等在本组资料中，其变化无规律性，结合统计与临床意义分析，部分指标有统计学意义但无临床意义。

从慢性乙型肝炎证候统计来看，肝郁脾虚证、肝气郁结证、瘀血阻络证常见，肝胆湿热证与脾胃湿热证可合称为湿热中阻证，脾虚与湿困又常相兼而见，而在单纯慢性乙型肝炎、早期肝硬化、肝硬化腹水患者中，这些证候出现的频度均比较高，因此人们认为肝气郁结证、瘀血阻络证、湿热中阻证、脾虚湿困证是慢性乙型肝炎的基本证候，这正是慢性乙型肝炎的特征所在，并在其发展过程中保持存在，即使病情进展至肝硬化，甚至肝硬化腹水时，这些证候也还有相当的表现。从慢性乙型肝炎的发病来说，湿浊与湿热是其发病的始动病因，乙肝病位在肝，湿浊与湿热蕴结于肝则肝失疏泄，肝气郁结；脾虚是慢性乙型肝炎发病的内在因素，符合"邪之所凑，其气必虚"之发病特点，在慢性乙型肝炎发病中，主要是脾气虚作为发病的内因。

综上所述，慢性乙型肝炎随着病情进展，出现以下的演变规律：正气耗损：随着慢性乙型肝炎向肝硬化的发展，其正气耗损加重，表现为虚性证候增多，其中肝肾阴虚证增加明显；至肝硬化腹水时，脾肾阳虚证较为突出。由于肝脾肾功能受损，病理产物增多，在病性上常是虚实夹杂，瘀血加重。在单纯慢性乙型肝炎病人中，有瘀血存在者11.9%，在早期肝硬化病例中43.5%存在血瘀，肝硬化腹水病人中有61.3%存在血瘀，随着慢性乙型肝炎病情的进展，形成血瘀的机率增加，且程度亦加重，在单纯慢性乙型肝炎及部分早期肝硬化病人中出现血瘀表现的是瘀阻肝络，而在肝硬化腹水及部分早期肝硬化病人中则以肝脾血瘀为特征。证候复杂程度发生变化：单纯慢性乙型肝炎证候表现常较单纯，多由一种或两种证素组成，随着病情的进展，常表现为多种证素组成的复合证候，早期肝硬化多由两种或三种证素组成；肝硬化腹水由一种证素组成的证候极少，而是多由三种或四种证素组成的复杂证候。

上述研究结果表明，乙肝病毒侵袭人体为病，与人体正气的盛衰及湿热疫毒的强弱关系密切相关，其导致慢性乙型肝炎、肝硬化甚至慢性乙型重型肝炎的发生，取决于侵袭人体疫毒的性质、致病特点以及正邪交争、邪正盛衰的病理变化。

因此，慢性乙型肝炎的主要致病因素为疫毒侵袭，其疾病发展的病理机制则主要有湿热疫毒壅盛，阻遏气机，壅塞肝胆，困遏脾胃，表现为肝胆湿热、肝郁气结、湿热中阻等实证证候，甚者湿热疫毒较盛，内入营血，迫血妄行，可致血证，以及陷入心包，蒙蔽心神，而致昏迷等重症；正气本虚，邪毒入侵，克伐人体正气，则可以表现为肝郁脾虚、脾虚湿困、脾气虚、肾气虚、肝阴虚等虚实夹杂及虚证证候。而湿热疫毒留恋,正邪交争,病情反复,正气渐虚,疫毒深入脉道,瘀阻脉络,血瘀渐成,肝络受损,则出现肝掌、红丝赤缕甚至胁下痞块等。故疾病在由浅入深地发展过程中,证候表现正虚贯穿始终,正虚成为本病发生发展的内在因素。但由于正虚的程度及邪实强弱的差异,疾病发展到各个时期则有不同的表现,当疾病发展为早期肝硬化阶段时,湿、血瘀、正虚则更为突出。

5. 证候学研究的意义和重要性 由于中医对疾病的诊断有自身的特点,证候的诊断为中医学所特有,随着西医学理论的不断发展和创新,中医证候规范化研究已成为当前中医界研究的重大课题之一。常见病中医证候辨证标准的不规范和不统一,是制约中医及中西医结合科研与新药研制水平、临床疗效提高的关键因素之一,因此规范化、定量化、标准化已成为中医学术发展的一个必然趋势。证候规范一旦形成将成为中医和中西医结合临床、科研、教学都应执行的共同标准。可以促进中医学术、科研、临床的发展。科学又符合继承性、准确性、实用性、先进性以及稳定性要求的证候规范,应有临床运用方便、灵活、易于掌握、与临床实际相吻合等特点,并能全面、真实、客观地体现某一患者在某一病程时段的证候特点。因此,中医证候的规范不仅可提高临床诊疗的可操作性和操作的准确性,具有重大的实践价值和学术意义,并且在一定程度上具有法规性质。将证候规范化、标准化,不是搞形而上学、限制辨证论治,而是更有利地发挥辨证论治的特长。每当新的证候规范出现,就意味证候诊断的研究向前发展了一步。一个客观、规范的慢性乙型肝炎、乙肝纤维化证候诊断,不仅仅为中医治疗慢性乙型肝炎、乙肝纤维化指明了方向,而且可以由此查其病因、病机、病势、预后,掌握其疾病的实质。慢性乙型肝炎、乙肝纤维化证候的规范和标准,有利于中医学术的国内外交流,在此基础上,可以促进中医学术的进一步发展。它对中医的科研、医疗、教学都会带来重大的发展。在此分述如下:

(1)对科研工作的意义:科研工作中,有了统一规范的慢性乙型肝炎、乙肝纤维化证候标准,有了统一的根据,对于中医科研工作的开展、中西医结合科研、评价成果与慢性乙型肝炎、乙肝纤维化中药新药研制水平等必将起到推进作用。而将慢性乙型肝炎、乙肝纤维化证候诊断的各项指标量化有利于临床对治疗慢性乙型肝炎、乙肝纤维化的中成药的研究和开发。

(2)对医疗(临床)工作的意义:中医临床诊疗特点是辨证论治,证候是论治的基础。如何辨别证候、诊断证候,出于过去没有统一的标准,加上学派的争鸣,极不统一,这对交流临床成果,推动学术发展极为不利。如果制定了统一的慢性乙型肝炎、乙肝纤维化证候诊断标准,中医临床理、法、方、药就有了可靠的基础,就使临床辨证,有所遵循,有利于总结经验,对于促进临床水平的发挥和发展,会起到推进作用。慢性乙型肝炎、乙肝纤维化证候规范是取得临床疗效的关键,为临床用药用方的理论探讨及实验研究提供依据。如针对该病可能存在的证候拟方,组成一个个依据证候模块而确定的短小、精悍、经济实用的临床使用方剂模块,经辨证获得临床患者的实际中医证候后选取所需方剂模块,依据虚实程度决定用药剂量,加上医家个人治疗该病的用药经验,经反复临床验证和随机对照研究方案,从而有的放矢、积极主动、及时地针对每一个患者去"治已病"和"治未病",同时形成一套完整的针对疾病的预防、诊断和治疗的中医方案,再在此基础上开发治疗慢性乙型肝炎、乙肝纤维化的最有效的复方中药。科学、实用、客观的中医疾病证候金标准的确立必将为中医药治疗临床疑难病、难治病开拓前所未有的局面,对中医药学的发展起到不可估量的作用。

(3)对教学工作的意义:中华人民共和国成立后,卫生部、国家教委组织统编了中医院校高等和中级教材,经多次重新编写,目前有的教材已经出了第七版,翻开这些教材,会发现一个问题——慢性乙型肝炎、乙肝纤维化证候诊断不统一,说法不一。什么原因造成的这种现象,就是因为中医的证候诊断没有制定统一的标准。而经过反复临床研究、修订、并经临床验证后产生出来的证候就有权威性,就能给学生提供完整、规范、有效的教育。这样使编写统一教材才真正成为可能,从根本上提高教学水平。

(4)对中医立法的意义:中医的立法不仅仅在行政上要有若干条规定,取得法律上的保护。在学术上,要使中医的诊断也要有法律效用,这就必须建立在中医的疾病诊断、证候诊断都十分明确的基础之上。故应立足于建立自己的科学标准,在提高临床诊疗的可操作性和操作的准确性的同时,为医患双方在治疗疾病过程中提供法律保障。

(5)对中医理论的发展与创新的作用:在现代科技高度发展的今天,利用高新技术和研究方法,进一步发展、充实中医基础理论,让中医更好地服务于临床。如何找到中医学术发展的切入点,将先进的科学技术和研究方法渗入到中医科研中,这是我们每位有志于发展中医的科研工作者想要追寻的。中医疾病证候分布及演变规律研究是所有证候研究之基础,也是中医理论研究重要组成部分和核心内容之一,是中医基础理论研究的突破口,具有牵一发而动全身之作用。试想连中医理论中最基本的概念之一疾病"证候"规律都不能涉足,或不敢于规范的尝试,那么又怎能谈及整个中医理论的规范呢?不进行临床诊断实践的规范,又怎能提高临床疗效和促进中医学的发展呢?我们不奢望获得的疾病证候规律是完善无缺的,允许修改、补充;但我们希望疾病证候规律必须优先完成,尽早树立证候规律金标准。

(6)对中医基础与临床关系的作用:证候是基础与临床之间的桥梁,是辨证与治疗间的枢纽,是中医临证要解决的核心问题,它将基础与临床治疗紧密地结合起来,在中医学中是绝对不可缺少的环节。一个正确的证候诊断的建立,既体现了邪气所犯的部位,又体现了正气盛衰的程度,同时还要表明疾病的性质,邪正的消长,疾病发生的基本机制,并能为临床治疗指明方向。

如果用一句话来概括证候在中医学术中的地位及重要性,就是防病、治病、提高全民健康水平。

(7)对中医临床四诊的客观化的建设的贡献:为中医证候学客观化(量化)标准的建立提供科学依据。辨证论治是中医临床诊病的核心,"证候"一直是现代中医研究的重点。由于传统的历史文化因素的影响和科技水平的限制,中医对"证"实质的认识,绝大部分都是主观和直观的。中医要走向世界,就必须首先对中医的证候进行规范化、客观化研究。而客观化中的量化的具体实现,将使中医的诊断有质的飞跃。如切诊的客观化中,用切诊测定记录装置记录切诊测定数据仪有脉波计(脉诊)、弹压性测定器(组织紧张度)、温度记录器、深部温度计(冷、热)、超声波诊断装置(硬结)、针血流计(针刺抵抗感觉)等。这对推动中医的发展是显而易见的。

(8)对中医学的贡献:证候标准的建立研究为中医奠定了坚实的基础,也为中医学术、科研的发展指明了方向。DME [临床科研设计(design)、测量(measurement)和评价(evaluation)] 所确定的设计、衡量、评价的一系列准则,进行大样本病例研究,将证候规范建立在牢固的临床基础上,能够减少研究过程中由于偏倚而导致的结论的不真实性,正确运用DME的原则、程序和方法对中医证候进行研究,将会提高证候规范化研究的科学性和客观性,提高研究结论的可靠性和真实性,并具有研究的可重复性和代表的普遍性等特点。这种研究集中体现了一种全新的思维方法,代表了一种新的研究方向与领域。它对中医学自身的发展将会发生深刻的影响,它很可能解决人们长期以来在证候研究中的困惑,解决中医药发展处于裹足不前的现状,缓解疾病证候分布规律研究处于停滞状态、混乱状态的不协调性。这项研究有可能为中医药学实施可持续发展战略做出一定的贡献。把DME的方法引入中医学研究,将会使中医药研究规范化、标准化,并将提高规范化研究的论证强度。

(9)对症状、体征规范研究的贡献:证候标准规范原则的制定,能促进症状(体征)的标准和规范。中医临床证候的确定来源于医者对患者的望、闻、问、切四诊材料的收集。望、闻、问、切四诊所获资料是证候诊断的基础,反过来证候诊断的规范化和标准化的建设及确立过程又能很好地促进中医症状(体征)名称及含义的标准和规范。如就脾胃疾患常见的对食欲差的描述就有:食欲差、纳呆、食欲不振、纳少、不思饮食、纳食不香、不知饥饱等,这些描述不够规范。针对这种现象我们在证候的规范化建设过程中,可以就其意义进行分析界定,然后获得一个统一的名称,其他的名称作为参考。这样做既继承了中医学对一些症状的描述,又有利于以后工作的开展,可以在证候及症状规范化建设的同时,为以后的研究提供依据和借鉴。尤其对中医的翻译规范化提供依据。

总之,实现中医现代化,必须实现证候客观化、标准化和规范化。这样,评价科研成果就有了统一根据;临床辨证才能有确切规律可循,才利于总结普遍经验;使编写统一教材才真正成为可能;从根本上提高教学水平、临床水平和科研水平,在中医学术发展上才能有所真正突破。

(吕文良)

三、肝病的临证辨治思路

(一)肝病病机发展的基本认识

1. 肝体肝用俱损 肝体阴而用阳。肝居膈下,为藏血之脏,故体为阴;肝主疏泄,喜条达,调节人体气机的运行,故用为阳。其中,肝阴与肝血,是肝生理活动的物质基础,为肝体;肝阳与肝气,使气机升发和条畅,是肝之生理功能的具体表现,为肝用。肝体和肝用密切相关、巧妙配合,方可协调共同完成肝的生理功能。肝用以肝体为物质基础,肝用为肝体的功能表现,只有肝体不燥,肝血充沛,方可疏泄有度,只有肝主疏泄、气机调畅,肝血方能正常的归藏和调节。病理状态下,肝为刚脏,体阴用阳,具有肝阴血易损易虚,肝阳肝气易动易亢的特性。

病毒性肝炎、脂肪肝、免疫性肝病等肝病均是以肝实质结构改变为特征,姚乃礼教授以此为据,认为肝病的病机特点为肝体肝用同损,首先损及肝体,继而伤及肝用。在治疗上,尤其重视调护肝体,常用养血柔肝之品,如当归、赤白芍等;在疏肝药物的使用上,认为宜柔而不宜伐,理气药物辛香温燥,用量过大、用的时间较长,或者配伍不当,往往进一步损伤肝体,甚至化火动风,促使病情增剧。在气滞初起时,病情较轻时,多选苏梗、郁金、佛手、香橼、厚朴花等芳香舒气之品,若气滞较重时,再用青皮、香附、枳实等辛宣破气之品,在理气的同时防止伤及肝体。

2. 累及多脏,尤易传脾 正如王旭高所论:"杂证之中,肝病十居六七。肝之为病最多而杂,可见肝气、肝火、肝风之不同,侮脾乘胃,冲心犯肺,挟寒挟痰,本虚标实,种种不同,故肝病最杂。"肝病往往涉及多个脏腑,影响脏腑气血而为患,但是主要影响的脏腑有肝脾肾三脏。肝病多伤及肝体,损及肝用,肝失疏泄,影响到气机的运行以及相关脏腑的生理活动,造成气血郁滞,疫毒之邪蕴结难解等局面；木赖土以滋养，土得木以疏通，见肝之病，知肝传脾，肝脾常常相互影响而见肝脾失调；若肝脾不调，脾失健运，气血生化乏源，肝肾阴精则无以供给，肝脾久伤，由脾及肾，损及肾阳，而见脾肾阳虚，肝无血养而失柔，肾无精填而失润，以致肝肾亏虚。肝属木藏血，肾属水藏精，肝肾同源的理论基础，以及五脏之伤，穷必及肾，轻伤肾气，重伤肾阳，病程日久，必然影响及肾。

肝脾两脏生理上关系密切，一荣俱荣；病理上常常相互影响，一损俱损。姚乃礼教授认为肝病最易影响及脾，肝脾不调在肝病中最为常见，肝病传脾主要与两方面因素有关：一是肝郁日久，乘侮脾土；二是素有脾胃虚弱，土虚木乘。在治疗中强调，无论慢性肝病在治疗时是否已经影响到脾胃功能，均要在治疗中顾护脾胃功能。

3. 病邪深伏，伤及肝络 "初病在经在气，久病入络入血。"肝病病程较长，尤多入络之候。肝络广泛分布于肝脏，为肝输布气血，具有渗濡灌注的功能，生理上为连接肝脏内外表里，运行气血津液的桥梁，在病理状态下成为邪气由表入里，循经入络，弥散传变的重要途径。肝主疏泄，主藏血，为气血调节的场所和枢纽，故邪气侵袭人体入血，更易影响肝络，损伤肝络。病情进一步发展，痰瘀留滞，夹瘀夹痰，深伏肝络，阻滞络脉，导致络脉瘀滞、渗灌气血失常，严重影响肝络沟通肝脏内外表里，运行气血津液的功能，病情迁延日久，痰瘀凝滞阻络，互结郁蒸腐化，久聚成毒损络，更伤气津，动血留瘀，损伤脏腑，变证丛生。肝络病变，是各种慢性肝病共同的病理基础。肝络的具体病理改变，多循"络脉不和—络脉失养—络脉郁滞—络脉瘀阻—络脉损伤"的传变规律。病邪深伏肝络，往往难以祛除，肝之功能难以骤复，肝络受损。故姚乃礼教授常从"络病"论治脂肪肝、病毒性肝炎、肝纤维、肝硬化、肝癌等多种慢性肝病。尤其是应用"络病理论"指导肝纤维和肝硬化的治疗，提出"毒损肝络"的病机理论，指出肝纤维化络病辨治的病机关键环节是"毒损肝络，正气不足，痰瘀交阻"。湿热疫毒稽留体内，毒邪内侵，深伏血分，损伤肝络，逐步造成正气亏损、气血失调、痰瘀阻络，从而导致肝纤维化发生。并应用芪术颗粒进行临床和实验研究，取得较好的疗效，用实践和基础研究证明慢性乙型肝炎及其相关疾病可以从疫毒入侵，肝络受损论治。

4. 正虚邪恋，迁延不愈 邪正消长的规律贯穿于任何一种疾病的始终，或正胜邪退，或邪盛正衰，或正虚邪恋，肝病亦是如此。正气存内，邪不可干，邪之所凑，其气必虚。以乙肝病毒为例，乙肝病毒在人群中普遍易感，但是感染后的转归和结局却存在很大的区别。有的人感而即病，正邪交争，出现急性黄疸型肝炎或者急性无黄疸型肝炎。若正气充足，祛邪外出则病愈，若正气亏虚，则邪气伏留；有的人感而未病，邪伏血分留而不去，待正气亏虚则发病为患。

姚乃礼教授认为本病正虚邪实并存,虚实夹杂,而且正虚与邪实互为因果,影响疾病的发展、变化与转归。邪气之所以能侵袭机体发展为该病,是因为机体内在脏腑功能失调,气血紊乱,正气虚弱,不能御邪于外。而正气不足,不能及时祛邪外出,病邪长期羁留体内,正邪交争,不断耗伤正气,出现正虚而邪恋的局面,从而导致了疾病迁延慢性化。慢性肝病病程较长,症状复杂,正虚邪实夹杂,虚中有实,实中夹虚,治疗时应当根据具体情况,灵活掌握扶正祛邪的尺度。一般邪气嚣张时,以祛邪为主,邪势减退,即可佐以扶正,以助祛邪,正气渐复,邪气方可被彻底清除。

5. 痰瘀交阻,疾病进展 痰瘀交阻在肝病中是广泛、普遍存在的病理现象,是疾病进展的关键因素,是疾病难以向愈的根本所在。痰瘀均为津血失于正常输化所形成的病理产物。津血本为同源。病理上,津凝为痰,血滞为瘀,两者常常兼夹为病。气血流畅则津液并行,痰无以生,瘀无以成。痰瘀互结,既是气血病理变化的产物,同时又可作为病因,作用于气血,影响气血运行,加重气血虚实偏差,导致脏腑组织功能失调,进一步耗伤正气,引起疾病慢性化、复杂化。痰湿停留蓄积肝胆,与气血相搏结,日久可以形成癥积,若瘀血停滞,与痰浊相合,亦可形成肝脾肿大、肝硬化、肝脾肿瘤等癥积,此为痰瘀交阻,癥积乃成。同时痰瘀互结,损伤肝脏,伤及肝络,超过肝脏可代偿的范围,最终造成不可逆的损伤,是肝病由轻至重,由浅到深发展的关键,逐渐形成顽症痼疾,疾病进入难以恢复之恶境。

(吕文良　刘明坤)

(二)姚乃礼教授治疗肝病的辨治思路

对于肝病的辨治,姚乃礼教授临证时主张从主病、主症、病机、病位、证候、治则、方药等多方面进行辨析,诊疗中强调四诊合参,尤其注意舌诊和脉诊,同时重视现代理化检查指标的情况。在此基础上,形成对患者病证特点的基本认识,从而确定相应的治疗意见。以下以慢性乙型肝炎的辨治思路为例作以简单介绍。

1. 辨主病 根据HBV感染的情况,临床有慢性乙型肝炎、乙肝肝硬化、病毒携带者以及隐匿性乙肝等多种情况。临证时应根据病史、临床表现、病毒学指标以及肝脏功能尽可能明确具体诊断。这是对该病的基本认识,反映了该病发展的基本态势,从而决定了治疗的基本原则和方向,以便于提出合理的治疗方案及计划。

慢性乙型肝炎,一般病程较长,多为湿热疫毒之邪久羁为患,正气为邪毒所伤,正气不足不能祛邪外出,毒邪长期潜伏,滞留体内为患,正邪之间长期处于对峙的局面,若由于某些因素打破了正气与毒邪的"相对平衡状态",正邪力量此消彼长,正邪交争,形成病情平稳→活动→缓解→再活动→再缓解的动态变化。若处于活动期,则正虚邪实并见,湿热疫毒之邪较为嚣张,肝炎病毒复制活跃,临床多表现为湿热疫毒壅盛的证候,此时患者肝功能多为异常,临床可见胁肋胀痛,口苦口干,食欲欠佳,小便黄,便黏腻不爽,苔黄厚腻,脉弦滑或弦数等症状,治疗上当以扶正祛邪并用,而以祛邪为要。常常加大清热解毒之品的使用比例,如茵陈、垂盆草、白花蛇舌草、虎杖、败酱草、半枝莲等。若在缓解期,正虚邪实并见,而正虚更加明显,此时肝功能可能正常,病毒复制处在较低水平或低于正常检测值,临床可见为乏力倦怠,头身困重,肝区不适,纳呆食少,舌质淡暗,大便溏薄等症状,治疗上当以调养肝脾正气为主,促使正气恢复,适当配合清利湿热解毒之品,兼以祛邪。常在调和肝脾的基础上增加扶正之品的药物比例,常加入太子参、党参、黄芪等。

2. 辨主症 慢性乙型肝炎常见胁肋不适、疲乏、胃脘痞满、月经不调等临床表现,这些主症的发生、发展以及临床特点,往往反映出疾病的本质以及病机特点,常常作为临床辨证立法的主要依据。

胁痛是肝病常见的症状之一,自古就有记载。《灵枢·五邪》记载:"邪在肝,则两胁中痛"。《素问·藏气法时论》中:"肝病者,两胁下痛引少腹"。因胁肋为肝之经络所布,所以肝胆为病,常见胁痛。胁痛首先应辨清虚实两端,实证多病程较短,病势较急,胁肋胀痛或者刺痛为主,伴有口苦口干、便秘等症状,多为肝气郁结、瘀血阻滞、肝胆湿热,邪阻肝络,不通则痛。虚证多为肝阴不足,肝络失养,不荣则痛。若症见胁肋胀痛,疼痛游走不定,症状轻重与情绪相关,多因情志不畅,抑郁恼怒加重,伴见胸脘胀满,嗳气,纳差等临床表现,多为肝气郁滞,疏泄达失职,气滞络阻。治疗时常以疏肝理气解郁为主,常用柴胡、枳壳、郁金、川楝子等;若症见胁肋胀痛,伴见口苦,口中黏腻,纳差,恶心,厌食油腻,小便黄,大便不爽,苔黄腻者,多为湿热蕴结,肝络滞塞,治疗时常以清利湿热为主,常用茵陈、金钱草、黄芩等;若症见胁肋刺痛,痛有定处,入夜尤甚,胁下可见痞块,舌质紫暗,或见瘀点瘀斑,多为病程日久,瘀血停滞,肝络阻塞而痛,常用桃仁、红花、郁金、延胡索、土鳖虫等;若病程较长,病势较缓,见胁肋隐隐作痛,时作时止,喜按,多在劳累以后加重,多为虚证,伴有头晕,咽干,心中烦躁,乏力,舌红少苔者,乃为肝肾阴亏,精血耗伤,不能濡养肝络所致,常用生地、枸杞、沙参、麦冬、当归、白芍等。

本病的任何阶段几乎都可见疲乏。肝为罢极之本,脾主四肢肌肉。肝病不仅影响肝脏气血,而且往往克伐脾土,使脾失运化,肢体失于濡养,而见周身耐受疲乏的能力减弱,而见疲劳乏力。疲乏一症,虚实皆可导致,临证时要分清虚实,以免妄投补剂,而犯虚虚实实之戒。若症见周身倦怠乏力,不耐劳作,动则益甚,嗜卧,休息后则疲乏减轻,伴见消瘦,多为虚证。系由肝病乘脾,脾气亏虚,脾胃的运化功能受到影响,精微物质不能输送到全身所致。常用黄芪、黄精、党参、白术、茯苓等健脾益气之品;若患者形体疲倦乏力,肢体沉重酸楚、头重如裹,但在运动后反而感觉肢体轻松,多为脾虚湿困,系由湿浊困阻脾胃,湿邪重浊黏腻,困阻气机,气血运行不畅所致,常用苍术、半夏、陈皮、茯苓、厚朴等燥湿理气之品。

胃脘痞满是指胃脘部痞塞、堵闷的一种自觉症状,触之无形,按之柔软,压之无痛。慢性乙型肝炎为肝脏受病,肝气郁滞,失于条达疏泄,影响中焦脾胃气机,清气不升、浊气不降,出现脾胃升降失职,气机不得流通,而见胃脘痞满。临床辨证首辨虚实。若见患者胃脘胀满,每因情志变化而增减,时胀时止,矢气或者嗳气则舒,伴有胸闷、嗳气者,多为肝气犯胃,胃气郁滞,常用柴胡、枳壳、木香、厚朴花、紫苏梗、香附等;若见患者胃脘痞满明显,进食尤甚,伴有嗳腐吞酸,多为肝脾不调,气机壅滞,脾失健运、胃失和降,饮食停中脘滞所致,酌加鸡内金、焦三仙、莱菔子、枳实、厚朴花等;若见患者胃脘痞闷,食欲不振,恶心欲呕,口干口苦,舌红苔黄腻者,多为湿热内蕴,困阻脾胃,气机不利。此型最为常见,常用姜厚朴、半夏、黄连、黄芩、苍术、木香等;若见患者胃脘痞塞,时轻时重,喜温喜按,伴见神疲乏力,气短懒言,舌质淡,苔薄白等,多为脾气虚弱,中焦运化无力,升降失宜。治以黄芪、党参、白术、炙甘草、陈皮等补气健脾之品。次辨寒热。若患者得热则减,口淡不渴,或者渴不欲饮,舌淡苔白属寒,常用黄芪、芍药、桂枝、高良姜、干姜等;若患者口渴喜冷饮,舌红苔黄,多属热,常用黄芩、黄连、大黄等。胃脘痞满日久,虚实夹杂,寒热并见,可见患者出现胃脘痞满、疲倦纳呆、口苦口干、舌质淡而苔微黄腻等症状,此时姚乃礼教授多效法仲景泻心汤之法,辛开苦降、温清并用。

慢性乙型肝炎的女性患者常见月经失调的临床表现。妇科名医傅山就认为肝郁是妇科疾病的主要病机特点,《傅青主女科》中载有加减逍遥散、平肝开郁止血汤、开郁种玉汤、解郁汤、宣郁通经汤等,从肝论治妇科诸疾病。叶天士在《临证指南医案》中指出:"女子以肝为先天。"清代名医李冠仙在《知医必辨》指出"五脏之病,肝主居多,而妇人尤甚。治病能治肝主,思过半矣。"足见肝在女子生理病理中的重要作用。女子的经带胎产均与肝密切相关,尤其是月经。肝经的循行上至颠顶,中抵少腹,下至足底,与任脉交汇于曲骨,与督脉交汇于百会,与冲脉交汇于三阴交,肝经可通过冲、任、督三脉而作用于胞宫,进而影响月经。肝藏血,主疏泄,妇人以血为本,血为胞宫行经的生理基础。肝主疏泄与藏血功能正常,血海按时满溢,胞宫方可藏泻有期,月经正常来潮。而慢性乙型肝炎为湿热疫毒之邪内伏于血分,病邪久羁,耗伤阴血,伤及肝体,损及肝用,不仅造成肝气郁结、肝郁化热、肝经湿热等肝之功能失调,气血运行不畅,而且可以影响其他脏腑,出现肝脾不调、肝肾不足等情况,影响气血生化。而女子以血为本,处于"血少气多"的状态,故慢性乙型肝炎的女性患者常见月经不调。根据临床表现,慢性乙型肝炎的月经不调多表现在气分的郁滞以及血分的血热、血虚、血瘀的不同。姚乃礼教授在治疗时主张从周期、经期、经量、经色、经质几个方面进行辨治,若症见月经先后不定期,经量多少不定,血色暗红,经行不畅,经行小腹胀痛,伴见胸胁乳房胀痛,胸闷不舒,善太息等多为气机郁滞;若症见月经量少,色淡红,月经后期,伴见面色无华,纳差消瘦者多为血虚;若见月经提前,量多,色深红,伴有烦躁,多属血热;若见经色紫暗,伴见血块,多为血瘀。

3. **辨舌脉** 姚乃礼教授认为舌诊和脉诊,在结合四诊所得的其他信息的基础上,对辨别病因、病位,明确邪正虚实,分析邪气之性质,明确正气之盛衰,具有重大的参考价值。

曹炳章《辨舌指南》:"辨舌质可辨脏腑之虚实,视舌苔可察六淫之浅深。"姚乃礼教授认为在观舌的过程中,尤其要重视舌质、舌苔两方面,舌质主要反映脏腑的虚实、气血的盛衰情况,舌质淡为气血亏虚,舌质紫暗为血瘀,舌质红为热盛或阴虚火旺,舌质绛紫为血热血瘀,舌胖大有齿痕,多为脾虚湿盛,舌形瘦小多为气阴不足,舌质中裂纹为气阴不足,其中软裂多偏重于气的不足,比较容易治疗,硬裂更偏重于阴血的不足,治疗起来颇有难度。舌苔有助于辨别病邪的寒热、邪正盛衰、阴血的盈亏等情况。比如舌苔的颜色可以反映病邪的寒热,舌苔黄多为内有热。舌苔的厚薄可以反映机体邪气的盛衰,舌苔厚时,说明邪气很盛,湿浊、痰湿较重。若苔黄厚腻时,多为湿热邪气较重,黏滞不化,治疗时应以清化祛邪为主,不可妄投补益之品,当舌苔变薄,邪气得去,方可再予补益。舌苔的多少可以反映阴血的盈亏,少苔或苔剥脱多为阴分不足。舌苔的有无可以反映胃气之存亡,少苔或者无苔多反映胃气不足,若舌苔从有到无说明胃气渐伤,若舌苔从无到有多说明胃气渐复。

结合望闻问切,舌诊可以直观反映疾病的本质。比如本病患者常见脾虚与湿盛相兼为患。若观其舌苔厚腻,多为湿浊内盛而致脾失健运,以实为本,治疗时应先以化湿为主,健脾益气为辅。若观其舌苔不见厚苔,舌多淡嫩有齿痕,多为脾胃虚弱而致湿浊停留,以虚为本,治疗时应以健脾益气为主以顾其本,辅以清化湿浊。

对于脉诊,姚乃礼教授认为应从位、数、形、势四方面来把握。"位"即脉的位置,可以反映病邪的深浅。正常脉象不浮不沉,一般来说,浮脉主表,沉脉主里。"数"即脉的速度、快慢,可反映病性的寒热。"形"即脉的形状,通过脉形可以感知到疾病邪正交争、病情发展的相关情况,比如大脉,充盈满指,多数情况下提示邪气亢盛,疾病进展。"势"即脉的态势、气势,势多反映正气、胃气的情况,若脉象劲急,完全不见从容和缓之势,多为无胃气,提示病情危重,若脉势较前从容和缓,多提示病趋好转,反之多为病情进展。

在肝炎—肝硬化—肝癌的疾病进程中,虽然每个患者的脉象均不同。但是总体说来,脉象随着疾病的发展有其自身的变化规律。肝炎的初期,湿热、疫毒为患,邪气嚣张,临床上多见弦滑、滑数、弦而有力的脉象。正邪交争日久,正气渐耗,正不胜邪,外邪羁留更加耗伤正气,正气日益亏虚,脉象亦随之变化,脉形逐渐从正常变细,脉势逐渐由盛变弱,脉率逐渐从数变缓,脉象整体趋于细弱、缓而无力,当疾病发展至肝硬化时,脉多见沉细无力、细弦或弦细,常兼有涩脉,迟细而短,三象不足,应指有沉滞不畅之感,提示正气不足,气血运行不流畅,瘀血内阻。但是部分患者例外,比如大量的腹水的患者,可见浮脉、濡脉。

脉象可辨脏腑之虚实,以确定治疗的基本原则。比如姚乃礼教授常常用双侧关脉的强弱判断肝脾之间的关系。正常的脉象从容和缓,冲和流畅,若患者脉象出现"来实而强",出现脉象过度强硬,则提示肝气太过胃气受伤。姚乃礼教授认为左关脉弦、右关脉弱是肝脾不调的典型脉象。

4. 辨病因 慢性乙型肝炎之病理因素有湿、热、疫毒、虚、瘀几个方面。其中,湿热疫毒蕴结贯穿于本病整个病程的始终。临证时当根据四诊所见,明确湿热疫毒、脏腑亏虚以及痰浊瘀血等主要病理因素及兼夹情况。就湿热与毒邪而论。辨湿热首辨湿热孰轻孰重,以确定治疗的重点。临证时可根据湿热轻重程度以及机体反应的差异,表现为湿重于热、或热重于湿、或湿热并重的不同。湿重于热可见纳呆、食少、困倦乏力、恶心、呕吐、脘腹胀满、大便稀溏、脉象濡滑、舌胖质暗苔白腻等症象。热重于湿,常见口干口苦,口舌生疮,心烦易怒、小便短赤、大便偏干,脉象滑数、舌质暗红、苔黄腻等症象。次辨湿热所在病位来确定清化湿热的途径。湿热相合,必犯中焦。故常见中焦受困之表现,纳呆、呕恶、倦怠乏力、舌苔黄厚腻为基本症状。若出现头昏胸闷、口黏口渴、心烦懊恼,多为病涉上焦;若见小便频数、灼痛、赤热,大便干结或者黏滞不爽,或溏薄,湿热多偏于中下二焦。

5. 辨病位 病位之所在,不外脏腑气血经络,而肝病之病位则以肝脾、气血、肝络为主,其中尤以肝脾二脏为重。姚乃礼教授十分重视肝脾关系,肝病虽病在肝,而与脾密切相关,在肝病辨治上重视肝病及脾的病机,临床治疗时常常以调和肝脾为中心。对于肝脾不调,当从两方面进行辨证:一是肝气失于条达,气血郁滞,乘侮脾土,临床上可见情志不畅,胸胁苦满,食欲不振,脉弦等症,治疗上常以柴胡疏肝散或逍遥散加减,调肝健脾;二是素有脾胃虚弱,土虚木乘,症见倦怠乏力,大便溏薄,纳呆食少,肝区不适,舌淡脉细而弦等症状,治疗上常以四君子汤合逍遥散或四逆散加减,以扶脾为主,兼以调肝。由于肝主疏泄而藏血,脾胃为气机升降之枢纽,肝脾失调,影响气血之运行,而湿热疫毒之邪久滞必然入于肝络,故辨气血与肝络之变,为肝病之重要病机变化。胸肋两胁之胀满疼痛不适,或胁背劳困,少腹疼痛,以及面部肌肤色泽、大小鱼际之颜色,尤其舌质及舌下脉络之形态颜色,皆属于络病之征象。肝络之病变,有虚有实,亦有络脉失和,切不可皆以瘀血概之。另外需注意肝脾之病,常常累及其他脏腑,尤其是心胃及胆胃肠三焦,当根据具体病情一一明辨,方能全面认识本病病机变化,正确施治。总之,病位之辨识离不开病因病机,在辨析病位的基础上,应进一步明确病机之变化特点,作为临床辨证的前提和依据。

6. 辨证候 证候是确定治则的基础。在明晰病因病位病机的基础上,证候之辨,已是自然而然水到渠成。在上述病因病机辨析的基础上,形成对证候的基本认识,是中医正确诊断和治疗的保障。对于慢性乙型肝炎的证候辨识,既要把握其基本证候特点,又要注意其证候的变化和兼夹。本病的基本病位在肝,与脾关系密切,其病因病机概而言之,为肝脾失调、湿热瘀结、毒损肝络,这是慢性乙肝的基本病机所在。临证需要根据具体症情,明确肝脾失调之虚实所在,湿热瘀结之孰轻孰重,毒损肝络之病变程度,同时注意由于肝脾不调,运化失宜,导致气血痰浊水湿之瘀滞,出现各种邪气兼夹为患,才能做出的准确判断。由于本病病程缠绵,迁延难愈,临床上多表现为虚实夹杂。而具体证候之诊断,可参考有关学会发布的相关指南,结合具体病情,做出正确诊断。

7. 辨治则 本病之基本治则,是根据其基本病机特点而确立的。姚乃礼教授认为慢性乙型肝炎由湿热疫毒之邪稽留体内,导致肝脾失调,邪气内侵深伏血分,损伤肝络,湿热痰瘀交阻,缠绵难愈,而逐渐向肝纤维化肝硬化发展,基本病机为肝脾失调、湿热瘀结、毒损肝络。他提出的基本治则为调和肝脾、清化湿热、解毒和络。然病情有不同阶段、不同表现,而病机变化有常有变,证候之存在既有基本的核心证候,又有具体不同特点。所以在确定具体治则时,应在坚持基本治则的基础上,根据具体病机变化和证候特点来提出。注意邪正虚实,掌握好肝脾不调、湿热疫毒以及肝络受损的不同环节,参考肝功能及病毒指标情况,综合分析,确定治则治法。

当湿热疫毒之邪较盛时,当以祛邪为主,需在调和肝脾的基础上加强清热解毒之力;若病情稳定,则当以调和肝脾为主,或健脾以助运,或调肝以和血,促使正气恢复,并适当配合清利湿热解毒之品,兼顾祛邪;若久病入络入血,常在调和肝脾的基础上化瘀通络;若水湿内停,则需要根据情况在扶助正气、调和肝脾基础上,辅以化湿利水之法。

8. 辨方药 根据本病的基本病机变化及基本治则,选择治疗方药。姚乃礼教授善用逍遥散加减。他认为逍遥散是调和肝脾最有代表性的方剂。他在临床常以逍遥散为基础方,根据具体症情加减化裁。如脾虚为盛,常合四君;肝郁不舒,加用四逆散;湿热重者,茵陈蒿汤、甘露消毒丹皆可选用;水湿内停,加入五苓散、实脾饮;肝络瘀滞,或肝脾肿大,则参考鳖甲煎丸之意,丹参莪术鳖甲牡蛎及虫蚁之辈皆可加用。临床诊治还应参考理化检查,予以加减。如转氨酶高者,加入茵陈、虎杖、垂盆草等;病毒指标高,加入败酱草、虎杖、白花蛇舌草等。

(吕文良　刘明坤)

(三)姚乃礼教授肝病常用方剂分析

姚乃礼教授临床治疗肝病,常辨病与辨证相结合,用方灵活且又有一定规律,现就其临床治疗肝病常用的方剂,简要介绍如下。

1. 当归芍药散　组成及常用剂量:当归12~20g,赤、白芍各12~15g,茯苓20g,白术15~30g,泽泻15g,川芎10~12g。

方解:《金匮要略·妇人杂病脉证并治》载有"妇人腹中诸疾痛,当归芍药散主之。"方中重用芍药敛肝、和营、止痛,又佐以归、芎以调肝和血,更配以茯苓、白术、泽泻健脾渗湿。具有通畅血脉、养血疏肝、健脾利湿之功效。姚乃礼教授临床常用于治疗以胁肋痛或腹部疼痛为主要表现,辨证属肝郁脾虚、气血失和、湿浊内停的慢性肝病。临床时常与小柴胡汤、四逆散、旋覆花汤等疏肝理气之品配伍应用,进一步扩大了本方的适用范围。

2. 逍遥散　组成及常用剂量:柴胡12g,当归20g,白芍15g,白术20g,茯苓20g,甘草6g,薄荷15g,生姜10g。

方解: 逍遥散载于宋代《太平惠民和剂局方》,方中柴胡疏肝解郁,条达肝气;当归养血和血、白芍养血柔肝;木郁不达致脾虚不运,故以白术、甘草、茯苓健脾益气,既能实土以御木侮,又能使营血生化有源;薄荷辛凉透解,疏散肝经郁遏之气,清透郁热;生姜辛温行气,与归芍、甘草相伍,助肝经气血和畅。全方疏肝健脾、养血活血,肝脾并治,气血兼顾的效果。

3. 滋水清肝饮　组成及常用剂量:当归20g,白芍15g,熟地24g,山药20g,山萸肉15g,牡丹皮12g,山栀12g,柴胡12g,茯苓20g,泽泻12g,枣仁20g。

方解: 本方为清初名医高鼓峰所创,原载于其著作《四明心法》中,由六味地黄汤合丹栀逍遥散化裁而成,主治水不涵木之肝阴不足、虚热内生之证,从滋水涵木立法。熟地、山药、山萸黄滋肾养阴,取"补母生子"之意;当归、白芍,酸温养血,养肝柔肝兼和血;《本草从新》认为枣仁"甘酸而润……专补肝胆",方中用酸枣仁是针对肾阴亏虚,肝郁气滞可出现虚火扰心,心烦之证;阴虚则内热,牡丹皮、山栀,清肝经虚热;茯苓健脾助运,以防肝病传脾;方中泽泻利湿清热,《本草蒙筌》谓泽泻"泻伏水,去留垢",《医经溯洄集》亦谓其"泻肾邪",使滋阴而不碍脾。

4. 加减化肝煎　组成及常用剂量：青皮12g，陈皮12g，赤、白芍各15g，枸杞子20g，夏枯草20g，龙胆草12g，牡丹皮15g，炒栀子15g，泽泻12g，浙贝母20g，桂枝5g，炙甘草6g。

方解：本方由《景岳全书》化肝煎化裁而来，有清热养肝、理气解郁化痰之功效。《丁甘仁医案》云："郁火宜清，清火必佐养营"，以龙胆草、牡丹皮、栀子清其郁热，芍药、枸杞子滋阴养肝；魏念庭曾云"木热则流脂，断无肝火盛而无痰者"，浙贝母、夏枯草同用，清热平肝、化痰散结；青皮、陈皮疏肝理气；陶弘景《辅行决脏腑用药法要》谓"味辛皆属木，桂为之主"，故方中以少许桂枝，辛温达肝，又可防苦寒郁遏肝气；泽泻清热泻浊。与滋水清肝饮比较，本方重在清热化痰，后者则重在养阴清热。

5. 加减甘露消毒丹　组成及常用剂量：茵陈30g，栀子15g，大黄6g，赤、白芍各15g，牡丹皮12g，丹参20g，白豆蔻10g，滑石30g，生地15g，柴胡12g，鸡骨草20g，田基黄20g，鸡内金20g，茯苓15g，泽兰20g，炙甘草6g。

方解：本方为姚乃礼教授治疗慢性肝病伴有黄疸或单纯胆红素升高的经验方，姚乃礼教授根据黄疸"脾色必黄，瘀热以行""黄家所得，从湿得之"（《金匮要略·黄疸病脉证并治》）的病机特点，常从清热利湿、活血和肝治疗黄疸。方中茵陈功善利湿退黄，与大黄、栀子合用，为茵陈蒿汤，取清热利湿退黄之功，伍以滑石加强清热利湿之力；赤白芍、牡丹皮、丹参，养血活血凉血；白豆蔻化湿和中，与茯苓相配健脾以运湿；泽兰利湿活血，生地养阴凉血，祛湿而不伤阴；柴胡疏肝，鸡骨草、田基黄为保肝退黄之专药；鸡内金，化食消积并可辅助退黄。本方主要为湿热黄疸而设，治疗脾虚湿盛的慢性黄疸，本方去大黄、滑石，加党参、炒白术；治疗阳虚阴盛的阴黄，去大黄、滑石、生地，加干姜、肉桂、附子等。

6. 解毒和肝汤　组成及常用剂量：当归20g，赤、白芍各15g，丹参20g，茯苓20g，白术20g，茵陈30g，垂盆草30g，白花蛇舌草30g，半枝莲15g，败酱草20g，虎杖15g，焦栀子10g，炒莱菔子15g，鸡内金20g，黄精20g，蜜甘草6g。

方解：本方为姚乃礼教授治疗慢性病毒性肝炎经验方，方中当归、赤白芍、丹参，活血养血；白术、茯苓健脾益气，顾护后天，以防肝病传脾；垂盆草、栀子、茵陈、虎杖，清热利湿，易有保肝降酶之功效；药理研究证明半枝莲、白花蛇舌草、败酱草对乙肝病毒有抑制作用，取其清热解毒利湿，抑制病毒复制；黄精甘平，入肺脾肾三经，平补气阴之力强，有"救穷草"之称，故以之补益气阴；莱菔子、鸡内金消食化积，以助运化，促进湿热散解。临床观察发现，本方在缓解临床症状的同时，还能降低血清乙肝病毒DNA浓度。

7. 保肝降酶汤　组成及常用剂量：太子参20g，炒白术15g，茯苓20g，当归20g，赤、白芍各12g，土茯苓15g，郁金12g，五味子10g，垂盆草20g，丹参20g，茵陈

20g,柴胡12g,炙甘草10g。

方解: 本方为姚乃礼教授治疗以转氨酶升高为主要表现的肝损伤经验方,姚乃礼教授认为,尽管肝损伤所致的转氨酶升高有多种原因,但就病理特而言,是肝实质细胞的破坏所致,从中医理论探讨当是肝体受损、肝用失和的病理表现,治疗应养肝体、复肝用,从健脾养肝、化湿和络入手。《素问·藏气法时论》谓"肝苦急,急食甘以缓之",本方以四君子汤甘平益气,太子参易党参,平补气阴,气虚明显者,则以党参易太子参;当归、芍药、丹参养血活血,与五味子酸温补肝,以助肝体;郁金、茵陈、柴胡,疏肝解郁、理气活血以复肝用;垂盆草、土茯苓,清热化湿,且药理研究证实,二药与五味子均有降转氨酶作用。

8. 健脾疏肝化浊方 组成及常用剂量:太子参20g,茯苓15g,炒白术20g,当归20g,赤、白芍各15g,丹参20g,郁金15g,泽泻12g,山楂30g,荷叶30g,石菖蒲12g,化橘红12g,柴胡10g,炙甘草6g。

方解: 本方为姚乃礼教授治疗脂肪肝经验方,姚乃礼教授认为,脂肪肝形成的病机为脾虚肝郁、痰浊内蕴所致,治疗主张以运脾疏肝、化浊活血立法。方中四君子健脾运湿,以太子参,平补气阴,无党参化热之弊;当归、赤白芍、丹参活血柔肝养肝,郁金、柴胡疏肝解郁;石菖蒲、化橘红、荷叶化痰祛浊,山楂化食消积活血,泽泻利湿清热。药理研究证实,荷叶、山楂、丹参、泽泻等药有降血脂作用,故在辨证的基础上,加入诸药,辨病与辨证相结合。痰热较盛者,常加入黄连、竹茹、胆星、清半夏,取黄连温胆汤意。

9. 芪术化纤方 组成及常用剂量:炙黄芪30g,白术12g,莪术12g,柴胡10g,北豆根6g,茵陈12g,桃仁10g,丹参12g,郁金10g,甘草6g。

方解: 本方为姚乃礼教授临床治疗肝纤维化的经验方,方中茵陈清湿热、退黄疸,是临床治疗湿热黄疸的主要药物,《本草经疏》称其为"除湿散热结之要药";北豆根清热解毒散结,可用于热毒内聚之病证。两药合用,对乙肝肝纤维化湿热疫毒、氤氲难解之始动病机甚为恰当。莪术破血行气、消积散结止痛,取其破血活络之力,以消散肝络之瘀结。丹参、桃仁有活血祛瘀之效,主治瘀血阻络诸证,三药合用则化瘀通络散结,与黄芪、白术等益气扶正之药合用,辅以甘草甘缓,使攻而不伤正气,补而不致助邪。黄芪有益气补虚之功,尤善补脾肺之气,为补气要药;白术健脾益气,兼能燥湿,为治脾虚夹湿之主药;甘草甘平,入十二经,有补脾益气之效。三者合用,益气健脾,强固中州,为治本之法。脾气强健,则运化正常,湿热可除,又能滋生化源,扶助正气,有利于病体康复。诸药合用,具有益气健脾疏肝、活血化瘀通络、清热解毒化湿之功。

10. 软肝通络方 组成及常用剂量:当归20g,赤、白芍各15g,丹参20g,莪术10g,柴胡10g,醋青皮12g,太子参30g,蜜黄芪30g,茯苓30g,炒白术20g,酒黄精20g,生地黄20g,土鳖虫10g,醋鳖甲(先煎)60g,生牡蛎30g,醋鸡内金20g,全蝎6g,醋穿山甲粉(冲服)6g,茵陈30g,水红花子30g,车前子(包煎)30g,泽兰15g,砂仁10g,蜜甘草10g。

方解: 本方为鳖甲煎丸化裁而来,为姚乃礼教授治疗肝硬化经验方,立方本于肝硬化气血亏虚、痰瘀互结、络脉不通的基本病机。本方以黄芪、太子参、茯苓、白术、甘草益气健脾,培土固中;当归、赤白芍、丹参、莪术养血活血,柴胡、青皮疏理气肝;黄精、生地、白芍养阴柔肝,滋水以涵木;土鳖虫、全蝎、穿山甲虫类搜剔络脉,化瘀通络;牡蛎、鳖甲咸寒,软坚散结;内金既能健脾消积,又可化癥攻坚;水红花子、泽兰化瘀利水,因肝硬化之腹水、水肿多存在"血不利则为水"的特点,故治疗本病应避免过度利水,伤及阴分;车前子、茵陈,清热利湿退黄;砂仁温中理气醒脾,使补而不滞。全方攻补兼施,气血并调,从"缓中补虚"论治。病情波动期,以本方加减入汤剂治之,待病情稳定后,常以本方制成蜜丸,6g/次,每日2次,缓图其效。

(马卫国 马继征)

(四)姚乃礼教授治疗肝病用药特色

1. 慎用峻猛,处方力求平和 肝病病机复杂,姚乃礼教授临证治疗时,常常攻补兼施,刚柔并济,用药慎用峻猛,处方力求平和。比如姚乃礼教授常用四君子汤健脾益气,在君药的选择上,考虑人参大补元气,对于一般的患者来说太过峻猛且价格偏贵,党参虽健脾益气,但有燥热之嫌,故临证时常用太子参为君。太子参,性甘、微苦,有益气生津、补益肺脾之功,性平和,是补气药中一味清补之品,补虚而不峻猛,补气而不升提,滋阴而不助湿,扶正而不恋邪,若患者虚甚才选用人参、黄芪之品;在滋阴药的选择上,多喜用滋而不腻的黄精、沙参、麦冬、玉竹、石斛等。在理气药的选择上,多喜用理气而不伤阴的药物,常用玫瑰花、绿萼梅、厚朴花、郁金、紫苏梗、佛手、香橼皮等避免温燥太过伤及阴液;若患者肝郁气滞较为明显,必须用辛香理气或破气之品,多同时配合白芍,当归等滋养阴血之品,以佐治其温燥之性。姚乃礼教授慎用峻猛,平和为贵,用药看似平常,但恰到好处,常常取得较好的临床疗效。

2. 审慎求精,注重量效关系 姚乃礼教授用药时十分注意分寸,处方用药精益求精。在药味的选择上,对于病情轻浅者,使用药物少而精,多在12~15味。对于病情复杂的患者,初治之时,姚乃礼教授多针对主症用药精简扼要,讲究药专力宏;经过一段时间的调治之后,再全面兼顾疾病的各个影响因素,此时常常数方复合而治,但讲究配伍严谨,多而不杂,用药求精,一药多用,比如在肝病的治疗过程中,常用芍药一药,张锡纯曾言"芍药味苦有黄芩清泄之力,味酸有山萸肉收敛之功,味甘有人参补益之用,汁液有山药滋养之效,甘淡有泽泻渗利之性"。在肝病的治疗中,芍药既可滋阴养血以柔其肝,酸甘化阴以缓其痉挛腹痛,又可利小便,现代研究表明白芍还有止血之效,可谓一药多用,一举多得。

经方不传之秘在量,药物的剂量适合与否,是临床取效的关键因素之一,姚乃礼教授认为药物的使用剂量一定要与病证相合,当重则重,当轻则轻,否则难以取效。比如在治疗肝纤维化、肝硬化时,鳖甲多用至45~60g软坚散结之力方显,患者排便困难时,生白术多用至30~60g健脾通便之功著。而部分药物用量过大,药过病所,有过之而无不及,反而有害,用量宜小,比如白豆蔻,小剂量醒脾化湿,醒胃理气,大剂量则有燥胃伤津耗气之弊,故姚乃礼教授常用6~10g。

3. 动静相宜,顺从脏腑功能特性 药物有动静之别,动药走而不守,静药守而不走,动静相合,方可取得较好的临床疗效。姚乃礼教授用药时讲究动静相伍,用静药时佐以动药以促其行,用动药时靠静药以得内守。比如姚乃礼教授在治疗肝病时,常用健脾益气之法,健脾益气药物多甘温滋腻,容易壅滞气机,造成补气而气愈滞的局面。常在使用太子参、黄芪等大量健脾益气药的同时,加入白豆蔻、陈皮等药物以求其气运动流行;在用生地、白芍、当归等养阴益血的同时,加用砂仁、木香等防止壅滞。

用药时亦重视顺从脏腑的功能特性。在肝病的治疗中,尤其重视恢复肝脾两脏的功能特性。生理上,肝藏血,肝以血为体,肝之藏血充足,肝体方得阴血之柔养,肝之疏泄功能才正常,机体各处方有血可供,而后发挥养目、充筋之功。姚乃礼教授认为西医学中的肝病是肝实质的损害,故临床治疗必以顾护肝体,以肝之阴血为基本,必用当归、芍药养血以益肝体;见肝之病,知肝传脾,当先实脾。脾以磨积运化为主,胃以腐熟传送精微为主,贵在流通,故姚乃礼教授在调整脾胃功能时常常加入鸡内金、生谷芽、生麦芽等,助其"运"以恢复脾胃的功能。

4. 延伸望诊,微观用药 在疾病的诊疗中,姚乃礼教授坚持以中医理论为本,四诊合参,辨证论治,同时也不排斥西医学的诊疗技术,并将其作为临床治疗中重要的参考资料。他认为现代理化检查所见,是人体内在功能变化的客观体现,中医应重视这些变化,将其作为四诊的延伸,并用中医理论认识这些理化检查的结果,指导临床辨证,从而为辨证提供更加客观、更加精确的依据,这样才能更好地发挥中医的治疗优势,提高临床疗效。比如在肝病的治疗中,他非常重视病毒指标和肝功的变化。肝功能不正常,多考虑为湿热较重,结合现代药理学研究结果,转氨酶高者,多用茵陈、垂盆草等;胆红素增高者,多用茵陈、虎杖、赤芍、苦参等;若肝病病毒核糖核酸定量异常,多考虑为湿热毒邪较盛,治疗常用白花蛇舌草、败酱草等清热解毒;血常规提示白细胞、血红蛋白低者,多考虑为气血不足,正气亏虚,常用黄芪、阿胶珠等益气养血。

5. 精于配伍,善用对药 对药即处方配伍中成对出现的药物,对药是单味中药与复方之间的桥梁,是复方的主干,也是配伍的基础。在复方中,往往含有一组乃至数组对药。其主要作用是增强疗效、减弱毒性及副作用。对药的使用,临床由来已久,姚乃礼教授在治疗肝病时常常喜用对药,常在辨证的前提下加入对药,用药精炼审慎,配伍严谨,效果显著。

(1)茵陈与垂盆草:茵陈与垂盆草是姚乃礼教授治疗肝病转氨酶异常的经验对药,用于临床常有效验。茵陈,苦、辛,微寒,入脾、胃、肝、胆经,本品苦能燥湿,寒能清热,善渗湿而利小便,故可清利湿热;垂盆草,甘、淡,性凉,归肝、胆、心、小肠经,功可清利湿热解毒。转氨酶异常,是西医学检测结果,临床实践中发现,转氨酶异常与患者内蕴湿热关系密切。茵陈与垂盆草合用,清热利湿之功著,而达到降低转氨酶之功。实验研究为两药治疗转氨酶异常提供了西医学的理论依据,茵陈可保护肝细胞膜完整性及通透性、防止肝细胞坏死,促进肝细胞再生以及改善肝脏微循环,增强肝脏解毒等功能,垂盆草苷为抗肝炎有效成分,垂盆草中含苷类和总黄酮的活性成分具有保肝降酶作用。临证时亦可酌情与虎杖等药物相配,常用剂量为茵陈15~30g,垂盆草15~30g。

(2)当归与赤白芍:当归、赤白芍是姚乃礼教授养血柔肝的常用对药。当归,甘、温,归肝、心、脾经,功可补血活血,调经止痛,润肠通便。《本草正义》中记载:"专能补血,其气轻而辛,故又能行血,补中有动,行中有补,诚血中之气药,亦血中之圣药。"芍药,味酸、苦,性微寒,归肝、脾经,《本草正义》载其"补血养肝脾真阴,而收摄脾气之散乱,肝气之恣横"。当归与芍药合用,一温一凉,一行一守,一散一收,寒温相宜无凉热之虞,动静兼顾无郁滞之弊,散收结合无散耗之虑。姚乃礼教授临证时常常赤、白芍合用。赤芍,清热凉血活血;白芍养血柔肝止痛。赤、白芍,一补一泻,一散一收,正如《本草求真》中所述:"赤芍与白芍主治略同,但白则有敛阴益营之力,赤则只有散邪行血之意;白则能于土中泻木,赤则能去血中瘀滞。"当归养血活血,能守能走,白芍,养血敛阴,守而不走,当归与白芍合用,共收补阴血、养肝体之效,兼有活血之功。当归与赤芍相合,活血化瘀之功倍,又兼养血之效。姚乃礼教授认为肝病系肝体肝用皆病,为湿热疫毒久羁,肝体失柔,肝用失疏,故在治疗该病时常常使用养血柔肝之法。姚乃礼教授临证时常以三药合用,养血柔肝活血,补血而不滞血,行血而不耗血,用于肝病症见胁痛隐隐,双目干涩,面色萎黄、纳呆、便溏、腹胀,舌淡红,脉细弱者,常用剂量为当归20g,赤、白芍各15g。

（3）黄芪与莪术：黄芪、莪术为姚乃礼教授益气活血的常用对药。黄芪性微温，味甘，归脾、肺经，有益气补虚之功，为补气要药。清代名医黄宫绣赞其曰："黄耆，为补气诸药之最，是以有耆之称。"《本草备要》言："黄芪能温三焦，壮脾胃，生血生肌。"在肝病的治疗中，脾气健运，即可杜绝生湿之源，湿热可除，又能滋生化之源，扶助正气，有利于病体康复。莪术有破血行气，消积止痛之功，取其破血之力以消散肝中之瘀结，如《本草经疏》言："主积聚诸气，为最灵之药。"黄芪、莪术合用，黄芪补虚扶正，莪术化瘀破积削坚，一补一泻，气血同调，扶正祛瘀，含攻补兼施之法，适用于肝病迁延不愈，发展至肝纤维、肝硬化阶段，此时期病邪缠绵久羁为患，耗伤正气，形成正虚邪实、虚实错杂的局面，对于此时期证见气虚血瘀者尤为适宜。临床常用剂量黄芪15~30g，莪术6~10g。该对药使用时黄芪剂量应大于莪术的剂量。黄芪剂量偏大，与小剂量莪术相配，使气旺血行，活血化瘀而不伤正，共奏益气活血之功。

（4）丹参与莪术：丹参、莪术是姚乃礼教授活血化瘀的常用对药之一。丹参，味苦，性微寒，入心、心包、肝经，入走血分，活血化瘀，行血止痛。《名医别录》中曰："去心腹痼疾结气。"《神农本草经》载："丹参入手足少阴、足厥阴……肝虚则热甚风生，肝家气血凝滞，则为癥瘕寒热积聚……入三经而除所苦。"一味丹参，功同四物，活血化瘀不伤阴血，又可软坚。莪术，苦辛温香，入肝、脾经，缪希雍言："蓬莪术，入足厥阴肝经气分……主积聚诸气，为最要之药。"《药品化义》："蓬术味辛性烈，专攻气中之血，主破积消坚，去积聚癖块，经闭血瘀。"莪术作为活血药，破血行气，让人望而生畏，然而该药却为姚乃礼教授临床常用活血之品，究其原因，王好古在《汤液本草》中记载："蓬莪术，色黑属血，破气中之血，入气药，发诸香。虽为泄剂，亦能益气。"可见莪术亦有健脾益气之功。姚乃礼教授经过长期的临床实践发现莪术小剂量活血化瘀之力明显，大剂量破血散结之力方著。血瘀是肝病的重要病机，瘀血存在于该病的整个过程，对于疾病的进展变化有重要影响。丹参与莪术相配，一寒一温，既可入络活血软坚散结，又兼有养血益气之功；不仅活血化瘀之功倍增，而且又无耗伤正气之虑。对于肝病所致的肝纤维化、肝硬化，症见胁肋刺痛，入夜为甚，肝脾肿大，肝回声增粗，肝掌、蜘蛛痣，面色晦暗或黧黑，口唇黯淡，舌质暗紫或有瘀点、瘀斑，舌下络脉瘀紫，脉弦涩不和或沉细弦涩者尤为适宜。不仅肝纤维化，其他脏器纤维化亦可酌情配伍使用。姚乃礼教授临床上常用丹参15~30g，莪术6~10g。

（5）鳖甲与牡蛎：鳖甲、牡蛎是姚乃礼教授软坚散结的常用对药。鳖甲咸、平，色青入肝，为足厥阴血分之药也，长于补阴退热、软坚散结，味咸能软坚，《神农本草经》言鳖甲之主治癥瘕，坚积寒热。《日华子本草》："去血气，破癥结、恶血。"《本草述》中对鳖甲治疗坚积的原因从益阴方面做以解释："以鳖甲阴气之专,入三阴而行其积,固有得于气之相应者矣……积之本于阴虚而生,故不能舍专于阴气之味以奏效也。"鳖甲为诸多名家治疗癥积疟病的常用之品,《金匮要略》中治疗疟母的鳖甲煎丸以之为君药,亦是《杨氏家藏方》治疗五积六聚之削坚丸的君药。牡蛎咸、平,功可软坚化痰、敛阴潜阳、止汗涩精。《本草备要》:"软坚化痰,消瘰疬结核,老血瘕疝。"《汤液本草》:"牡蛎,入足少阴,咸为软坚之剂,以柴胡引之,故能去胁下之硬。"鳖甲、牡蛎两者相须为用,软坚散结,消痞块,化癥积之功倍增,主要用于肝病中症见肝脾肿大者,治疗常与水红花子、鸡内金、柴胡相配。在软坚散结时,鳖甲宜醋制用,牡蛎宜生用,常用剂量为鳖甲45~60g,牡蛎30g,均宜先煎。

（6）苏梗与厚朴花:紫苏梗、厚朴花是姚乃礼教授疏肝和胃的常用对药。紫苏梗,辛、温,归肺、脾经,功善理气宽中、安胎止痛。《西溪书屋夜话录》中将之列为疏肝理气之品,称其有疏肝之功。厚朴花,为厚朴的花蕾,苦、辛、温,气味辛香,功可宽胸理气、化湿开郁、降逆理气,功效与厚朴相似,但是作用更加平和,不似厚朴辛香燥烈,容易损伤气阴。姚乃礼教授在选用理气之品时忌刚用柔,多选用轻柔和缓之品。苏梗、厚朴花皆为平和之品,两者相伍,疏肝理气和胃宽中之功倍而无伤阴之弊,且两者气味芳香又有醒脾开胃之功,故为治疗肝病中肝气犯胃,肝胃不和症见胃脘痞闷,胀满不舒,嗳气者的常用对药。常用剂量为苏梗10g,厚朴花10g。

（7）郁金与合欢花:郁金、合欢花是姚乃礼教授疏肝理气解郁的常用对药。郁金,辛、苦,性凉,归心、肺、肝经,《本草备要》记载该药行气,解郁;泄血,破瘀。入于气分行气解郁、入于血分凉血破瘀,用于气血郁结,是疏肝解郁、行气消胀、祛瘀止痛的要药。合欢花,甘、苦,性平,归心、肝、脾经。安五脏,和心志,安心神,解郁结。两药相合,疏肝解郁。两药合用,协同增效,疏肝解郁之力增强,适用于肝病肝气郁滞者,症见情志抑郁,胸闷,善太息,胸胁苦满,胸胁或少腹胀满窜痛,睡眠欠安者。因肝体阴而用阳,理气之品多辛香温燥,灼津伤阴之弊。久用或者配伍不当容易伤及肝阴。姚乃礼教授认为肝病的患者多为肝体肝用皆病,本已肝阴不足,故在使用疏肝理气药时应尤为注意,常用该对药,性味平和,疏肝无香燥之弊,理气无伤阴之虞。常用剂量郁金15g,合欢花15~20g。

（8）生地与黄精:生地、黄精是姚乃礼教授滋阴柔肝的常用对药。生地,甘、寒,归心、肝、肾经。功善养阴、清热凉血。《本草衍义》载:"凉血补血,补益肾水真阴不足。"《本草别录》曰:"生地补五脏内伤不足,脏属阴,唯此味天一之真阴,能补五脏。"黄精,性平、味甘,归肺、脾、肾经。功可润肺滋阴,补益脾气。《本草纲目》言其:"补诸虚……填精髓。"两药合用,脾肾同调,滋阴而兼益气,尤以滋阴之功为著,适用于肝病病程日久,肝肾阴亏,症见胁肋部隐痛不适,遇劳加重,口干咽燥,心中烦热,腰膝酸软,舌红少苔或无苔,脉细数者。然滋阴药多滋腻碍胃,而肝病的患者常见脾胃不适的症状,用之不当常常影响患者病情的恢复。姚乃礼教授治疗时对滋阴之品的选择十分谨慎,临床上喜用此对药,滋而不腻,使用时还适当配合白术、鸡内金、麦芽等健运脾胃,用之无碍胃滞脾之弊。常用剂量为生地15~30g,黄精15g。

（9）仙鹤草与茜草：仙鹤草与茜草是姚乃礼教授止血的常用对药。仙鹤草苦、涩、平,归心、肝、肺、脾经,又名脱力草,功善收敛止血,无论寒热虚实均可使用,又有补虚强壮之功,现代研究表明其有收缩血管、促进血小板的生成、缩短出血时间等作用。茜草,古称蘆茹,苦、微酸、凉,善入肝经,专入血分,功可凉血止血、活血化瘀,为化瘀止血的要药。《本草备要》中载："茜草,入厥阴血分,能行血止血,能行故能止,消瘀通经,又能止吐、崩、尿血。"两药相合,既增强止血之力,又可止血而不留瘀,且止血又兼补虚之功。姚乃礼教授常用该对药治疗肝病症见鼻衄、齿衄、尿血、便血等少量出血者,常用剂量仙鹤草15g,茜草凉血宜生用,止血炒炭,用量10~15g。

（10）水牛角与生地：水牛角与生地源于犀角与生地,是姚乃礼教授凉血止血的常用对药。犀角,味咸、苦,性寒,归心、肝、胃经,入营血分,《本草备要》中载其"凉心泻肝,清胃中大热",善清心、肝、胃三经血分实热而凉血。《本草纲目》言其为"犀之精灵所聚,足阳明药也。胃为水谷之海,饮食药物必先度之,故犀角能解一切诸毒。"可见犀角不仅可以凉血止血,还可以入胃以解毒,解散血分热毒。因犀角为濒危保护动物,故临床以水牛角代之。水牛角性味咸寒,具有清热解毒凉血之功,力虽较犀角为逊,然亦可代之。生地,甘寒,微苦,质润多汁,长于滋阴清热、凉血生津、兼有止血之功。《本草求真》言："生地黄未经蒸焙,掘起即用,甘苦大寒,故凡吐血、咯血、衄血、蓄血、溺血崩中带下,审其证果因于热盛者,无不用此调治。"水牛角与生地伍用,源于犀角地黄汤、清营汤等方剂,两药合用,清热解毒、凉血止血之力增,又有滋阴生津之效。适用于肝病后期肝肾阴亏,阴虚火旺,血热动血,迫血妄行,症见鼻衄、齿衄、皮肤大片瘀斑者;或肝病病情较重时,瘀热互结,毒邪深重症见神志异常或黄疸明显者。据现代研究表明水牛角与犀角的功效相似,而药力较逊,故临床用量宜大,常用15~30g,需先煎,若用犀角粉,可用3~6g,或包煎;生地用量15~30g。

6. 以疾病为纲,辨病用药

（1）脂肪肝：脂肪肝为肝细胞内脂肪过度沉积而成。姚乃礼教授认为人体异常升高的血脂、血糖、尿酸等均属中医"痰浊"范畴,其根本原因在于脾胃运化失司,或运化不及,水谷精微蓄积留着为患。对本病的治疗,姚乃礼教授主要从运脾化痰、降浊活血立法,常用方剂有二陈汤、楂曲平胃散、柴胡温胆汤、柴胡陷胸汤、丹栀逍遥散等,在辨证辨病的基础上,酌情加入山楂、荷叶、绞股蓝、何首乌、泽泻、虎杖、决明子、菊花、女贞子、丹参、三七、大黄等经药理研究有降脂作用的中药。常嘱患者山楂、荷叶煮水,代茶饮,颇易为患者接受,或以荷叶煎水代汤煎药。

（2）慢性乙型病毒性肝炎：根据慢性乙肝的发病特点,参考中医伏邪致病理论,湿热疫毒侵入肝络,每遇外邪六淫、内伤情志、饮食起居等诱发,造成本病反复发作、缠绵难愈的原因在于,湿热内伏同时合并络脉瘀阻。治疗以清化湿热、解毒活血为法,常在基础方剂中加入具有抗乙肝病毒作用的药物如败酱草、白花蛇舌草、半枝莲、土茯苓、草河车、重楼、虎杖、山豆根等,作为辨病用药的选择。

部分乙肝病毒携带患者,肝功能、乙肝病毒、肝脏形态等相关检查均未见异常,对有困倦乏力、食欲减退、口干口苦、大便黏滞、小便黄的临床表现的患者,可从清化湿热、解毒活血的角度辨证施治,尽管检查指标未见异常,但患者已存在临床症状,可看作病情发展或将要出现肝脏明显损伤的前驱期,故姚乃礼教授主张根据中医辨证论治特点,及早干预,以免贻误最佳治疗时机。

（3）药物性肝损伤：肝主疏泄,"体阴而用阳",药物性肝损伤常表现为胁肋不适,困倦乏力,纳呆,小便黄,甚则身目黄染,生化检查提示转氨酶、胆红素等升高。姚乃礼教授认为,此是肝脏体用俱损之表现,治疗应"体用并调",疏肝理气,调肝之用,滋阴柔肝,补肝之体。《难经·十四难》谓："损其肝者,缓其中。"参以《金匮要略·脏腑经络先后病脉证》将肝病虚证的治则归结为"夫肝之病,补用酸,助用焦苦,益用甘味之药以调之"。姚乃礼教授临床治疗药物性肝损伤常从疏肝健脾、滋肝化湿立法,常用方有逍遥散合茵陈蒿汤加减、小柴胡汤合茵陈五苓散等,并酌情加入药理研究证实有降低转氨酶作用的中药,如五味子、枸杞子、栀子、虎杖、龙胆草、垂盆草、鸡骨草等。并加用党参、炙甘草,微甘补脾等"甘味之药"调之。

（4）酒精性肝损伤：与药物性肝损伤不同,酒精性肝损伤因长期大量饮酒所致,虽然二者造成肝损伤的结果相似,但在临床证候特点方面,酒精性肝损伤有其特殊性。姚乃礼教授认为,酒精性肝损伤的基本病机为"湿热内蕴,肝脾失调"。酒为大辛大热之品,长期大量饮用,易耗散气阴,脾运失健,酿生湿热。《灵枢·营卫生会》云："酒者,熟谷之液也,其气悍以清。"《金匮要略·黄疸病脉证并治》有"酒疸"病,具体表现为"心中懊憹而热,不能食,时欲吐"。陶弘景亦指出"大寒凝海,惟酒不冰,明其热性,独冠群物。人饮之使体弊神昏,是其有毒故也",可见酒性之燥烈。

姚乃礼教授指出,饮酒过度致酒热内蕴,上薰于心,升降受阻,形成酒疸病。嗜酒之人,湿热蕴结于脾胃、肝胆,酒精性肝损伤患者,除肝功能异常外,临床表现为口臭口苦、食欲减退、精神萎顿、大便黏腻不爽、小便黄赤、舌苔厚腻等,属典型的湿热内蕴之象。姚乃礼教授认为,酒精性肝病湿热内蕴证与病毒性肝炎之湿热内蕴证不同,前者病机特点在于饮酒伤及脾胃,日久延及肝胆,后者在于疫毒内伏于肝,病发首先伤肝,渐及于脾胃。故酒精性肝病的治疗,首要告诫患者戒酒,其次清化湿热、疏理肝胆,继以益气滋阴。初起湿热较盛时,常选茵陈蒿汤、甘露消毒丹、葛根解酲汤、胃苓汤、黄连温胆汤等,在辨证用药的同时,加入葛花、枳椇子及黄连、白蔻仁等清化湿热解酒毒的药物。

(5)肝纤维化:肝纤维化由长期慢性肝损伤演变而来,为慢性肝病进入肝硬化的过渡阶段。姚乃礼教授针对病毒性肝炎引起的肝纤维化,提出"毒损肝络,正气不足,痰瘀交阻"的病机认识。创制具有清热利湿解毒、活血化瘀散结、益气健脾扶正、疏肝解郁通络作用的莪术颗粒方,用于治疗肝病后肝纤维化。其中,黄芪、莪术、丹参是主要药,其他肝病引起的肝纤维化,亦可在此基础上加减使用。

(6)肝硬化:肝硬化是多种慢性肝病的归宿,因病情复杂、病势较重,治疗难度较大。因我国以慢性乙肝肝硬化为主,姚乃礼教授认为,湿热疫毒的侵袭是肝硬化的始动因素,"毒""湿""瘀""虚"是慢性肝病、肝硬化的致病关键,正邪交争,毒邪潜伏或发作,病情反复,缠绵难愈。"毒损肝络,痰瘀互结,肝脾失调"是肝硬化的病机关键。与慢性肝病、肝纤维化不同,本病病机更为复杂,往往虚实、寒热并存,所涉及脏腑更为广泛,三焦气机不畅,五脏六腑见虚,气血阴阳失调,水湿、瘀血、痰浊、气滞并存,治疗颇为棘手。

针对复杂病机,姚乃礼教授从健脾柔肝、化痰散结、活血通络着手,常在常规健脾柔肝方剂的基础上,加用鳖甲煎丸、桂枝茯苓丸、大黄䗪虫丸、桃核承气汤、当归芍药散等。重用鳖甲(40~60g)、生牡蛎(30~50g),二药软坚散结,且鳖甲有破瘀通络之功;治疗肝硬化腹水,则从活血利水立方。腹水明显者,加用水红花子、大腹皮、马鞭草、泽兰、猪苓等利水消肿,必要时加用生商陆与葱白外敷神阙穴;针对白蛋白低的水肿患者,在利水的同时加用大剂量黄芪;对贫血患者,加用当归、阿胶;对血小板减少、有出血倾向或发斑、牙龈出血者,加用青黛、水牛角、仙鹤草等凉血止血之品;对血小板过低者,加用紫河车或河车大造丸;对血氨升高的患者,在解毒利水的同时,加用茵陈、石菖蒲、郁金;影响神志者,可用牛黄清心丸或安宫牛黄丸。

(马继征 刘明坤)

第三章 从肝论治疾病的证治特点以及经验

一、慢性病毒性肝炎证治

病毒性肝炎是肝胆系统疾病中的多发病与常见病,在我国此类患者绝大部分都是慢性病毒性肝炎。由于该病具有迁延不愈、反复发作的特点,因此比较容易发展成为肝纤维化、肝硬化,少数患者甚至会发展成为肝癌,严重危害人们的身体健康。目前慢性病毒性肝炎尚无特效疗法,尽管抗病毒治疗取得重大进步,但由于只有少部分患者适于抗病毒治疗,且抗病毒治疗还存在副作用、病毒变异以及经济负担等问题。所以,临床上慢性病毒性肝炎主要还是中医药或中西医结合治疗。

1. 病因病机认识 慢性病毒性肝炎为病毒感染,久罹体内,伤及气血,引起脏腑功能失调所致。湿、热、毒、瘀是主要致病因素,四者虽有所侧重,但常常相兼为患。而酒色、劳倦、七情、外感、饮食、药物等则是重要的诱发因素。慢性病毒性肝炎多属湿热为患,湿性属阴、热性属阳,因此慢性肝炎的病机具有阴阳两重性,既可损阴又可伤阳,既可出现阴虚,如肝阴虚、肾阴虚、血虚等,又可出现阳虚,如脾阳虚、肾阳虚、气虚等。阴虚和阳虚从性质上看是对立的,但不是互相排斥的,即患者既可有阴虚的表现也可同时出现阳虚的征象,因个体差异而各有偏重。慢性病毒性肝炎患者因体质强弱、原有宿疾、感邪轻重、精神情志、年龄大小等方面的差别,使临床症状反复多样。其病情复杂,病机变化多,病程漫长,具有较强的传染性,一旦进展为重型肝炎、肝硬化则危害较大。姚乃礼教授通过长期临床实践,对慢性病毒性肝炎提出"肝脾不调,湿热阻滞,毒损肝络"的病机认识,认为由于湿热疫毒之邪稽留体内,导致肝脾失调,邪气内侵深伏血分,损伤肝络,湿热痰瘀交阻,缠绵难愈,而使疾病逐渐向肝纤维化肝硬化发展。

(1)湿热疫毒滞留难尽是本病的启动因子和持续因素:肝炎病毒作为病因属于中医的湿热疫毒。一方面,湿热疫毒自外侵袭人体,初期郁于气分,进而深入血分。另一方面,由于湿热之邪侵袭,脏腑功能失调,特别是脾胃运化失宜,湿浊之邪内生,又可化生湿热,瘀结成毒。正如薛生白云:"湿邪停聚,客邪再至,内外相引,故病湿热。"如此祛之不尽,又自内复生,湿热疫毒胶着难去,滞留血分,伤损肝络,导致疾病的持续存在和慢性过程。湿热疫毒之邪蛰伏体内,留恋不去,若机体正气尚强,则不易发病;若正气不足,则邪毒乘机而作。且邪伏于内日久,由于机体阴阳的偏盛偏衰,邪毒或从寒化,或从热化,或阻滞气机,或化生痰湿,弥漫三焦,而产生诸多病理因素,又可耗伤人体的气血阴阳,导致正气更虚。终至疾病缠绵难愈,病情发展或恶化。

（2）肝病及脾是病机的必然演变过程:肝与脾的生理联系主要表现在疏泄与运化的相互依存,藏血与统血的相互协调关系方面。两者的关系可概括为:"木赖土以滋养","土得木以疏通"。在疏泄与运化方面,生理方面主要体现在肝主疏泄,使气机通畅,升降相宜,又能疏利胆汁,助脾运化,促进脾胃对饮食物的纳运功能,有助于中焦脾胃气机升降协调。在慢性肝病的过程中,肝脾常相互影响,导致肝脾功能失调。

慢性病毒性肝炎,湿热疫毒首犯中焦,困遏脾胃,出现脾运失调的病理状态。肝病传脾主要与两方面因素有关:一是肝郁日久,乘侮脾土;二是素有脾胃虚弱,土虚木乘。说明慢性肝病其病位虽在肝,但其病机转化,临床表现均与脾有关,肝郁脾虚,肝脾同病是慢性肝病的重要病机,贯穿于疾病发生发展的全过程。而肝脾不调,运化失职,又会产生或加重痰湿瘀浊等病机变化,引起一系列病症,如痰饮、出血、瘀血、血虚等气血滞涩,虚实夹杂之患。而久病气血受损,又会伤及其他脏腑。因肝肾同源,精血互生,病邪侵袭日久,则肝肾阴虚,精亏血少,髓海不足,引起诸多变症。

（3）毒损肝络是影响慢性病毒肝炎病情发展的基本病理变化:慢性病毒性肝炎为病毒感染所致,感染以后湿热疫毒之邪伏留血分,损伤肝络是该病基本的病理变化。在此,毒邪不单指该病的致病因素——疫毒之邪,还包括该病发展过程中所产生的病理产物——内生之毒,即脏腑功能失调以及气血运行失常所致的蓄积在体内对机体产生损伤的病理产物。肝络作为络脉系统的重要组成部分,生理上是肝脏与其他脏腑组织联络的纽带,是肝脏气血津液输布的要道,是气血营养肝脏的桥梁,是完成肝脏生理功能的重要组织结构,病理上是外邪入侵肝脏的通路、疾病的传变途径和邪气留滞的场所。毒损肝络的病理变化可见肝络功能性失调与实质性失调。功能性失调又称为肝络失和,因湿热疫毒之邪侵袭,影响肝络正常的生理功能,出现肝的生理功能异常;随着疾病的发展可见肝络实质性的失调,为有形的代谢产物停积于肝络,影响气血津液输布的障碍,若治疗得当,治疗以后停积于肝络的代谢产物可以消散;若疾病进一步发展,有形的代谢产物阻滞其中,逐渐形成积聚,此时肝络阻塞,肝脏的生理功能受到严重影响,气血津液不能通过肝络营养肝脏,导致肝脏逐渐变硬、缩小。

毒损肝络作为该病基本的病理变化,对该病的发展变化具有重要影响。该病患者多正气亏虚,肝之络脉空虚,外邪容易侵袭,毒邪侵袭,首先阻滞络脉气机。日久深伏血分,加之脏腑功能受到不同程度的损伤,痰浊瘀血内生,与湿热毒邪相胶结,壅阻络道,逐步造成肝络之损伤及血行瘀滞,则该病容易向肝纤维化、肝硬化发展。若损伤以及痰瘀阻滞程度广泛且超过肝脏可代偿的范围,则疾病进入难以回复之恶境。故毒损肝络是本病的发生发展过程中一个重要的病理变化。

总之,本病的基本病位在肝,与脾关系密切,本病的病因病机概而言之,为肝脾失调、湿热瘀结、毒损肝络。病理性质有虚有实,由于本病病程缠绵,迁延难愈,临床上多表现为虚实夹杂。若久病不愈,或调治不当,则有进展为肝纤维化、肝硬化甚至肝癌的可能。

2. **治疗原则** 多年来的临床实践表明,中医药治疗在逆转肝纤维化、抗肝炎病毒、减轻炎症、保护肝细胞、保肝降酶、退黄降黄,改善蛋白代谢、改善临床症状及调整免疫功能等方面体现出了一定的优势和潜力,取得了比较满意的疗效。

姚乃礼教授在治疗中紧紧抓住基本病机,掌握好肝脾不调、湿热疫毒以及肝络受损的不同环节,参考肝功能及病毒指标情况,综合分析,确定治则。总的治疗原则为调和肝脾、清利湿热、化瘀解毒通络。以调和肝脾为核心,根据肝脾不调的具体表现,辨析气血阴阳,权衡邪正虚实,明确标本先后。同时,根据疾病的不同阶段和主要病症,提出辨证论治意见;针对致病因素,辨清湿热瘀毒的轻重,确定具体治法;结合肝功能及病毒指标等检查情况,指导治疗用药;同时重视饮食生活等调养,防止病情加重或复发。

在治疗总体思路上,既病防变。重视益气解毒化瘀,积极防治肝纤维化,以稳定病情,阻断"慢性病毒性肝炎—肝纤维化—肝硬化"这一动态变化过程。姚乃礼教授认为西医学治疗疾病,多是在疾病进展到一定阶段时,方采取适当的药物进行干预治疗,未达到某个阶段时,则不能采取相应的措施。在慢性病毒性肝炎的患者中,部分患者不符合抗病毒的治疗指征,便不能进行抗病毒治疗。在肝炎肝纤维化的患者中,现多以抗病毒治疗作为抗纤维化治疗的基础,尚缺乏针对性的抗纤维化的治疗措施,不能积极有效地防治肝硬化,而当患者进入肝硬化阶段时,多只能针对其并发症进行对症治疗。然而在疾病状态下,人体功能的失调或障碍,往往要比形态结构的病理改变表现得更早,更加突出,容易为病者和医生所察觉。中医辨证论治多是针对疾病的发展变化的过程进行治疗,可以通过及时把握这些内在的病理变化所反映出的外在征象来进行针对性的治疗,从而有效的预防形态或组织结构的病理变化,有效地阻止疾病的进展,截断病势。姚乃礼教授在慢性病毒性肝炎的治疗中强调将疾病发展过程中具体的病理变化作为作用的靶点进行治疗,控制以及阻断慢性病毒性肝炎—肝纤维化—肝硬化的疾病发展进程,将之作为本病治疗的重点之一。

3. 治疗方法

(1)清热利湿、祛邪解毒是肝病辨证治疗的核心:慢性病毒性肝炎的病因是慢性肝炎病毒感染,中医称为湿热疫毒,患者无论处于疾病的什么阶段,治疗的关键都离不开清热利湿、祛邪解毒。

(2)调和肝脾是肝病辨证治疗的关键:肝藏血,肝炎日久或因素体阴虚,肝失所养,久虚失治,下耗肾阴致肝肾阴虚;慢性病毒性肝炎日久致肝主疏泄功能失调,胆汁贮利失常,气机壅滞,累及脾胃;或因气机郁结,肝阳亢害,横逆乘脾犯胃;或因肝血瘀阻,营血失调,血郁胃肠而致病;或因肝病日久化热生火而累及脾胃者,皆可致脾胃气机壅滞或紊乱,甚或胃肠受损,伤及血络,因此在中医辨证治疗过程中一定注意调和肝脾。

(3)疏肝理气、化瘀通络是肝病辨证治疗的重点:肝炎日久肝气郁滞、肠腑通畅不利,脾失健运,肝脏失其疏泄条达,醇酒厚肥之物无以化生气血精微,气机不利,气血运行不畅,进而水湿、积食、痰浊、瘀血互结。慢性病毒性肝炎日久又失治或误治,使肝脉失畅,营血运行迟缓,而致肝脏血郁;血郁久而不解,进而肝血停滞,形成肝络受损与瘀血,易发生肝纤维化和肝硬化,因此为了控制肝脏损伤的发展,防止肝纤维化、肝硬化甚至肝癌的发生,疏肝理气、化瘀通络的法则应体现在中医辨证治疗的每一个环节上。

(4)软坚散结、通腑化痰是中医辨证治疗的优势:该法多适用于各种病情较重的慢性病毒性肝炎。本病多由感染疫毒又饮酒过度,或嗜食肥甘厚味,煎炸辛辣之品,或饮食不节,损伤脾胃,使脾失健运,以致湿浊内停,甚至凝结成痰,痰浊阻滞,血脉瘀阻。是由多种因素导致的,大多见于肝积、肝萎及肿瘤等,病程久延失治,或致病因素的持续损伤,病势加重,气滞日久成气结,血郁日久成血瘀,气结与血瘀并存互结,肝体质地变硬。

(5)补虚泻实、扶正祛邪是中医辨证治疗的基本法则:慢性病毒性肝炎的基本病机可概括为:湿邪(湿热、寒湿)滞阻于肝脏,引起肝脏气机郁滞,渐至气血运行不畅,血络失和,瘀血阻滞,渐而成积;而正虚是慢性病毒性肝炎发病的内在条件,正虚表现在脾虚、气虚、肝肾阴虚、脾肾阳虚和血虚;病变的重点以肝为主,但也可涉及其他脏腑以及气血阴阳,累及的脏器依次为脾脏、肾脏、胃腑及胆腑。本病病机复杂多变,但究其实质,多因正虚邪盛,邪正交争,邪恋不去,蕴结于肝而致。说明病毒性慢性病毒性肝炎是一个动态变化的过程,经历了由实而虚、由表及里、由聚至积、由气入血及络的病理变化。形成了"湿—

瘀—虚"这样一个过程。简言之,湿、热、虚、瘀的持续存在是病毒性慢性病毒性肝炎的基本的致病因素,正气的虚弱是其病机变化的基础,瘀血阻络是其基本的病理变化而贯穿全过程。三者互为因果,交替变换,是影响本病发生发展的关键所在。病之初邪实湿邪尚盛,病久则以气虚血瘀为突出表现。因此补虚泻实、扶正祛邪是中医辨证治疗始终需要遵守的一个法则。

（6）循序渐进、坚持治疗是中医辨证治疗的要求:中医临床诊疗特点是辨证论治,证候是论治的基础。而按照中医理论及长期临床实践经验的总结,我们知道慢性病毒性肝炎患者的证候一直在动态变化之中,因此中医临床理、法、方、药就应有一个动态的改变过程,这为坚持辨证治疗慢性病毒性肝炎提供了较为可靠的基础,只有坚持辨证治疗才能有的放矢、积极主动、及时地针对每一个患者去"治已病"和"治未病"。所以要敬告广大慢性病毒性肝炎患者只要条件允许,循序渐进、坚持治疗是维护身体健康、减少炎症发作次数、延缓肝纤维化、肝硬化及肝癌发生的内在要求。

4. 辨治经验　姚乃礼教授在长期的临床实践中观察到,慢性病毒性肝炎的患者均有不同程度肝脾失调的临床表现,症见胁肋隐痛、神疲乏力、食欲一般或较差、大便偏稀或便溏、夜寐欠佳等。在疾病发展过程中,肝病及脾、肝脾不调是病机演变的必然过程,贯穿于慢性病毒性肝炎的始终,故认为肝脾不调是本病的核心病机。对于慢性病毒性肝炎的辨治,治疗时均以调和肝脾为基础。常在逍遥散的基础上进行化裁,再根据湿热、疫毒、水湿、瘀血、阴虚等具体情况,进行辨证指导处方用药。临床上在肝脾不调的基础上将该病分为5个证型,根据不同阶段,不同表现,辨证治疗,灵活运用。

（1）肝脾不调,热毒内蕴:主症:胁肋胀痛,口苦口干,食欲欠佳,烦躁易怒,小便黄,大便黏腻不爽,舌苔黄厚腻,脉弦滑或弦数。多为肝脾失和,正气未虚,而湿热疫毒之邪盛壅所致。常见于慢性病毒性肝炎理化检查提示肝功能异常,或HBV-DNA异常者。治法:调和肝脾、清热化湿解毒,常用逍遥散合茵陈蒿汤加减。药用当归12g,赤、白芍各15g,茯苓20g,白术15g,丹参20g,莪术10g,茵陈30g,柴胡12g,虎杖15g,白花蛇舌草30g,垂盆草20g,白豆蔻10g,甘草10g等。

（2）肝脾不调,胃失和降:主症:胁肋胀痛,每因情志变化而增减,胸闷,嗳气,胃脘胀满,腹胀,纳少口苦,舌质暗苔白腻或黄,脉弦而滑。多为肝失调达,湿热疫毒内滞,气机不畅,脾胃不和所致。治法:调和肝脾、理气和胃降逆。常用逍遥散合四逆散加减。药用当归15g,赤、白芍各12g,茯苓20g,白术15g,丹参15g,柴胡10g,枳壳12g,木香10g,厚朴15g,茵陈20g,制半夏12g,甘草6g等。

（3）肝脾不调,水湿内停:主症:乏力倦怠,头身困重,脘腹痞满,肝区不适,纳呆食少,恶心呕吐,大便溏,舌淡胖齿痕明显、苔白腻,脉沉细缓弱。多为肝脾不调,运化失宜,毒邪内滞,水湿内停所致。多见于慢性病毒性肝炎脾虚水湿内停,有水肿或腹水者。治法:调和肝脾,利水化湿。常用逍遥散合参苓白术散加减。药用当归15g,赤、白芍各12g,茯苓20g,炒白术20g,丹参15g,莪术10g,茵陈15g,党参15~20g,黄芪15~30g,白蔻仁10g,苡仁15~30g,水红花子15~30g,车前子15~30g,甘草6g。

(4)肝脾失调,气虚血瘀:主症:倦怠乏力,胃脘痞闷,胁肋刺痛,入夜为甚,面色晦暗,口唇黯淡,舌质暗紫或有瘀点、瘀斑,舌下络脉瘀紫,脉弦涩不和或沉细弦涩。多为久病气虚,血行瘀滞或毒邪伤及肝络,邪浊瘀滞肝络。多见于慢性病毒性肝炎,肝络瘀滞,疼痛明显,或肝脾肿大者。治法:调和肝脾,行气活血化瘀。常用逍遥散合膈下逐瘀汤加减。药用当归15~20g,赤白芍各15g,茯苓15g,炒白术15g,丹参15~30g,莪术10g,黄芪15~30g,桃仁10g,红花10g,枳壳10g,郁金12g,元胡12g,三七粉3~6g,土鳖虫15g,煅牡蛎30g等。

(5)肝脾不调,肝肾阴虚:主症:胁肋部隐痛不适,遇劳加重,口干咽燥,心中烦热,纳呆食少,脘腹痞闷,体倦乏力,大便不调,舌红苔薄白,脉弦细或沉细。多为久病生化不行,精血耗伤,肝肾阴亏,肝络失养。多见于慢性病毒性肝炎病程较久肝肾阴虚者。治法:调和肝脾,滋补肝肾。常用逍遥散合二至丸、一贯煎加减。药用当归15g,赤、白芍各12~15g,茯苓15~20g,生白术12~15g,丹参15~20g,莪术10g,生地15~20g,沙参10~15g,黄精15~20g,女贞子12~15g,旱莲草12~15g,甘草6~10g等。

5. **注重调护** 姚乃礼教授对慢性病毒性肝炎患者除了药物治疗外,亦重视对该病的调护,他认为调护对于该病的治疗以及疗效的巩固具有重要意义,常常叮嘱慢性病毒性肝炎病人应注意以下几个方面:

(1)保持乐观,心情愉快,避免不良精神刺激,注意不要生气;慢性病毒性肝炎本身属于慢性病,病情复杂,疾病容易迁延、反复,对疾病治疗过程中的病情波动要有一个客观的认识,对疾病的康复要充满信心;

(2)注意休息,不可过劳(包括房劳),在积极治疗的前提下,可适当参加体育活动,如散步、太极拳之类,活动以感觉舒适不疲劳为度;

(3)合理饮食。饮食宜富有营养而易消化,忌食辛辣、油腻之品,严格禁酒,防止助湿生热,碍脾运化及影响肝脏功能;

(4)起居有常,顺应四时变化,防止感冒,外邪侵袭;

(5)尽可能避免使用有肝毒性的药物,若患者使用有可能损害肝脏的药物,应定期进行理化检查进行监测。

(吕文良 刘明坤)

二、乙肝肝纤维化证治

肝纤维化在疾病分类作为一种病名,主要是组织病理学概念,是肝组织内细胞外基质过度沉积导致的肝结构和功能异常的病理变化。结构上表现为肝窦毛细血管化与肝小叶内以及汇管区纤维化;功能上可以表现为肝功能减退、门静脉高压等。几乎所有的慢性肝病都可引起肝纤维化,疾病过程为慢性肝病、肝纤维化、肝硬化、肝癌。近几十年来,随着分子生物学的发展,进一步阐明了肝纤维化的发生发展,并证实了早期肝纤维化是可逆的,而肝硬化则不可逆转。在各种病因导致的肝纤维化中,由慢性乙型病毒性肝炎病毒(HBV)长期感染而致的慢性病毒性肝炎肝纤维化占有重要的地位。HBV的反复或持续复制,病毒抗原持续存在,自身免疫反应及肝损害持续或反复发生是造成乙肝肝纤维化的主要原因。

乙肝肝纤维化临床以胁部胀痛、黄疸、胁下积块等为主要临床表现。中医古籍中并无此病名记载,但相关的临床表现的具体描述颇多。如《素问·平人气象论》言:"溺黄赤安卧者,黄疸……目黄者曰黄疸";《灵枢经·五邪》有:"邪在肝,则两胁中痛,寒中,恶血在内";《难经·五十五难》云:"故积者,五脏所生;聚者,六腑所成也。积者;阴气也……聚者;阳气也……故以是别知积聚也";《金匮要略·五脏风寒积聚》中:"肝着,其人常欲蹈其胸上,先未苦时,但欲饮热"。据此,现代医家多数将乙肝肝纤维化按"黄疸""胁痛""积聚"来认识,并多属"积聚"范畴之"积证",因其积在肝,缠绵难愈,故为"肝积""肝着"之病。本病的外因为湿热疫毒,内因为情志不调,酒食劳倦导致正气不足,病邪乘虚而作。内湿外邪胶结凝着,留恋不去,阻滞气血经络,日久脏腑功能失调,致使病情迁延反复。本病的基本病机为肝郁气滞,脾失健运,毒热邪气,耗伤气血,久则湿热邪毒蕴结,气滞血瘀,气血失调,肝脾肾亏损。病机特点为正虚邪恋,虚实错杂的本虚标实证。本虚主要表现为肝脾肾气血阴阳亏虚,脾虚是重要环节;标实为湿热、疫毒、痰瘀,湿热是主要因素,痰瘀阻络是病机的关键。临床中往往虚实并见,相互交结,虚中有实,实中有虚,脾虚证不仅出现的早,甚至贯穿于肝炎向肝纤维化、肝硬化发展的全过程,因此,脾虚是慢性病毒性肝炎肝纤维化的重要环节。湿热瘀血是标实的主要致病因素,湿热能通过多种途径导致气滞血瘀等病理产物的形成,并与之相互交结,羁留不去。

姚乃礼教授对乙肝肝纤维化总的看法和治疗,与前述的病毒性肝炎是一脉相承的。根据古代对类似病证的看法,结合他的临床体会,认为乙肝肝纤维化的病机关键在于"毒损肝络,正气不足,痰瘀交阻",湿热疫毒之邪内侵,缠绵日久,损伤肝络,困阻脾胃,脾困日久,运化失司,转输无权,正气不足,浊气不化,毒邪淫于血分,痰浊瘀蕴结于肝之血络,从而导致乙肝肝纤维化的发生。

1. 病机的基本认识

（1）湿热毒邪,稽留血分:乙肝肝纤维化是由感染肝炎病毒所致,而肝炎病毒作为病因与中医的湿热疫毒相一致,湿热毒邪胶着难去则导致疾病的持续存在和慢性过程。因此,姚乃礼教授认为在乙肝肝纤维化的基本病机中湿热毒邪是本病的直接病因。正如薛生白云:"湿邪停聚,客邪再至,内外相引,故病湿热。"外界的湿热毒邪,滞留于血分,毒邪循血入肝,使肝的疏泄功能障碍,气机升降失常,影响气血津液的输布,生成痰浊、瘀血,与残留的疫毒之邪相互滋生,相互搏结为患。

（2）"毒损肝络"是病机关键:慢性病毒性肝炎肝纤维化的发生首先是湿热疫毒侵袭人体,加之素体不足,正虚络脉失养,毒邪侵入肝络,伺机待发,日久营卫失调,气血津液生化不足,肝络益虚,毒邪深伏。若疾病反复,缠绵失治或毒伏肝络日久,瘀血内生,壅阻络道,瘀毒互结,郁蒸腐化,湿热瘀毒久聚损络,伤津耗气,动血留瘀,损伤脏腑,败坏形体,因而变证丛生。

（3）痰瘀阻络是病理基础:湿热疫毒由表入里,日益胶固,缠绵日久,损伤肝络,久者津液不布,变为痰饮,或血行不畅,留而为瘀,此即"肝气久郁,痰瘀阻络"。脾居中焦,职司运化,若肝气横逆克脾,脾气虚弱,运化之职不行,则水谷不化,聚湿生痰。因慢性病毒性肝炎是因外湿与内湿相合而为患,湿邪久羁,可化浊生痰。津血同源,痰瘀相关,痰瘀可互相转化,也可搏结为病。

（4）肝病传脾是病机的必然演变过程:在乙肝肝纤维化过程中,常累及于脾,出现脾运失调的病理状态。肝病传脾主要与两方面因素有关:一是急性期治疗失当,肝郁日久,乘侮脾土;二是素有脾胃虚弱,土虚木乘。脾运失调也存在两种表现形式:一是脾为湿热疫毒所困之候,二是脾虚失运之候。故乙肝肝纤维化病虽在肝,但其病机转化及临床表现均与脾有关,肝郁脾虚,肝脾同病是乙肝肝纤维化的重要病机之一。

2. 辨治经验

（1）治以清热解毒化湿,扶正化瘀通络为主:姚乃礼教授认为清热化湿解毒是根据毒邪的性质因势利导,促进疫毒排出;扶正抑毒则是用扶助正气的方法,提高机体的抗毒能力,减轻毒邪对机体的损害程度。肝络受损,通络化瘀、疏肝活络是治疗乙肝肝纤维化的关键。一是调肝和络。疫毒入侵,客于络脉,气血津液气化失常,精微物质代谢紊乱,肝络功能失调,继而发生一系列病变,可采用调肝和络的治法。调理肝络功能失调,既兼顾有余,又照顾不足。《广瘟疫论》云:"寒热并用之谓和,补泻合剂之谓和,表里双解之谓和,平其亢厉之谓和。"二是疏肝通络。疫毒侵袭人体,常可致肝络瘀滞,气机不畅,功能失常,多采用疏肝通络治法。"辛以通络",辛主散,既通阳络,又疏阴络,所谓"辛可通气"。用通络之品如桂枝、当归、木香、川芎等与活血药配伍,既能引诸药直达病所,又可借其辛香理气、温通血脉之功以推动气血运行,有利于瘀阻络脉等证的消除。三是通补络道。乙肝肝纤维化肝络病久,营卫失常,气血不充,络道失养。大凡络虚,通补最宜,根据脏腑气血阴阳亏虚的不同,扶正以通络,以阳气生发之物壮阳气、至阴聚秀之物补阴精,培补络道,当有其功,或用血肉有情之品峻补肝肾之阴,如黄芪、生地、龟甲、阿胶、紫河车、牡蛎之属。诚如叶天士所述:"余以柔济阳药,通奇经不滞,且血肉有情,栽培身内之精血,但王道无近功,多用自有益。"久病入络多兼正气虚弱,治以扶正之品,有事半功倍之效。四是入隧搜络。乙肝肝纤维化病情缠绵,毒、瘀、痰、湿壅阻肝络。虫类走窜,擅入络脉,无血者走气,有血者走血,擅长搜剔络中瘀浊,使血无凝着,气可宣通,从而入隧祛除络中宿邪,药如全蝎、地龙、穿山甲、䗪虫、蝉蜕、僵蚕等。虫类搜剔,佐以补剂,则可达到祛邪而不伤正的效果。

(2)调和肝脾,重在气血为基础:肝脾不调主要证候包括肝郁及脾虚两方面,兼证较多,无论是其主要证候还是兼证,均有轻重缓急之分,临证用药,必须根据证候的轻重选择用药。乙肝肝纤维化患者纳呆食少,便溏,舌淡而胖,脉细弱,常提示脾胃虚弱明显。可加入太子参、山药、薏苡仁、黄精、大枣等;水湿盛者,可加水红花子、佩兰、薏苡仁、茯苓皮、车前子等,在药物用量上可根据证情调整,茯苓、白术等可由一般用量10~15g加至30~60g。如胁腹胃脘胀满疼痛较重,精神抑郁或烦躁,脉弦明显,常提示肝气郁结较甚;可酌情加入炒枳壳、延胡索、制香附、厚朴花、香橼、佛手、玫瑰花等。姚乃礼教授治疗肝脾不和,其核心方为逍遥散。其核心方中除常用赤芍、当归以外,临证时常根据兼证加减。湿盛者,常用苍术、厚朴、陈皮等;饮停者,重用茯苓、炒白术,酌加泽泻、车前子等;痰浊明显者常用陈皮、法半夏、厚朴、瓜蒌、竹茹、浙贝母、僵蚕、胆南星等;食积者,常加焦神曲、焦山楂、焦麦芽、焦槟榔、鸡内金、炒莱菔子等;热毒盛者,常加栀子、白花蛇舌草、黄连、黄芩、半枝莲、连翘、败酱草等;痰瘀积滞,散结常用牡蛎、莪术、鳖甲、夏枯草、浙贝母、穿山甲、僵蚕等。此外,姚乃礼教授认为,逍遥散理气之功较弱,肝除主一身气机的调畅外,还主藏血;气为血之帅,气滞日久,必然影响血分,导致气血失和,因此,调气时亦应重视调血。临证时,对于乙肝肝纤维化患者使用调血之剂,可相须使用,一般多用赤芍、当归、丹参,血瘀较重者可选用莪术、延胡索、郁金、川芎、土鳖虫、桃仁、红花等。

(3)运用中医"治未病"思想,稳定病情,防止肝纤维化发展及肝硬化:未病先防,既病防变。慢性病毒性肝炎患者慢性炎症的过程中必然伴随着肝纤维化的发生,如何稳定病情,减缓肝纤维化的进展,防止肝硬化的发生是临床需要解决的重要问题。

1)辨证论治,稳定病情:针对患者的临床实际情况,选用中医辨证论治治疗不失为较佳方法。辨证论治是中医独特的临床思维方法,它高度重视了治疗中的特殊性,但在慢性病毒性肝炎的临床治疗中,还应遵循疾病自身的发展规律,汲取西医学科学的、先进的方法,在中医理论的指导下,在临床流行病学调研的基础上探寻和揭示慢性病毒性肝炎的证候规律,并以此证候规律为临床依据,形成新的辨证规范,用以指导临床治疗,进而在临床上根据不同表现形成新的治疗方药。

2)先安未受邪之地:"务必先安未受邪之地"的防治原则,是主张早治防变,提示人们在疾病的初期阶段,应力求做到早期诊断、早期治疗,以防止疾病的传变,这是治未病的思想体现。很多慢性病毒性肝炎患者临床症状轻微或缺如,病变在肝,尚未影响他脏,但在临床治疗中,一定要考虑且兼顾与肝脏相关的脏腑,因脏腑与脏腑之间,生理上存在着相互资生,相互制约的生克制化关系;病理上存在着相互影响、相互传变的乘侮亢害关系。一脏有病,可依据自身规律而影响他脏,因此,在治疗时,应依据这种规律,先治或先安未病脏腑,以阻断疾病的传变途径,防止疾病的蔓延,使疾病向着痊愈的方向发展,这是仲景治未病的关键思想之一。由于"五藏相通,移皆有次,五藏有病,则各传其所胜"(《素问·玉机真藏论》),且"肝为五脏之贼",肝脏之病可影响人体的其他脏腑,因此应根据疾病传变规律,实施预见性治疗,以控制其病理传变,如《难经·七十七难》:"所谓治未病者,见肝之病,则知肝当传之于脾,故先实其脾气,无令得受肝之邪,故曰治未病焉。"肝之与脾,关系甚密,它们相互促进,相互影响,如影随形。因肝属木,脾属土,土者,木所克也。木之克土,所以疏土;土为木克,所以涵木,生克相依。因此,对慢性病毒性肝炎患者来讲,先安未病脏腑,"治肝当先实脾"具有重要的临床意义。提示我们在治疗肝病时要随时密切注意到脾胃功能的正常与否。病变性质与程度,认识即将出现的异常,而及时加强调整之。临床上治疗肝病,应始终注意抓着脾胃不放。在辨证论治的基础上。可选用固护脾胃的药物。

3)运用中医络病理论,积极治疗肝纤维化,防止肝硬化:络病理论为中医的传统理论,络脉具有渗灌血气、互渗津血等独特的生理功能,是经脉中气血营养脏腑组织的桥梁和枢纽,也是气血精微化生交换之所在。因此,络脉具有两个特点,一是在经脉之末端,为脉络细小之部位;二是渗灌气血,完成物质之交换。从现代研究来看,肝纤维化的基本病理改变在窦周隙,为血管的终末分支,从部位上属中医络脉范畴,而肝纤维化、肝硬化的临床表现又与络病的典型表现相同,故可按络病理论进行辨治。我们结合中医络脉理论及对肝纤维化的认识,提出乙肝肝纤维化的病机关键是"毒损肝络",认为"慢性肝病—肝纤维化—肝硬化"是一动态变化的过程,体现由气入血入络的病机,肝纤维化发生则与肝之络脉病变密切相关,而肝纤维化的病理变化肝窦毛细血管化可能是肝络损伤的关键环节及重要的生物学基础之一,肝纤维化过程即是病络的过程,临床应重视用中医络病理论指导对肝纤维化、肝硬化病因、病机的分析,指导诊断和治疗、判断预后。临证时应采用辛温通络、辛润通络、虫类药通络、化痰祛瘀通络、养络等方法,并可理气、和血、柔肝、逐瘀、化痰、除湿、清热、解毒、散寒、扶正等一法或多法并用。在姚乃礼教授带领下,在此理论指导下研制出了治疗肝纤维化的有效中药制剂——芪术颗粒。芪术颗粒由黄芪、丹参、柴胡、茵陈等组成,具有益气健脾、化瘀通络、利湿解毒之功效,用于肝纤维化治疗取得了较好的临床疗效,从而可以稳定病情,预防或延缓肝硬化的发生。并通过国家"九五""十五"等项目的大量的实验研究验证了芪术颗粒抗肝纤维化的作用及相关机制从西医学证实了其抗肝纤维化的疗效。

4)综合防治,防止肝癌的发生:由于慢性病毒性肝炎病毒持续感染是肝癌发生的催化剂。因此,在慢性病毒性肝炎及肝炎后肝纤维化的患者中,应重视预防肝癌的发生,这亦是治未病"既病防变"的思想体现。定期监测及适时的抗病毒治疗是及早发现及降低肝癌发生的有效手段,在中医临证治疗时,应注意全面综合的调理。

调整免疫,增强患者的体质,降低肝癌的发生率:HBV感染人体后,机体的免疫反应决定着乙肝的发生、发展与转归。目前公认的是,宿主对HBV各种抗原的完全或不完全的免疫耐受是造成HBV感染慢性化的主要原因,因而打破HBV感染后的免疫耐受状态,调整紊乱的免疫系统将是治疗慢性病毒性肝炎的关键所在。遗憾的是,迄今尚未明确HBV免疫耐受确切的发生在哪一个应答环节或关键步骤上,且疾病慢性化过程中宿主与病毒间的关系也错综复杂。因此对慢性乙肝的治疗也应该本着多层面、多靶点的治疗思路,从调节整体免疫功能的角度入手。由于中药更重视机体的整体功能状态的综合变化,将不同的环节作为整体的不同侧面,通过多种中药的有机配伍,实现其整体的综合调节,可明显改善临床症状,提高患者生活质量,降低肝癌的发生率。大量研究表明,中药不仅能直接对抗病毒,而且可以通过调整机体内部细胞免疫和体液免疫,间接起到综合调整的作用,使紊乱的机体状态逐渐趋于正常。传统中药在调节机体免疫方面有着特殊的优势,且副反应相对较小。可以从抗病毒及增加机体的免疫能力两方面降低肝癌的发病率。临床研究对调整免疫功能疗效肯定的单味中药有:能增强巨噬细胞功能的有白花蛇舌草、女贞子、金银花、鸡血藤、山豆根等;能增强B细胞功能、提高免疫球蛋白的有菟丝子、黄精、锁阳、仙茅等;能增强T细胞功能的有黄芪、人参、党参、白术、灵芝、桑寄生等;能清除免疫复合物的有生地黄、大黄、桃仁、红花、益母草、丹参、赤芍等;能活血化瘀、增强免疫功能的有丹参、鸡血藤、桃仁、红花、郁金、葛根等；能抑制乙肝病毒、增强人体免疫功能的有大黄、柴胡、黄芩、黄柏、黄连、连翘、贯众、佩兰、厚朴、丹参、郁金、赤芍、虎杖、茯苓、五味子、茵陈、白花蛇舌草等。临证时以中医的辨证论治并结合中药免疫调节的现代研究，来调整患者的免疫功能，从而控制乙肝病毒的复制，改善肝功能，防止进一步纤维化，并控制和治疗一部分癌前病变。

辨证论治加防癌中药，降低甲胎蛋白低含量持续阳性者转癌率：甲胎蛋白低含量持续阳性患者是肝癌的高危人群。一般认为，积极治疗甲胎蛋白持续阳性患者可降低肝癌的发生率。临证时根据患者的临床症状，采用辨证论治的方法，并结合常用的抗癌、防癌中药，可降低甲胎蛋白低含量持续阳性患者的转癌率。现代研究发现，椿皮、石菖蒲、甘草、土鳖虫、王不留行、大黄、重楼、艾叶、半夏、蜈蚣、虎杖、苦参有较强的抗突变作用，冬虫夏草、白术、黄芪、穿山甲、绿萼梅、北沙参、天门冬、生南星、鹤虱、生牡蛎有一定的抗突变作用。甘草有抗移码型和抗置换型基因突变作用，椿皮、土鳖虫、王不留行、大黄、重楼、蜈蚣有抗移码型基因突变作用，石菖蒲、艾叶、半夏和虎杖有抗置换型基因突变作用。丹参中提取的丹参酮有抗肝癌作用，可抑制肿瘤细胞DNA合成，刺五加中的皂苷对肝癌细胞DNA合成亦有抑制作用。由于目前的医疗发展状况还难以彻底治愈乙肝，因此"既病防变"思想在慢性病毒性肝炎患者的治疗中具有重要的现实及临床意义，在慢性病毒性肝炎的临床治疗中，要贯彻"既病防变"的治未病思想，在抗病毒、保肝、改善临床症状的治疗的同时，防止乙肝后肝硬化及肝癌的发生。

（吕文良　张婷婷）

三、肝硬化证治

肝硬化是一种常见的由不同病因引起的肝脏慢性、进行性、弥漫性病变。其特点是在肝细胞坏死的基础上纤维化，并代之以肝纤维包绕的异常结节（假小叶）。在我国，肝硬化是常见病和多发病。

1. 病因病机认识

（1）感邪途径可多样，酿毒伤肝是结果：肝硬化的形成，可由于生物性因素（如病毒、细菌、寄生虫等）、理化性因素（如工业毒物、药物、酒精等）、营养性因素（如营养缺乏、饥饿时，肝糖原、谷胱甘肽等减少，可使肝脏的解毒功能降低或使毒物损害肝的作用增强）、遗传因素（如遗传性代谢缺陷）、免疫性因素（如肝细胞及各种非实质性肝细胞自分泌和/或旁分泌的很多炎症性细胞因子）等各种病因作用于肝脏，肝细胞损害，进而引起肝脏的代谢、胆汁分泌和排泄、凝血、解毒、免疫以及生物转化等功能障碍,迁延日久,引起肝脏的弥漫性损害,使肝细胞变性坏死,残存肝细胞形成再生结节,结缔组织增生形成纤维隔,导致原有的肝小叶结构破坏,形成假小叶,且纤维化形成后,肝结构破坏,肝小叶形态消失,肝内血管扭曲变形,从而使门静脉压力升高,肝内静脉血向动脉分流,或形成侧支,肝细胞由此而致血流供应不足,加之直接承受毒性、炎性或代谢性物质的损害而功能失常。所以肝硬化的临床表现是一系列的肝功能损害和门静脉高压症的表现,晚期常有大量腹水形成。机体往往出现黄疸、出血、继发性感染、肾功能障碍、脑病等一系列临床综合征,最终可导致肝功能不全。

中医学则认为,该病的形成可以归纳为内因和外因两方面,外因多由感受外邪、饮食失调所致,内因多与脾胃虚弱、禀赋不强有关,两者又互为因果,互相联系,导致机体脏腑、组织、器官、经络等生理功能失常,气血、阴阳失衡。由于风寒、湿热、疫毒、虫蛊、痰饮、瘀血、结石、情志、饮食、劳倦等诸多外感、内伤以及病理因素导致正气受损、肝的疏泄和藏血功能失调而形成肝硬化。姚乃礼教授通过多年的研究,进一步认为上述诸因素迁延日久,一方面耗伤正气,另一方面则酿毒,进而损伤肝脏,形成肝硬化。

(2)正气亏虚是基础,毒损肝络是关键:邪毒内郁,日久不愈,或内困脾胃,气血化生不足;或邪郁而从火化,耗伤阴津;或火热之邪深入营血,耗血动血,损伤肝阴;甚或因肝肾同源而累及肾阴;或因阴血亏虚,气失所附而消损,均可导致气阴亏乏。病程长时,心脾肝肾同病,阴衰血亏气竭,可以出现极度乏力,少气懒言,呃逆,喘促,神志模糊,舌红少(无)苔,脉数而细等症,甚则由阴竭而致阳亡,正气溃脱。

邪毒侵袭人体为患,还易循经入络,而致络脉郁滞,甚则损伤肝络,日久正气益虚,毒邪留恋,络脉瘀阻,病情更为复杂。邪毒侵袭人体后,表现出或湿或热或瘀的证候特点以及邪毒入络的病程、病势,则责之于人体正气强弱,邪毒所具有的亢极或蕴结的特性,以及毒邪的性质。

姚乃礼教授认为,肝硬化的形成和转归与人体正气的强弱关系密切。《素问·经脉别论》曰:"勇者气行则已,怯者则着而为病也。"深刻揭示了该病的形成与人体正气密切相关。形体壮实,正气充盛,气血流畅之人,不致郁滞为患,则肝硬化无从发生;而形体虚弱,正气不足,气血亏虚之人,其气血运行迟缓,一旦邪犯,则气血郁滞,转而发生肝硬化。肝硬化既成,正气尚盛之体,郁滞可随气血流畅而散,病可向愈;虚弱之躯,往往气血运行更加迟缓,病益趋甚,或肝硬化日久,耗伤正气,相互贼害,致正气益虚,病邪日甚。邪毒侵袭人体为患,易循经入络,而致络脉郁滞,甚则损伤肝络,日久正气益虚,毒邪留恋,络脉瘀阻,病情更为复杂。鉴于此,姚乃礼教授强调:正气亏虚是肝硬化形成的基础,而毒损肝络是病机的关键所在。肝络病的临床表现具有"久、瘀、顽、怪"的特点,可以总结为络脉郁滞、络虚毒羁、疫毒伤络等证,肝硬化早期毒损肝络可表现为络脉瘀阻、络虚湿盛、络虚郁滞等证。邪实多见湿、湿热、气滞、血瘀,正虚则多见气虚、阴虚及气阴两虚;正气不足贯穿于肝硬化发生、发展的整个过程中,是疾病发生、发展的内在因素;邪毒侵袭,导致络脉损伤是该病发生的关键。肝络病变的临床表现为面色晦暗、唇暗、黄疸、胁痛、胁肋胀、肝掌、蜘蛛痣、肢体麻木、皮肤痒、胃脘胀、舌下静脉迂曲、舌紫暗或有瘀点瘀斑。

（3）多脏受损是特征,正虚血瘀是表现:就肝硬化而言,正气本虚,邪毒入侵,克伐人体正气,可表现为肝郁脾虚、脾虚湿困、脾气虚、肾气虚、肝阴虚等虚实夹杂及虚证证候。邪毒侵袭,其病理机制主要为湿热疫毒壅盛,阻遏气机,壅塞肝胆,困遏脾胃,表现为肝胆湿热、肝郁气结、湿热中阻等实证证候,甚者湿热疫毒较盛,内入营血,迫血妄行,可致血证,以及陷入心包,蒙蔽心神,而致昏迷等重症。而邪毒留恋,正邪交争,病情反复,正气渐虚,疫毒深入脉道,瘀阻脉络,血瘀渐成,肝络受损,则出现肝掌、红丝赤缕甚至胁下痞块等。故疾病在由浅入深地发展过程中,证候表现正虚贯穿始终,正虚成为本病发生发展的内在因素。但由于正虚的程度及邪实强弱的差异,疾病发展到各个时期则有不同的表现,早期肝硬化阶段,湿、血瘀、正虚较为突出,晚期则瘀血表现更为明显。因此,姚乃礼教授认为,多脏受损是肝硬化的临床特征,而正虚血瘀则是贯穿肝硬化疾病过程的主要表现。

2. 治则治法简述 本病的形成,主要责之于肝、脾、肾三脏的功能失调。肝硬化病久,湿热疫毒留恋,肝、脾、肾三脏功能受损,脾失健运,肝失疏泄,肾失气化,终至气滞、血瘀,脉络痹阻,结于胁下,形成癥积,若兼水裹为患,则易成臌胀之变。癥积、臌胀形成,多伴有痰浊等病理因素,并进一步耗伤正气。因此,姚乃礼教授强调,肝硬化的治疗,虽然临床表现复杂,但仅就脏腑而言,主要在于肝、脾、肾三脏,其病理性质,系正虚邪实,治疗时宜权衡正虚与邪实的主次和脏腑功能受损的轻重。

（1）扶正化瘀,柔肝软坚:姚乃礼教授认为,肝硬化疾病的变化是极其复杂的,但不外虚、实两个方面,在肝硬化的发生发展过程中,同样存在正和邪、虚和实的矛盾,正确把握矛盾的主次,是治疗中运用补法的关键。并强调在运用补法时,由于导致肝硬化发病和变化的邪毒的复杂性,且致病后并无纯虚之证候,故尤应注意处理好补法与清法、消法、攻法之间的关系,根据辨证结果,依其主次不同,灵活运用,或补而兼清,或消补兼施,或寓补于攻,总以脾胃为先,调养为要,除非正气虚极,则勿投峻补,一般均以缓图为上策,方能取得好的疗效。倘妄用峻补,壅滞于内;滥遣温热,助长邪毒,则可致病情加重或恶化。

慢性肝病及肝硬化日久,湿热疫毒之邪缠绵难尽,病情迁延不愈,一方面耗伤机体正气,脏腑功能严重虚弱;另一方面,肝脾受损,气机阻滞,脏腑失和,脉络痹阻,或产生痰浊、瘀血等病理因素,与气血相互搏结,日久结而成块,形成癥积、臌胀等痼疾,进一步消残正气,使正愈虚而邪愈实,表现为正虚瘀结的证候。姚乃礼教授认为,邪毒侵凌形成的痼疾,系日积月累的病变,治疗过程中当权衡正虚与邪实的主次,灵活把握扶正化瘀的治疗大法,且宜缓图。峻补之剂,易壅遏脉络,使瘀滞加重,病情不仅难以缓解,甚至还出现凶险的变证;同样,若过用攻逐,则更易戕伐正气,疾似去而正已衰,病邪反固而难却,药过则病情依旧,甚或加重。因此,姚乃礼教授强调,对于这一类病证,当权衡正虚与瘀结的主次,攻补有度,正虚为主,或危及生命者,以补为先;瘀结较盛,病情较急者,祛邪为要,俟病情稍缓,继用补法或攻补兼施,只有这样,才能保持血气壮实,而痼疾可渐消缓散或可带病延年。

(2)调和肝脾,兼顾祛邪:邪毒侵害机体,往往壅遏于内,胶结为患,一时难以缓解。其病理演变趋势为湿热交蒸,土壅木郁,导致肝失疏泄,脾运失职,进而热毒瘀郁于肝,湿毒内蕴于脾,表现出"肝脾失调"的证候特点。姚乃礼教授认为,一方面热郁于肝易伤其阴,湿蕴于脾易耗其气,肝脾在一定程度上已有虚损,治疗时应参以调养肝脾;另一方面,清肝以解热毒,健脾以祛湿毒,使湿热邪毒得清,病可向愈。

毒邪深伏于肝脏,由气分而深入血分,瘀结肝络,日久伤正,耗伤肝阴肝血;邪毒与瘀血互结,蕴于肝脾,是肝硬化的基本病理变化,临床见证亦较为复杂,常邪实与正虚并见,病情迁延难愈。基于以上认识,姚乃礼教授强调,治疗上宜着重于调养肝脾、清化肝脾邪毒瘀血,但应注意把握邪实与正虚的主次。邪毒为主要矛盾时,清化为主,兼以调养;肝脾两伤明显时,又当以调养为主,或健脾益气,或养阴柔肝,兼以清化。调养与清化并施,匡正以祛邪,才可缓解病情。

(3)滋肾养肝,以固根本:邪毒蕴结不去,耗伤肝阴,或邪从火化,阴精(津)被灼,亦可因脾运被遏,而阴血化生无源,导致肝之阴血亏虚,久则因肝肾同源累及肾阴亦虚。邪毒内蕴,壅遏脾胃,热郁亦可灼伤胃津,脾胃之阴亦虚。癥积、臌胀,肝肾本已不足,若并发出血或过用清利,常导致阴血愈亏,病情沉痼难解。姚乃礼教授认为,邪毒内蕴,伤阴伤血者居多,且以肝肾阴伤最为多见,但滋补肝肾之阴时,不可一味填补,以免壅补助邪,仍当以调养为上,使补不助邪。姚乃礼教授同时指出,肝硬化无纯虚证候,虚证一般均与邪实并见,运用滋养之剂,除避免助邪外,尤应注意,在祛邪时,大辛大温或苦寒清利之品常可耗伤阴血,用之宜审慎;阴虚者,多伴火旺之证候表现,常有出血或出血征兆,临证时应予以兼顾,防止出血后阴液耗竭,变生他证;由于肝硬化一般病程较长,阴虚往往与一些病理因素同时并见,治疗亦应考虑。

（陶夏平）

四、脂肪肝辨治

1. **基本认识** 脂肪肝是一种遗传-环境-代谢应激相关性疾病,脂肪肝是一个病理学概念,脂肪性肝病则是其临床概念,是指病变主体在肝小叶,以弥漫性肝细胞大泡性脂肪变为病理特征的临床综合征。病理上包括单纯性脂肪肝、脂肪性肝炎、脂肪性肝硬化三种类型。临床上根据患者有无过量饮酒史,分为酒精性脂肪性肝病和非酒精性脂肪性肝病。可引起脂肪肝的因素很多,包括脂类摄入过多、合成脂蛋白所需的磷脂和蛋白质缺乏、营养不良、外来毒物或药物、先天性遗传、代谢因素等。其临床表现主要为乏力、腹胀、肝区不适或疼痛,或恶心、水肿等,少数伴有肝大、肝区叩击痛及肝功能轻中度异常,绝大多数同时伴有血脂增高。

在中医的古代文献中,没有脂肪肝的病名。但自《黄帝内经》起有本病相关的描述,并有相应的治疗方药。如《素问·阴阳应象大论》云:"清气在下,则生飧泄,浊气在上,则生膜胀。"认为与"浊阴之气"有关;从《张氏医通》:"嗜酒之人,病腹胀如斗……此得湿热伤脾。"《临证指南医案》"而但湿从内生者,必其人膏粱酒醴过度"等阐述,认识到与湿热有关;从《古今医鉴》:"胁痛者……若因暴怒伤触,悲哀气结,饮食过度,冷热失调,或痰积流注于血,与血相搏,皆能为痛"的论述,揭示与痰血瘀结有关。根据脂肪肝的发病特点和临床表现,当从中医"积聚""胁痛""肥气""黄疸"等范畴来认识,认为本病主要涉及肝、脾两脏,以肝失疏泄,脾失运化而产生痰、浊、瘀、湿。多因酒食不节,或感受湿邪,或嗜食肥甘、膏粱厚味之品,或情志不畅,或过度肥胖,或久病体虚以及食积、疫气等导致肝失疏泄,脾失健运,肾气失充,湿热痰瘀毒互结,痹阻肝之脉络而成脂肪肝。从脂肪肝的病因病机来看,类似于《诸病源候论》的"癖病"证候。《诸病源候论》曰:"夫五脏调和,则荣卫气理,荣卫气理,则津液通流……若摄养乖方,三焦痞隔。三焦痞隔,则肠胃不能宣行,因饮水浆过多,便令停滞不散,更遇寒气积聚而成癖。癖者,谓僻侧在于两胁之间,有时而痛是也。"我们将其称为"肝癖"为妥。

2. **辨治经验** 结合古今文献,脂肪肝病因病机多因饮食、肝郁、湿热、中毒所伤致病,以痰湿内停、血瘀气滞为主要病机,一般用健脾、化痰、活血等法治疗。姚乃礼教授认为脂肪肝的发生责之于浊邪为患、痰瘀阻滞,病机以脾虚为本、肝脾不调为主,治疗中分为脾虚不运、肝脾不调、痰浊瘀滞三个基本证候来论治。

（1）审症因,强调浊邪为患、痰瘀阻滞:肝病及脾,脾胃之气受损,脾胃运化功能愈来愈弱,饮食中的水谷精微不能被有效的运化产生气血,一者出现气血不足之象,二者反成湿浊之邪停滞。湿浊阻碍气机,形成湿痰,经脉瘀滞,均可使津液停滞,而化为痰饮。痰饮流注于胁下,或阻滞于肝胆经脉之中,阻滞水液运行,影响血行均可成瘀。"痰""瘀"是气血病理变化的产物,二者可相互转化,胶结为患,同时,又可以作为新的致病因素,加重气血的失调。脂肪肝一病由气机运行郁滞,湿浊内生,入于血分,积于肝脏,壅滞肝脾,血行不畅,痰瘀互结而成。

姚乃礼教授认为本病多因饮食不节或工作压力大,精神紧张,或情志抑郁,肝气不舒或缺乏运动,清浊相干。肝失疏泄,则气血瘀滞;肝气偏亢,乘侮脾土,则脾运失职,痰浊之邪内停,痰瘀阻滞或浊邪瘀滞,而成是证。针对以上病机变化,临床上对于湿浊瘀滞的脂肪肝患者,常用当归芍药散加减治疗。他在当归芍药散的基础上去川芎,加赤芍、甘草、丹参、莪术,组成自拟当归芍药散加味方。具体方药如下:当归、赤芍、白芍、白术、茯苓、泽泻、丹参、莪术、甘草。本病湿浊蕴久容易化热,临床多见瘀热,故采用凉血活血之品。本方中使用赤芍和丹参,既可清除血中瘀热,又可以使血脉畅通,凉血而不滞邪。且赤、白芍合用,养血敛阴,柔肝止痛,一补一泻,一散一收。另外姚乃礼教授善用莪术,莪术味辛、苦,性温,入肝、脾经气分,既可入肝活血行气软坚散结通经,又可入脾健脾消食化积。与白术相配一泻一补,一气一血;与丹参相合,一血一气,一温一寒。全方合用,共奏调肝健脾利湿化浊行瘀软坚之功。

（2）论病机,重在脾虚为本、肝脾不调:肝和脾同居膈下,肝属木,脾属土,生理上肝脾相互为用,制中有生。肝木与脾土这种制中有生,生中有制的关系,主要表现为肝主疏泄和脾主运化功能的相辅相成上。脾气健运,水谷精微充足,才能不断地输送和滋养于肝,肝才能得以发挥正常的作用。

李东垣《脾胃论·脾胃盛衰论》记载,"百病皆由脾胃衰而生也",脾胃是元气之本,气机升降之枢纽,脾胃升降浮沉的变化体现了"天地阴阳生杀之理"。若有饮食不节、过食肥甘厚味、长期嗜酒或劳逸失常损伤脾胃,脾气虚弱,肝气乘虚侮之,土虚木乘,导致肝脾不调。张景岳曰:"以饮食劳倦而致胁痛者,此脾胃之所传也",所谓"脾土一虚,肝木乘之",表明了脾虚肝木逆乘的病理过程。对此,《景岳全书·杂证谟·论肝邪》进一步指出:"肝邪之见,本由脾胃之虚,使脾胃不虚,则肝木虽强,必无乘脾之患。"《金匮要略》亦曰:"脾实,则肝自愈。"脾伤无以化生水谷精微,运化功能减退,精微不能转输布散,久则聚积而成湿浊、痰浊之邪。痰浊内生,阻塞气道、由气及血,日久化瘀,痰瘀交阻,痹阻血络。另一方面,脾失健运,痰浊壅滞亦可致土壅木郁,反过来引起肝气不疏,气郁血滞,亦可导致瘀血内生。尤在泾《金匮要略心典》中记载:"食积太阴,敦阜之气,抑遏肝气,故病在胁下。"

因此,姚乃礼教授认为,脾虚为脂肪肝的基本病机,是脂肪肝发生和转归的根本动因。脾气亏虚,不能耐受肝的相乘,肝气乘虚而入,土虚木乘,导致肝脾不调。脾虚健运失职,不能输布水谷精微,水精不能布散而停滞体内,形成痰浊,日久进而产生湿、痰、瘀等诸多病理产物。

(3)论证治,注意邪正虚实、标本先后:姚乃礼教授根据脂肪肝的病因病机,结合临床经验,提出脂肪肝分为脾虚不运、肝脾不调、痰浊瘀滞三个基本证候来论治,三者既是一个动态变化的过程,也是联系紧密、互相影响的要素。临证中要分清疾病的主要矛盾和次要矛盾,分清疾病所处的阶段,"急则治其标、缓则治其本",是以脾虚为主,还是以湿、痰、瘀等实邪为主,这样治疗中才能有的放矢,提高临床疗效。

临证中以脾虚不运为主者,常以四君子汤为基础方,并化裁六君子汤、香砂六君子汤加减。四君子汤来源于《太平惠民和剂局方》,由人参、白术、茯苓、甘草组成,具有健脾益气的功能,为补气的基础方。四君子汤中的人参,亦可用党参或太子参。以脾气虚为主,可用党参;若兼有气阴虚,可用太子参。党参性甘、平,归脾、肺经,偏燥,易于上火。太子参性甘、微苦、平,有益气生津、补益肺脾之功,性平和,是补气药中一味清补之品,《本草再新》曰:"治气虚肺燥,补脾土,消水肿,化痰止渴",《饮片新参》记载:"补脾肺元气,止汗,生津,定虚惊。"其适用范围广,偏于养阴,但对于舌苔厚腻者,有滋腻之嫌,切勿用之。四君子汤中的白术,视病情而用。大便干者用生白术,大便软者用炒白术,大便溏者用焦白术。脾虚者多用蜜炙甘草。另外,脾虚者常见舌体胖大、舌质淡、有齿痕,可酌加山药、薏苡仁、黄精等健脾之品。

肝脾不调者,多以逍遥散为主方加减治疗。逍遥散源于《太平惠民和剂局方》,由柴胡、白术、芍药、茯苓、当归、薄荷、炙甘草、煨姜组成。脾虚肝木乘之,导致肝脾不调,此时以疏肝健脾为主。逍遥散理气之功较弱,可加入炒枳实、炒枳壳、木香、川楝子、厚朴、厚朴花等理气之品。另外,肝除主一身气机的调畅外,还主藏血,气为血之帅,气行则血行,气滞则血瘀。因此,调气时亦应重视调血,可加入丹参、赤芍、白芍、当归、莪术等和血之品。

痰浊瘀滞者,首先应分清病邪所处的阶段。湿浊者,化湿去浊;痰核者,化痰散结;瘀血者,行瘀散结。这个阶段的患者,多以舌苔厚腻为主,治疗中以化湿为先,养阴药有滋腻之嫌,不宜选用。特别是老年人舌苔厚腻者,多属于陈年积垢,治疗中应加大化湿之力,治疗时间也相对较长。常用平胃散、二陈汤为基础方,酌加白豆蔻、草豆蔻、车前子、大腹皮、紫苏梗等。对于日久湿邪入里化热,舌苔多见黄腻苔,治疗中加用清热之品,如:茵陈、黄芩、黄连、栀子、虎杖、杏仁、连翘、半枝莲等,可选甘露消毒丹、三仁汤、藿朴夏苓汤。若正值暑天,可加六一散。对于舌暗有瘀斑、瘀点者,多为痰瘀互结,邪入血分,治疗则以化痰散瘀、软坚散结为主,常用丹参、莪术、山楂、牡蛎、夏枯草、浙贝母等。另外,若兼食积者,酌加焦神曲、焦山楂、焦麦芽、焦槟榔、鸡内金、炒莱菔子等。

总之,三个基本证候,不应绝对分开,而是注意相兼为患,或兼肝郁、或夹痰浊、或可化热、或成热毒,当认真辨析方能正确施治。

(4)识病情,应论病证结合、随证施治:姚乃礼教授认为,辨证论治与辨病论治的结合既能彰显传统中医的优势,又可满足西医学对"病"进行本质改善的要求。所谓"病"既包括西医之病,亦是中医疾病之全面认识,治疗时亦应结合现代检查,对病变有进一步的认识,才能确保疗效。临证中对于脂肪肝合并血脂高者,可酌加泽泻、姜黄、绞股蓝、山楂、郁金、决明子等有降脂作用的中药。若患者头晕,多属清阳不升、浊阴不降,可加荷叶,用其煎汤带水,效果更佳。对于脂肪肝中度以上者,以治肝为主,扶助正气从血分而治,可选用莪术、当归、赤白芍、黄芪等。若伴有转氨酶升高者可加入保肝降酶的药物,如:茵陈、虎杖、五味子、垂盆草、半枝莲、败酱草等。若长期酗酒者,可加葛花、葛根、枳椇子等具有解酒功效的药物。

(5)重调理,注意饮食习惯,合理运动:姚乃礼教授治疗脂肪肝时,往往会与患者交流,建议其调整生活习惯,控制体重,坚持进行有氧运动,辅助药物治疗。多嘱咐患者在工作上要劳逸结合,避免过度劳累;饮食方面,尽量避免喝酒,清淡饮食,减少食用动物脂肪与内脏,多食粗粮以及食物纤维;运动方面,姚乃礼教授常常建议患者根据自身的健康状态、体力情况、运动经历以及年龄段的不同,来选择相应的运动方法和运动时间进行锻炼,可选择快走、跑步、散步、游泳、骑自行车、太极拳等,做到持之以恒,方可见效。

综上所述,脂肪肝的形成过程中以脾虚为本、肝脾不调为主,伴随着痰浊的产生,痰浊内生后,作为一种病理因素持续产生作用,与瘀血胶结,对其治疗应以化浊祛痰为法,兼以软坚,可同时配合消食、活血、理气、益气、养阴、清热等法使用,临证过程中,强调审证求因,辨证施治。

(吕文良 朱 丹 张婷婷)

五、泄泻辨治

泄泻,概指排便次数增多,粪质稀薄,甚则泻出如水样的病证。泄泻是中医脾胃病中最为常见及重要的病证之一。该病证多责之于"脾虚湿胜",故《素问·阴阳应象大论》云:"湿盛则濡泄",《景岳全书·泄泻》曰:"泄泻之本,无不由乎脾胃。"然《冯氏锦囊秘录》又指出:"泄泻而属脾胃者,人固知之矣。然门户束要,肝之气也。守司于下,肾之气也。若肝肾气实,则能闭束而不泄泻,虚则闭束失职,而无禁固之权矣。"可见泄泻病位主要在肝、脾胃、肾及大小肠。其中,肝脾不和(不调)是泄泻的重要病机,而泄泻又是肝脾不和最常见的临床表现之一。从肝脾论治泄泻,尤其是慢性腹泻,更显重要临床意义。兹分别从肝脾脏腑生理关系、病因病机特点、辨治用药原则等方面论述如下。

1. **肝、脾脏腑生理关系内涵** 肝主疏泄,调畅一身气机;脾主运化,脾胃升降为气机之枢纽。人体的消化功能与肝脾有着密切的关系,脾的升清、胃的降浊必赖于肝气的升发和胆气的下降才能顺利完成。同时,肝主藏血,脾主生血、统血。故肝与脾的生理联系,主要表现在疏泄与运化的相互依存、藏血与统血的相互协调关系方面。

脾胃的运化功能与肝的疏泄功能密切相关,肝主疏泄、调畅情志,疏利胆汁,输于肠道,促进脾胃对饮食物的纳运功能,并有助于中焦脾胃气机升降有序协调,水谷精微运化输布正常。正如《医碥·五脏生克说》所云:"木能疏土而脾滞以行";《血证论》也曰:"木之性主于疏泄,食气入胃,全赖肝木之气以疏泄之,而水谷乃化,设肝不能疏泄水谷,渗泻中满之证,在所不免。"肝脾之间具有相互依存的关系:①木赖土以培之,肝胆依赖着脾胃的营养滋生。如《黄帝内经》曰:"五藏六府皆禀气于胃","食入于胃,散精于肝,淫气于筋"。又如《医宗金鉴·删补名医方论》所云:"肝为木气,全赖土以滋培,水以灌溉。"②土得木而达,如《读医随笔·升降出入论》曰:"脾主中央湿土,其体淖泽,其性镇静是土之正气也。静则易郁,必借木气以疏之。土为万物所归,四气具备,而求助于水和木者尤亟……故脾之用主于动,是木气也。"此即指脾土属阴,其性壅滞则易郁,须借肝木之条达冲和、升散疏泄之性,而使饮食物、水湿得以运化,升降之机维持正常。同时,肝脾之间还有相互制约的关系。所谓"木克土"即指肝脾二脏在生理活动上具有相互制约、抑制的作用,其使肝脾之间保持应有的平衡,防止偏盛之弊。如木与土二者失去应有的平衡,木太过可以乘土,土太过也可反侮木,人体便出现各种相关的临床病理证候,如泄泻、胃痛等病证。

2. **肝脾不和泄泻病因病机特点** 如肝脾之平衡协调被打破,病理状态下肝脾病变相互影响。若肝失疏泄,太过或不及,气机郁滞,易致脾失健运,则表现为精神抑郁、胸闷、太息,伴有纳呆、腹胀、肠鸣、泄泻等肝脾不调之候发生;脾失健运,也可影响肝失疏泄,导致"土壅木郁"之证,表现为腹胀、纳呆、腹泻,伴有胸胁满闷不适、情志不舒等。此外,脾虚易生湿困湿,或化为湿热或为寒湿,湿邪壅遏影响肝胆之疏泄条达,胆液外泄,可形成黄疸;肆其不胜而顺乘脾土为其必然,即脾受克,运化受挫,水湿挟热毒常直趋而下,泄泻作矣;脾气虚弱,则生化乏源而血虚,或统摄无权而致血液妄行而出血,均可导致肝血不足。

由于素体脾胃虚弱,或感受外邪,长期情志不遂、劳倦内伤、饮食不节等原因而损脾伤肝,肝伤则气机郁结、疏泄失常,脾虚则升降运化失健,终致肝脾不和而出现一系列临床病证表现,其中最易出现泄泻之证,如《素问·举痛论》曰:"怒则气逆,甚则呕血及飧泄",《素问·至真要大论)曰:"厥阴之胜……肠鸣飧泄,少腹痛",陈无择认为:"喜则散,怒则激,忧则聚,惊则动,脏气隔绝,精神夺散,以致溏泄",《景岳全书·泄泻》则指出:"凡遇怒气便作泄泻者,必先怒时挟食,致伤脾胃,故但有所犯,即随触而发",清代李冠仙亦云:"肝气一动,即乘脾土,作痛作胀,甚则作泻"。

由于病因不同及患者体质差异,故主要有几个方面的病机变化:一是郁怒伤肝,肝失条达,横逆侮脾,脾失健运,水湿下趋肠道致泄泻、腹痛、肠鸣。如《类经·卷十三》所云:"土强则侮土,故善泄也。"故吴鹤皋在《医考·泄泻门》痛泻要方中说:"泻责之脾,痛责之肝,肝责之实,脾责之虚,脾虚肝实,故令痛泻。"这里所指的肝实、脾虚,实际上指的是肝旺,木旺乘土,脾运受裁,转运失职。二是饮食劳倦忧思,损伤脾土,脾运不健,土反侮木,肝失条达、疏泄而引起泄泻,如《王旭高医案·卷之三》所述:"夫肝胆属木而喜升达,寄根于土。今脾胃为生冷忧思伤其阳和之气,布化运转失职,肝胆无湿润升达之机,郁久而肆其横逆,侮其所胜脾胃受克。"

3. 肝脾不和泄泻辨治用药原则 张景岳曰:"五脏中皆有脾气,而脾胃中亦有五脏之气",并提出了"善治脾者,能调五脏即所以治脾胃也,能治脾胃使食进胃强,即所以安五脏"的辨治方法,其对泄泻之临证思路多有启发。有人对泄泻五脏论治进行文献再评价,主要检索CNKI文献数据库,查阅、整理公开发表的有关泄泻五脏论治、泄泻治疗经验的文献,统计从各脏治疗的文献篇数,结果提示泄泻从肝论治66篇,所占比重为51.56%,可见从肝脾论治泄泻具有重要意义。

肝脾不和泄泻的治疗原则是抑肝扶脾,代表方是《景岳全书》引刘草窗方痛泻要方。方中白术苦、甘而温,补脾燥湿健运,实土以御木乘为君;白芍酸寒益阴养血,滋脾柔肝,和里缓急而止腹痛为臣;陈皮辛苦而温,理气醒脾以调中为佐;防风辛以散肝,香以舒脾而胜湿为佐使。四药相配,泻肝补脾,使肝脾和调,运健湿除,自然痛泻俱止。另外,《明医杂著》云:"脾虚肝所乘也,宜六君子加柴胡、升麻、木香……若脾脉弦长者,肝木乘脾土也,当补脾平肝。"若久泻不止,可用酸味药佐之,取其酸味收敛,又有平肝止泻之功。如《医宗必读》曰:"酸之一味,能助收肃之权,经云'散者收之'是也。"

姚乃礼教授辨治肝脾不和之慢性泄泻,强调谨守病机、圆机活法。若肝气过旺,肝木乘脾,则治以抑肝扶脾,方用痛泻要方加减;若肝郁气滞,疏泄不及而土壅失运,则治宜疏肝运脾,方用逍遥散加减;若脾虚影响到肝失疏泄,而致

"土壅木郁",则治宜健脾益气、疏肝理气,方用参苓白术散或《医学集成》柴芍六君子汤酌加疏肝之品,如中气不足明显,则改用补中益气汤加减; 若脾虚湿困,肝胆疏泄条达不畅,则治宜健脾祛湿、疏肝利胆,方用平胃散合小柴胡汤加减; 若伴有湿热壅盛,则治宜清化脾胃、肝胆湿热,方用葛根芩连汤合芍药汤加减; 若脾气虚弱,气不摄血,气血两亏,肝血不足,则治宜健脾柔肝、气血双补,方用补中益气汤合四物汤加减。

同时临床辨治该病证需要注意以下几个方面:

(1)脏腑偏重及病邪特征不同,应区别治之。如脾虚与肝郁孰轻孰重? 是相乘还是相侮? 肝失疏泄是疏泄不及还是太过? 脾虚湿邪内生是寒化还是热化? 两脏之间是肝病及脾还是脾病及肝? 均需时时注意,谨慎辨之,深入细化治法用药。

(2)病情动态演变,涉及脏腑、气血不同。慢性泄泻病程较长,初期病情较轻,必与脾胃肠相关,病久多涉及肝、肾两脏,耗伤正气,渐由实致虚,由气及血,故应根据疾病发展的不同阶段,不断调整治疗方法,此即同病异治。

(3)见肝之病,当先实脾,防病于未然。张锡纯在《医学衷中参西录》中认为,治肝实脾不仅是为了防止肝病传脾,而且是通过实脾可以促进肝病的痊愈。故其云:"……谓肝病当传脾,实之所以防其相传,……而实不知实脾即所以理肝也。"脾土健运,肝有化源,肝阴血充足,藏疏有度,木郁肝枯之候则可缓解。

(4)治宜疏肝柔肝,不宜攻伐太过。抑肝应以疏肝柔肝、理气和血为主,不宜过用三棱、青皮、鳖甲等攻伐滋腻之品,以免耗伤正气,肝体不足而致疏泄失常,则泄泻难以缓解。

(5)除肝脾肾三阴之外,大小肠之生理病理作用不能忽视。大肠传导、小肠受盛之功能失司,而致泄泻。大小肠是泄泻病变发生的具体场所,辨治不能一概"以脾代肠",一味忽视其腑病的功能作用(尤其是小肠),并且其用药归经也具有一定的特殊性,故将会对临床疗效大有裨益。

(6)泻日久不止,不可分利太过,可予炒芡实、乌梅、诃子肉、赤石脂等收涩止泻,以免重伤阴液。

(7)注重情志调畅、劳逸结合、起居有常、饮食有节等养生保健。

(白宇宁)

六、头痛辨治

头痛指由于外感与内伤,致使脉络绌急或失养,清窍不利所引起的,以患者自觉头部疼痛为特征的一种常见病证,也是临床上常见的自觉症状,可单独出现,亦可出现于多种急慢性疾病之中,有时亦是某些相关疾病加重或恶化的先兆。本文所讨论的头痛,主要是内科杂病范围内,以头痛为主要症状者。

中医学对头痛的认识历史悠久。《素问·风论》早有"脑风""首风"之名。《素问·五藏生成》曰:"是以头痛巅疾,下虚上实。"《伤寒论》六经条文中明确提出头痛的有太阳病、阳明病、少阳病、厥阴病。《东垣十书》则将头痛明确分为内伤头痛和外感头痛。《医碥·头痛》也提出:"头为清阳之分,外而六淫之邪气相侵,内而六府经脉之邪气上逆,皆能乱其清气,相搏击致痛,须分内外虚实。"

现代临证辨治头痛也多从外感与内伤认识,一般来讲外感头痛易治,内伤头痛病因复杂而较难治。从外感者,多因感受风、寒、湿、热等外邪,而以风邪为主,形成风寒、风热、风湿头痛;从内伤者,常为肝阳上亢、肾精亏虚、气血不足、痰浊阻滞、瘀血内停等所致,总与风、火、痰、虚、瘀,以及肝、脾、肾三脏的功能失调有关,其中尤以肝与头痛关系最为密切。故《黄帝内经》云:"诸风掉眩,皆属于肝。"《临证指南医案》指出:"头为诸阳之会,与厥阴肝脉会于巅,诸阴寒邪不能上逆,为阳气窒塞,浊邪得以上据,厥阴风火乃能逆上作痛。故头痛一证,皆由清阳不升,火风乘虚上入所致。"从古代医家思想至现代研究,以及临床实践均提示从肝论治头痛较为主流,且临床显示较好疗效。故头痛之发生与辨治主要责之于肝。

1. 头痛从肝论治的病机分析 肝主疏泄,调畅全身气机,使脏腑经络之气运行畅通无阻。如果肝的疏泄功能正常,气机畅通,在情志方面则心情舒畅,不郁不亢。若情志不遂,则肝之疏泄功能失常。肝气亢奋,升发太过,肝气上逆,则头痛。若肝气疏泄不及,肝气郁结,郁积日久,则气滞血瘀,不通则痛而患病。气郁日久则化火,肝阳、肝火上扰清窍,脉络气血不畅而发为头痛。另外,肝疏泄失常,而致脾失健运,痰浊中阻,上蒙清窍而致头痛;脾不升清,胃不降浊,也可导致头痛恶心等症。

肝藏血,表现在贮藏血液和调节血量,滋养脏腑形体官窍。头为精明之府,神明之主,又内藏脑髓,而为髓海。机体诸精,上聚于头,五脏精华之血,六腑清阳之气上注于脑,以滋养脑髓,活跃神机,维持机体的平衡。肝藏血,肾藏精,精血同源,若肝不藏血,水谷精微不能互化,脑失所主,头窍失养而致头痛。肝调节血量,与脾配合统摄和调节血液,若肝调血不畅,可致瘀血头痛。肝藏血,若肝血亏虚,阴不制阳,肝阳失敛而上亢,则清窍受扰,脉络失养而致头痛。

肝为体阴用阳之脏。肝血充足且肝气条达,则能藏血,是谓体阴;在藏血的基础上,肝疏泄条达适宜,无太过与不及,是谓用阳。二者相辅相成,损其体者必害其用,犯其用者多伤其体。

足厥阴肝经循行与头目密切相关。《灵枢·经脉》曰:"足厥阴之脉,起于大指丛毛之际,上循足跗上廉,去内踝一寸,上踝八寸,交出太阴之后……挟胃属肝络胆,循喉咙,上入颃颡,连目系,上出额,与督脉会于巅",故《临证指南医案·头痛》云:"头为诸阳之会,与厥阴肝脉会于巅……厥阴之风火乃能逆上作痛。"同时,肝开窍于目,有先兆的头痛发作时,多伴有视觉症状,如伴随暗点、闪光、黑蒙、畏光等症。

2. **辨治经验** 姚乃礼教授认为肝属木,外应于风,内伤头痛多与肝有关。因情志失常,肝失疏泄,肝郁气滞,肝郁日久化火,肝阳上亢,风阳上扰清窍,发为头痛。劳欲过度,年老肾亏或火盛耗伤肝肾之阴,肝失濡养,或肾水不足,水不涵木,导致肝肾阴亏,肝阳上亢,上扰清窍而致头痛。肝郁化火不但燔灼肝经,又可炽于血脉,内侵血分,形成肝经血热之证,血热于肝,循经上扰,气血逆乱,脑窍不利,发为头痛。肝气郁结,肝木克脾土,脾失健运,痰湿内生,痰浊中阻,上蒙清窍,经络阻滞,阻遏清阳不升,发为头痛。肝藏血,但脾胃虚弱,后天生化之源缺乏,或因久病失血,暗耗阴血而致肝血亏虚,窍络失养,不荣则痛,亦可形成头痛。总之,由于肝的功能失调导致气、血、痰、热、风、寒、虚的病理变化,从而出现虚实不同的头痛症状。具体辨治特点如下:

(1)下虚上实,本虚标实:《素问·五藏生成》曰:"是以头痛巅疾,下虚上实,过在足少阴巨阳,甚则入肾;徇蒙招尤,目冥耳聋,下实上虚,过在足少阳厥阴,甚则入肝"故本病多以本虚标实、下虚上实为特征。下虚为肝肾阴血不足,上实为风、痰、瘀、热、寒等。临床以上下部位、虚实性质为辨治要点,以补益肝肾、气血,及祛风、化痰、活血通络为主要治法。治本主要是滋阴、养血,滋阴为滋养肝肾之阴,养血是补养肝血。治标主要是清肝、平肝及活血、化痰。由于其病机复杂,常常虚实错杂、上下皆病,故在临床应用时,多标本兼顾、上下通治,治本、治下与治标、治上常结合运用。依据患者体质及病机具体情况,有时侧重于治本,有时侧重于治标,有时二者均加以兼顾。具体主要常用滋肾清肝、滋肾平肝、养血平肝为主,配合活血、化痰、通络等法,灵活掌握。

(2)调补气血,兼顾诸邪:肝的功能失调导致阴血亏虚及气血运行逆乱、瘀滞,是头痛的常见病理变化,从而出现虚实不同的头痛症状。故调肝在很大意义上即调补气血,调补又有调畅和补益两层含意。调畅即疏肝理气,降逆平肝,条达气机,使其升降有序,气血寻其常道而不至于逆乱为害,通则不痛;补益即益气养血,滋补肝肾,使清窍得以濡养,荣则不痛。另外,气血调和,则肝风易自止,故云"治风先治血,血行风自灭"。

同时,气虚则邪凑,外感及内生邪气均可为患。以风、痰、瘀、热、寒等邪最为常见。不通则痛,久痛入络,久病多瘀,"头痛多主乎瘀"。痰瘀交阻,影响气血的正常运行,使痰浊瘀血阻滞脑络而为头痛。《景岳全书第二十六卷·头痛》提出:"若夫偏正头风,久而不愈者,乃内挟痰涎风火,郁遏经络,气血壅滞。"故针对各病邪性质而辨证施治,每奏捷效。

(3)补益肝肾,勿忘健脾:头痛多从肝论治,但与脾也密切相关。肝气郁结,肝木乘脾土,脾失健运,痰湿内生,痰浊中阻,上蒙清窍,经络阻滞,阻遏清阳不升,发为头痛。素体脾胃虚弱,后天生化之源匮乏,肝藏血乏源,肝血亏虚,阴不潜阳,肝风上扰并窍络失养,不荣则头痛。另外,肝肾亏虚日久,势必影响脾胃,而致脾胃虚弱、气虚血虚。如张景岳所云:"五脏中皆有脾气,而脾胃中亦有五脏之气",并提出"善治脾者,能调五脏即所以治脾胃也,能治脾胃使食进胃强,即所以安五脏"的辨治方法。故在调肝、和气血的基础上,着实需要健脾益气为治。反之,脾之水谷精微疏布也依赖肝的疏泄功能,才能上输于脑府精明。同时表明,调和肝脾在本病辨治中有着重要作用,不容忽视。

例如,临床上见到痰厥头痛,症见一侧或全头疼痛,头痛时伴恶心呕吐,口苦、咽干,心烦心悸,胃脘痞满,苔白腻,脉弦滑。治疗应以化痰为标,调理气血为本。即当以肝脾同治,健脾化痰、疏肝调气和血。健脾气以清痰之源,疏肝气以畅痰之流。气调、血和、痰清,则头痛自愈。

(4)从肝论治,辨清部位:辨证与辨部位相结合,依据头痛部位,加入引经药,使药达病所,邪祛正安。如前额及眉棱骨痛,病在阳明经,加白芷、葛根、知母;后头痛连及颈项痛,属太阳经,加羌活、蔓荆子、防风;两侧头痛病在少阳,加柴胡、川芎;巅顶痛病在厥阴,加吴茱萸、藁本。具体用药规律体会如下:

平肝:即平肝潜阳之法。方常用天麻钩藤饮加减。药用:天麻、钩藤、生龙骨、生牡蛎、磁石、珍珠母、代赭石、石决明、菊花、杜仲、桑寄生、牛膝等。

清肝:肝胆气火上逆,即降其肝火、利其湿热、平其气血。方常用龙胆泻肝汤合化肝煎加减。药用:龙胆草、茵陈、青皮、浙贝母、青葙子、夏枯草、决明子、栀子、黄芩、牡丹皮、赤芍等。

疏肝:即疏肝理气、活血止痛之法。方常用柴胡疏肝散合金铃子散加减。药用:柴胡、枳壳、白芍、香附、郁金、川芎、元胡、川楝子、薄荷、青皮、预知子、甘草。

养肝:即补血养肝、通络止痛法。方常用四物汤合一贯煎加减。药用:当归、白芍、熟地黄、川芎、北沙参、炒酸枣仁、枸杞子、桑椹、阿胶、何首乌、菟丝子、肉苁蓉、沙苑子等。

暖肝:即散肝寒、利肝经,调和气血法。方常用吴茱萸汤加减。药用:吴茱萸、乌药、小茴香、肉桂、木香、艾叶及淫羊藿、仙茅等。

滋肾:即补益肝肾、滋水涵木法。方常用六味地黄丸合二至丸加减。药用:

生地黄、熟地黄、女贞子、旱莲草、枸杞子、山药、山萸肉、牡丹皮、泽泻、白芍、茯苓、龟板、鳖甲、磁石、牛膝等。

健脾：即健脾化痰、益气养血、兼以平肝。方常用八珍汤合四君子汤加减。药用：党参、黄芪、白术、茯苓、甘草、当归、川芎、熟地、白芍、陈皮、枸杞子、蔓荆子等。

化痰：即清热化痰、息风通络、平肝潜阳法。方常用二陈汤合温胆汤加减。药用：陈皮、法半夏、茯苓、甘草、黄连、黄芩、生姜、浙贝母、胆南星、白附子、川芎、天麻、薄荷等。

活血祛瘀：即活血祛瘀、畅脉通络法。方常用血府逐瘀汤或通窍活血汤加减。药用：桃仁、红花、生地黄、赤芍、枳壳、柴胡、桔梗、牛膝、乳香、没药、姜黄、郁金、延胡索等。

搜络：即搜风通络、活血止痛法。方常用牵正散加减。药用：蜈蚣、土鳖虫、全蝎、地龙、水蛭、王不留行、丹参、白僵蚕、忍冬藤、威灵仙等。

（5）祛除诱因，保健养生："皆当验其邪所从来而施治之"。现代生活节奏快、工作压力大，饮食结构也较前发生了巨大变化。饮食不节、内分泌失调以及精神因素刺激等与头痛的发病与反复发作有着密切的联系。情志刺激，精神紧张，劳累失眠常常可诱发头痛。故需祛除致病诱因，保持心情舒畅、饮食有节、起居有常、配合适当体育锻炼，长期坚持养生保健等对本病的控制有着重要作用。

（白宇宁）

七、失眠辨治

不寐亦称"失眠"或"不得眠""不得卧""目不瞑"，是指睡眠时经常不易入睡，或睡眠短浅易醒，甚则整夜难以入睡的一种病症，导致睡眠时间不足或睡眠深度不够。不寐一病，虽涉及五脏六腑，但其病机与营卫气血运行失度、阴阳失调密切相关，所谓"阳入于阴谓之寐，阳出于阴谓之寤。"治疗时当以调畅脏腑气血为宜。肝与阴阳气血之调畅关系最密，故治疗不寐证当以治肝为先。

1. **失眠从肝论治的病机分析** 《素问·宣明五气》中提出："心藏神，肺藏魄，肝藏魂，脾藏意，肾藏志，是谓五脏所藏。"表明五脏藏五神主五志，彼此之间关系密切。关于"肝藏魂"，《灵枢·本神》进一步阐明"随神往来者谓之魂"。《类经·藏象》对"魂"的阐述："魂之为言，如梦寐恍惚，变幻游行之境，皆是也。"肝藏血主疏泄，若肝气条达，藏血充沛，则魂随神往，功能正常；若肝失疏泄，肝血不足，魂不随神活动，则夜寐不安、梦寐恍惚等诸症涌现。《素问·刺热》

云："肝热病者,热争则狂言及惊,胁满痛,手足躁,不得卧。"《素问·痹论》云："肝痹者,夜卧则惊。"《素问·大奇论》云："肝雍,两胠满,卧则惊。"指出若肝气受损,致使肝血不足,或肝气郁结,或肝经有热,魂不安藏,发病为"不得卧"。

东汉张仲景为不寐证提供了两首著名方剂:黄连阿胶汤和酸枣仁汤。而酸枣仁汤用于治疗肝血不足、魂不安藏的"虚劳虚烦不得眠证"。

宋代许叔微《普及本事方》卷一云："平人肝不受邪,故卧则魂归于肝,神静而得寐,今肝有邪,魂不得归,是以卧则魂扬若离体也。"故若肝失疏泄,肝气郁结,甚则肝郁化热,导致魂不守舍而不寐。

清代唐容川在《血证论·卧寐》中云："肝病不寐者,肝藏魂,人寤则魂游于目,寐则魂返于肝。若阳浮于外,魂不入肝,则不寐,其证并不烦躁,清[?]不得寐,宜敛其阳魂,使入于肝。"指出魂属阳,若阳浮于外,肝"肝藏魂"功能[?]阴,则肝魂浮动于外而魂不守舍,导致不寐。

纵观上述论述,说明肝对人的睡眠起着[?]为基础。肝为气[?]正常与否,直接影响睡眠质量。

2. **辨治经验** 正常精神情志活动以气机调畅、气血平和为基础。肝与气血之调血之枢,主疏泄而畅气机,舒情志而和阴阳,主藏血而养诸脏,故肝与气血之调畅关系最密。而不寐患者往往以情志变化为主因,又以气血失衡为发病病机,故治疗不寐当多从肝论治,调畅气血枢机,使阴阳调和、魂有所归、神有所藏而寤寐自安。

(1)疏肝解郁法:肝为刚脏,秉春木之性,性喜条达。不寐患者往往情志不遂,肝失疏泄,初则气机郁结,日久气血运行不畅,内扰神志,魂不安藏而不寐。临床症见:入睡困难,或眠浅易醒,或乱梦纷纭,兼有情志郁郁不乐,时喜叹息,胸胁胀痛,舌淡红,苔白,脉弦。治法:疏肝解郁,宁心安神。方选逍遥散或柴胡疏肝散加减。

(2)清肝泻火法:肝为刚脏,将军之官,在志为怒,又为风木之脏,内寄相火,其性刚烈,肝气易郁而化火,冲扰神魂,魂不归舍而不寐。症见入夜烦躁,难以入睡,或梦吃频作,兼有急躁易怒,头晕目眩,便秘溲赤,舌红苔黄,脉弦数。治法:清肝泻火,清热安神。方选龙胆泻肝汤加减。肝火多缘于气郁不解所致,故治疗时需同时疏肝解郁。

(3)柔肝养血法:肝主藏血,心藏神,神安则寐,不安则不寐。而心神之安养赖心血濡养。若患者年迈血虚,或患病日久,或情志抑郁,或房劳过度耗伤肝[?],导致气血亏虚。肝血不足,致心神失养而见失眠。肝藏血而舍魂,人卧则血归于肝,魂也随之归肝而潜藏。肝血不足,则夜卧而魂难归于肝,魂不归舍而不寐。近代张锡纯在《医学衷中参西录·医话》中云："[?][?]因人之神明藏于脑,故脑为精明之府,而发出在心,故心[?]

118

阳，阳者主热。忧愁思虑者，神明常常由心发露，心血必因热而耗，是以伤心也。心伤，上之不能充量输血于脑，下之不能充量输血于肝，脑中之神失其凭借，故苦惊喜忘，肝中之魂，失其护卫，故夜不能寐，且肝中血少，必生燥热，故又多怒也。"症见头昏欲睡，睡而不实，多梦易醒，面色不华，神疲乏力，心悸健忘，两胁隐痛，舌质淡，脉细无力。治法：柔肝养血，安神宁心。方以酸枣仁汤加归脾汤加减。

（4）和解少阳法：患者为情志所伤，或郁闷，或易怒，致使肝气郁结，或肝火过盛，肝失疏泄，气机不畅，从而进一步郁久化火。肝气拂郁，胆气不宁，肝胆内寄之相火妄升，扰动心神，神不安舍，故见失眠。同时肝病及脾，脾失健运，水谷不化，痰浊内生，进一步扰动神明，故往往失眠久而不愈。症见入睡困难，梦中易醒，烦躁不安，两胁胀痛，平素易怒易郁，喜太息，舌质红，苔黄，脉弦。治法：和解少阳，疏肝解郁。方选柴胡加龙骨牡蛎汤加减。此类不寐症属于火郁之证。火郁证乃由于火热郁结于内，气机升降受阻，出入不利所致。张景岳认为："火郁之病……当因其势而解之、散之、升之、扬之，如开其窗，如揭其被，皆谓之发，非独止于汗也。"其核心内容就是强调治疗的因势利导。若能从肝、心入手，舒畅气机，使气行血活，肝气条达，则神魂自安，自可安然入睡，此乃"火郁发之"之法。而柴胡加龙骨牡蛎汤则适用于此气郁化火之证。

（5）利胆安神法：肝与胆相表里，胆主少阳春生之气，胆气冲和则魂安神定。胆主决断，为清净之府，若饱受惊骇，或思虑太过，少阳枢机不利，胆气郁结化火，炼液为痰，痰火扰动心神则致不寐。症见睡卧辗转不安，难以入眠，或易于惊醒，兼见心烦懊恼，口苦咽干，胸闷痰多，舌红苔黄腻，脉滑数。方用温胆汤加减。方中酌加平肝、清肝之药。

（燕　东）

八、抑郁症辨治

抑郁症是一种西医学精神科常见疾病，是由各种原因引起的以抑郁为主要症状的一组心境障碍或情感性障碍，以抑郁心境自我体验为中心的临床症状群或状态。主要表现为情绪低落，兴趣减低，悲观，思维迟缓，意志减退，缺乏主动性，自责自罪，饮食、睡眠差，担心自己患有各种疾病，感到全身多处不适，严重者可出现自杀念头和行为。近年来随着社会竞争压力增大而发病率逐渐增加。

抑郁症是由于持久的情绪刺激而导致机体神经-内分泌-免疫系统的调节失常，最终表现以情绪低落为主的机体多组织、多器官功能紊乱的非特异性综合征。西医认为本病是因脑神经突触部位的神经递质：去甲肾上腺素和5-羟色胺等的相对不足所致。患者往往是以多种躯体不适为主诉来就诊。其症状包括胸闷、胁肋作胀或作痛、失眠、头痛、头昏、头晕、心悸、疲倦乏力、食欲改变、体重下降明显、潮热或恶寒、汗出异常、四肢肤体疼痛或有异常感觉、性欲低下以及口干、尿频、尿急、便秘、闭经等。抑郁症的核心症状是精神症状，躯体症状有时只是表现形式。

中医对抑郁症也进行了大量研究。在中医古籍中，本病包括在中医郁证、失眠、百合病、脏躁等病证范畴，现在我们将其概括为"郁病"。对于"郁"的认识，《内经》有五气之郁，乃木、火、土、金、水五行之化，是广义之郁。朱丹溪有气、血、痰、热、湿、食六郁的记载，虞抟将其归纳为郁病。抑郁症相当于中医所谓"情志之郁"，属狭义郁证的范畴。《景岳全书·郁证》云："凡五气之郁，则诸病皆有，此因病而郁也。至若情志之郁，则总由乎心，此因郁而病也。"

1. 抑郁症从肝论治的病机分析

现一般认为抑郁症病机为素体肾精亏虚，水不涵木，而致肝失疏泄，气机不畅，脾运不化，痰浊内生，从而因虚致实；亦有情志所伤，肝气郁结，肝木伐脾土，脾失健运，气血不足，或肝郁化火，耗伤营血而致心阴不足、肾精亏虚，从而因实致虚。抑郁症病位主要在肝、肾、心、脾。基本病机为肝气郁结，心脾两虚，阴虚火旺，痰郁内扰。本文从肝探讨抑郁症的发病及辨证论治，为抑郁症的防治提供一些有益的思路。

（1）肝与抑郁症发生密切相关：《黄帝内经》中早有"肝藏魂""心藏神""脾藏意""肺藏魄""肾藏志"五志之说。其中肝在志为怒、为魂之居、主管谋虑，与思维情绪变化等精神活动息息相关。故《医碥》提出："百病皆生于郁，……郁而不舒，则皆肝木之病矣。"《素问·示从容论》云："肝虚、肾虚、脾虚皆令人体重烦冤。"《素问·宣明五气》云："精气并于心则喜，并于肺则悲，并于肝则忧，并于脾则畏，并于肾则恐。"《灵枢·本神》云："肝，悲哀动中则伤魂，魂伤则狂妄不精"；亦云："肝气虚则恐，实则怒"。由此《黄帝内经》认为肝脏参与神志活动，其脏腑功能失调，可以导致情志障碍，产生诸如"体重烦冤、恐、忧"等抑郁症表现。

（2）肝失疏泄调达、气血失和是发病关键：情志所伤是导致抑郁症的主要病因。七情内伤与脏腑功能、气血运行相互影响。如《素问·举痛论》曰："百病皆生于气也，怒则气上，喜则气缓，悲则气消，恐则气下，……惊则气乱，……思则气结。"提出了情志内伤对气机变化的影响。《杂病源流犀烛·诸郁源流》曰："诸郁脏气病也，其原本于思虑过深，更兼脏气弱，故六郁之病生焉。"

特别是肝主疏泄与藏血功能相互为用，以保持全身气机疏畅条达，通而不滞，散而不郁之作用。肝主疏泄，有疏通、条达、宣泄的功能，性喜条达，恶抑郁。肝主升主动,升发阳气以调畅气机;肝气疏泄功能正常,则气血和平,肝脏功能协调,五志安和,就能保持正常的情志;肝的疏泄功能异常,疏泄太过产生肝气逆证,疏泄不及产生肝郁气滞,气机不畅等病变。总之大凡气血的运行,津液的输布,脾胃之升清降浊,情志的调畅,均取决于肝的疏泄。频繁情志失调,使肝气郁结,气机不畅,升降失常,抑脾犯胃。由气及血,由实转虚,病损及肾,从而变生抑郁诸症。故《丹溪心法·六郁》提出:"气血冲和,万病不生,一有怫郁,诸病生焉。故人身诸病,因病而郁也。至若情所伤,导致肝失疏泄,脾失健运,心神失养,脏腑气机不和所致情感之郁,则总由乎心,此因郁而病也。"因此可见,肝失疏泄调达、气血失和为抑郁症发病之关键。

(3)气郁为首,六郁相因是抑郁症的主要病理因素:所谓六郁相因,主要是指气、血、痰、火、湿、食六种病理产物的郁滞互为因果,彼此影响。《丹溪心法附余》曰:"郁者,结聚而不得发越也。当升者不得升,当降者不得降,当变化者不得变化也。此为传化失常,六郁之病见矣。"由此可见,丹溪六郁的基本病理为气血怫郁,尤其以气郁为关键因素。气为血之帅,气行则血行,气郁则血郁;肝郁滞脾,水湿不运则成湿郁、痰郁;脾失健运,饮食停滞则为食郁;气郁日久化火则为火郁(热郁),所谓"气有余便是火"是也。凡此种种均可互相转化,最终六郁为病交错互见。六郁之中,又以气郁为首,即所谓的"六郁气为先"。故《医碥·郁》曰:"丹溪分六郁……大要以理气为主,盖气滞则血亦滞,而饮食不行,痰湿停积,郁而成火,气行则数者皆行,故所重在气,不易之理也。"

总之,郁证之初以气滞为主,继发血瘀、火郁、痰结、食滞等,经久不愈,由实转虚,随其影响的脏腑及耗损气血阴阳的不同,而形成肝、心、脾、肾亏虚的不同病变。

2. 辨治经验

(1)疏肝解郁、调畅情志、气血升降有序为治疗总则:由上可知,肝的生理功能与抑郁症的关系密切,肝郁气滞是抑郁症的基本病机,因此疏肝解郁、调畅情志是治疗抑郁症的基本方法。疏肝解郁同时,重视肝火、痰郁、血瘀等邪实辨证,亦要重视气虚、血虚的虚性辨证,从而使气血冲和、升降有序而不相互为患。如肝郁气滞导致情志抑郁寡欢,善太息,失眠多梦;肝郁日久化火,郁火扰及神志,产生心烦易怒,头痛失眠,大便秘结的肝郁火旺之证。《素问·刺热论》云:"肝热病者,小便先黄,腹痛多卧身热,热争则狂言及惊,胁满痛,手足躁,不得安卧";肝气郁结,气滞痰阻,气郁化火,炼津为痰,痰浊上扰清窍则出现精神抑郁、记忆力减退、精神迟滞等症状;肝有藏血、调节血量的功能,肝藏血,血舍魂,肝血亏虚,疏泄失常,血难归于肝,肝魂无所藏,而多见失眠多梦,血虚无以养清窍致精神萎靡,思维迟滞,如《类证治裁·郁症》曰:"七情内起之郁,始而伤气,继必及血,终乃成劳";若肝郁气滞日久,血行瘀滞,肝络瘀阻,产生肝郁血瘀之证,出现情感失调、精神抑郁、闷闷不乐、急躁易怒、心神不宁等症。

临床上常以逍遥散合越鞠丸化裁治疗抑郁症。兼有郁火者,加用知母、生地黄、玄参、山栀子、牡丹皮等清热祛火;兼有痰湿者,加用茯苓、远志、胆南星、浙贝母、石菖蒲等化痰祛湿;兼有血瘀者,加用郁金、川芎、桃仁、丹参等活血祛瘀;周身疼痛、麻木或感觉异常不适者,加用羌活、桂枝、独活、木瓜、元胡等舒筋通络止痛;睡眠障碍者,加用磁石、生龙骨、牡蛎、珍珠母、酸枣仁、柏子仁、五味子、远志、夜交藤、合欢花、生地黄、玄参、旱莲草、女贞子等养血安神;腰膝酸软、骨蒸潮热、盗汗、舌红少苔等肝肾阴亏者,加用熟地黄、山萸肉、枸杞子、杜仲等滋养肝肾药。

(2)注重调肝,亦要兼及他脏,整体辨证:抑郁症的发生多在素体本虚的基础上遭受情志内伤所致。以肝气郁结为核心,郁久伤及脾、肾、心。故治疗本病时,除疏肝解郁之外,应兼顾脾、肾、心三脏之虚,根据病情,合用补脾、补肾、补心之品。

肝主疏泄,脾主运化,肝气条达,脾气健运,肝失疏泄,横逆克土,则脾虚失运;脾藏意,脾在志为思,脾脏与人的记忆、思维、意念、思虑等情志活动息息相关,《灵枢·本神》云:"脾愁忧而不解则伤意,意伤则悗乱"。因此,由肝及脾病在抑郁症中产生肝郁脾虚证十分常见,多见精神抑郁、神疲、烦躁不安、失眠多梦、神情淡漠,胸闷不舒,健忘悲观、倦怠乏力等症。在治疗上正如《金匮要略》所云:"见肝之病,知肝传脾,当先实脾。"肝藏血,肾藏精,精血同源,相互滋生和转化;肾主骨生髓,上充于脑,肾主志,为"作强之官,伎巧出焉";肝郁日久化火灼伤阴精,耗损肾阴,肾精亏虚则脑神失养,如《灵枢·本神》云:"盛怒而不止则伤志,志伤则喜忘其前言。"抑郁症肝肾阴虚之候多表现为情绪抑郁,甚至自杀,腰膝酸软,手足心热,盗汗,不寐,甚至整夜难寐之症。

因此,抑郁症中肝郁脾虚、肝肾阴虚为常见证候,辨证时应强调整体辨证。肝郁气滞、气血失调是抑郁症的基本病机,同时由肝可及脾、肾等脏。在治疗中应重视调肝,同时治以健脾补肾、调畅情志。

(3)重视心理疏导:《临证指南医案》指出:"郁证全在病者能移情易性",强调了心理治疗对郁证的重要意义。因此在应用药物辨证施治的基础上,重视心理疏导,指导患者建立良好的社会适应能力,正确对待客观事物,解除思想顾虑,或通过其他活动转移情绪,对挫折与失败要有充分的心理准备等。同时,配合体育锻炼,如气功、太极拳、跑步等,或可收到事半功倍之效。

(白宇宁)

九、肝胃气痛论治

胃痛,又称胃脘痛,是以上腹胃脘部近心窝处疼痛为主症的病证,可表现为胀、刺、钝、隐、绞、闷痛等,多表现为发作间歇性、周期性,部分疼痛无明显规律。西医学的急性胃炎、慢性胃炎、胃溃疡、十二指肠溃疡、功能性消化不良等病以上腹部疼痛为主要症状者,均属于中医"胃痛"范畴。外邪客胃、饮食伤胃、情志不畅、素体脾虚等都是胃痛发病的常见病因。胃痛常因肝气不疏而引起,故常将这类胃痛称为"肝胃气痛"。肝胃气痛是将病机和病症合为一体的诊断。其发病部位在胃,但与肝的关系极为密切。在临床诊疗中,姚乃礼教授认为胃痛多涉及于肝,往往从肝论治,疗效颇佳。

1. 从肝论治胃痛的理论基础

(1)肝胃的生理特点:肝秉木性,主藏血和疏泄。肝气升散,不郁不亢,调达脾胃、大小肠、胆等脏腑之气机升降,从而使脏腑正常发挥纳化水谷、分清泌浊、传导排泄的生理功能。正如《血证论》所云:"木之性主于疏泄,食气入胃,全赖肝木之气以疏泄之而水谷乃化,设肝之清阳不升,则不能疏泄水谷,渗泄中满之症,在所不免。"胃属阳土,位居中州,为受纳腐熟之腑、水谷气血之海,以通为用、以降为顺。脾胃功能协调,离不开肝气条达,肝主疏泄功能正常,则脾胃枢机得利,升降有序。反之,肝不能正常疏泄,胃则呆滞不化,木郁则土滞,乃是二者之间不能相互为用的缘故。肝胃之间的这种互助关系,用五行理论表述,即"土得木则达""木赖土以培之"。

(2)肝胃的病理变化:在病理上,肝木相乘为胃痛发生的主要病机。肝喜条达而恶抑郁,如肝之疏泄不及,功能减退,木郁而不伸,横逆犯胃,致胃气壅滞,失于和降,不通则痛,发为胃痛。正如叶天士所言:"肝为起病之源,胃为传病之所。"《沈氏尊生书》云:"胃痛,邪干胃脘病也。唯肝气相乘为尤甚,以木性暴,且正克也。"肝胃之间这种病理关系,用五行理论表述,即"木不疏土",或"木旺克土"。

同时,胃痛的发病往往与情绪致病有关,而肝在病变过程中起主导作用。情志损伤亦可影响脾胃气机升降,并耗伤精血,导致脾胃病变。李东垣云:"先由喜怒悲忧恐,为五贼所伤,而后胃气不行,劳役饮食不节继之,则元气乃伤。"朱丹溪认为,诸郁之中以气郁为主。肝为刚脏,性喜条达恶抑郁。肝失疏泄,横逆犯胃,则气机壅滞而发胃痛。肝郁日久,既可化火伤阴,又可致气滞血瘀,加重胃痛症状。故情志不舒、肝气郁结是胃痛发病的重要机制。目前西医学亦认为过度的精神刺激和心理负担易导致胃病的发生。

2. 辨治经验

（1）疏肝和胃法：适用于肝失疏泄、气机郁结，横逆犯胃，胃失和降而发之胃痛。其发病特点：胃脘部胀满作痛，连及两胁，痛处多不固定，精神抑郁，胸闷太息，病情往往受情绪变化而影响。若情绪不佳，则胃痛加重；若情绪转佳，则胃痛减轻。常用四逆散合逍遥散加减，以疏肝理气和胃，肝气条达，气机畅利，胃不受侮，疼痛自止，此即"治肝可以安胃"之意。药用柴胡、枳壳、白芍、茯苓、薄荷、白术等。嗳气重者酌加法半夏、旋覆花、木香、代赭石；腹痛明显者酌加元胡、九香虫；腹胀较重者酌加厚朴花、白梅花；并适当加用活血化瘀药物活血止痛，如蒲黄、五灵脂等。

（2）清肝和胃法：适用于肝郁日久而化火，肝火犯胃而致之胃痛。病情特点是：胃脘呈烧灼痛，嘈杂不适，痛势急迫，口苦，心烦易怒，甚则两胁胀痛，大便不畅。常用丹栀逍遥丸或化肝煎加减。在逍遥散基础上加用牡丹皮、栀子增强去肝热之功。反酸明显者酌加浙贝母、煅瓦楞子、乌贼骨，亦可酌加左金丸；性情暴躁者酌加夏枯草、白蒺藜。

（3）养肝和胃法：适用于肝郁日久，肝阴受损而致肝胃阴虚所致之胃痛。发病特点是：胃痛隐隐，时作时止，口干咽燥，五心烦热，大便干，小便赤。方用一贯煎、益胃汤加减。药用麦冬、生地黄、当归、白芍、川楝子、北沙参、枸杞、玉竹等。反酸较剧者酌加乌贼骨、煅瓦楞子、浙贝母；大便秘结者酌加火麻仁、郁李仁；在滋阴同时防止过于滋腻碍胃，酌加理气之品。

（4）疏肝解郁法：适用于忧思恼怒，气郁化火，肝火横逆犯胃，且热扰心神之火郁证。在肝火犯胃症状的基础上，心神不宁的表现明显。发病特点：烧心，胃痛较剧，胸胁苦满，心烦易急易怒，心悸易惊，眠差。此类胃病患者往往合并不同程度的抑郁、焦虑状态，病情反复难愈，影响患者生活质量。方用柴胡加龙骨牡蛎汤加减。药用柴胡、半夏、党参（或太子参）、茯苓、龙骨、牡蛎、黄芩等。铅丹有毒，可以珍珠母、灵磁石等代之。若肝木乘土明显，脾胃受损，则可酌加健脾益气之品，如白术、黄芪；肝为刚脏，体阴而用阳，且肝藏血，若内热劫伤肝阴较剧，则宜酌加养肝阴、补肝血之品，如酌加一贯煎，或白芍；另若肝热炽盛，可酌加夏枯草、白蒺藜等药物。

（燕 东）

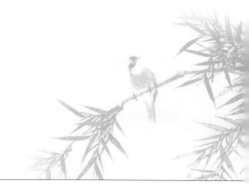

第四章　经验方介绍

经验方一：调肝化浊汤

来源： 本方以《金匮要略》当归芍药散及泽泻汤加减化裁而来。

当归芍药散见于妇人妊娠病脉证并治第二十及妇人杂病脉证并治第二十二篇。原方用于妇人怀娠，腹中疞痛以及妇人腹中诸疾痛。原方由当归三两、芍药一斤、茯苓四两、白术四两、泽泻半斤、川芎半斤组成。全方共6味药物，配伍严谨，芍药、川芎、当归三药均走肝经，入血分，养血柔肝，补而不滞。白术、茯苓、泽泻三药入脾经，补泻兼施，益气健脾，渗湿化浊。本方平和温顺，肝脾同调，补泻兼顾。姚乃礼教授临证十分重视调和肝脾，取本方肝脾同调之效，而广泛用于慢性肝病的治疗。泽泻汤出自《金匮要略·痰饮咳嗽病脉证并治》，有健脾利水化浊之功，用于脾虚不运，饮停心下，滞于胸膈，浊气上逆之支饮眩冒症。本方之组成为泽泻、白术二味，已包括于当归芍药散中，然其重用泽泻，意在化浊利湿，故两方相合，而有调和肝脾利湿化浊之效。

组成： 赤、白芍各15g，白术15~20g，当归12~15g，丹参15~30g，泽泻15~20g，茯苓15~20g，莪术6~10g，焦山楂15~30g，荷叶15~30g，陈皮10~12g，甘草6g。

功用： 调肝健脾，利湿化浊，行瘀软坚。

方解： 方中以芍药、白术为君。芍药酸苦甘而入肝，肝主藏血，有养血活血之功，而起调肝柔肝之效。白术苦甘而温，入脾，为常用之健脾化湿药。二者相合，健脾调肝，起到调和肝脾的作用，用以为君。当归辛温养血活血，丹参一味，功同四物，既可入肝养血，又可入络活血软坚，二者配合芍药以养肝柔肝和络。茯苓甘淡利水化湿，泽泻利水化浊，且现代研究有降脂作用，二药同白术相伍而健脾利湿化浊。四药为臣，同君药有君二臣四之制，为调和肝脾利湿化浊之主药。莪术辛苦而温，入肝脾二经，为化瘀软坚之要药，能破气中之血。王好古言其虽为泄剂，亦能益气。故可疏通气血恢复脾运，且与丹参相合，具有抗肝纤维化的作用。山楂酸而入肝，化瘀消积，尤消肉积。陈皮辛温，为理气和胃化痰之要药。荷叶清轻，味苦而平，入肝、脾、胃经，有升清降浊、清化湿热的功效。荷叶、莪术、山楂、陈皮。共为佐药，与君臣相合，有理气化瘀消积之功。甘草为使,同芍药相合,缓急止痛;合白术茯苓,补脾益气,又可调和诸药。

主治: 酒精性或非酒精性脂肪肝、代谢综合征,证属肝脾失调、浊邪瘀滞者。

临床应用及加减化裁: 脂肪性肝病,血脂偏高者。望诊:患者多形体肥胖,面白无华或萎黄,舌淡嫩有齿痕,色暗,苔腻或水滑。闻诊:语声低微。问诊:口干口黏,或口有异味,乏力倦怠,头晕、头昏,胁肋不适,腹痛绵绵或腹胀,急躁易怒,食欲不振,大便溏薄。辅助检查可见血脂、血糖指标异常。切诊:脉沉细弦或兼滑象。

加减化裁: 肝气郁滞重者加用柴胡、枳实、枳壳,青皮等;脾虚明显者加用党参、黄芪、太子参等;湿浊偏盛者加白蔻仁、厚朴、苍术、半夏等;痰浊偏盛者加用瓜蒌皮、陈皮、半夏等;湿热较重者加用茵陈、黄芩、黄连、黄柏等;肝功能不正常者加用茵陈、垂盆草、虎杖、白花蛇舌草等;痰瘀成积肝脾肿大者加用夏枯草、牡蛎、鳖甲、鸡内金等;酒食积滞者加用枳椇子、葛花、白蔻仁、鸡内金等;胁痛明显,加郁金、延胡索等;腹胀明显者加用厚朴、木香、焦槟榔等;睡眠差者加用生龙骨、生牡蛎,合欢花、炒枣仁等;化验检查提示血脂较高者,加用神曲、草决明等。

验案举要:

患者王某,男性,69岁,2013年1月30日初诊。患者主因"右胁肋部胀满不适1月余"为主诉就诊,刻下:右胁肋部胀满,时有胃脘部堵闷,口干不欲饮,知饥能食,大便溏,日行1~2次,小便泡沫多。舌暗红,苔薄黄,脉弦细滑。辅助检查:腹部超声(2013年1月23日):重度脂肪肝,肝脏增大,胆囊息肉。生化全项示:谷丙转氨酶:54U/L,谷草转氨酶38.2U/L,总胆固醇:7.97mmol/L,甘油三酯:2.77mmol/L,低密度脂蛋白:6.05mmol/L,尿酸:539μmol/L。西医诊断:非酒精性脂肪性肝病。中医诊断:肝癖,证属肝脾不调,痰浊瘀滞。处方:全当归20g,赤芍15g,白芍15g,云茯苓20g,白术15g,丹参20g,莪术10g,郁金12g,厚朴花15g,太子参20g,焦山楂30g,荷叶30g,泽泻12g,茵陈15g,鸡内金15g,垂盆草20g,甘草6g。14剂,水煎服,早晚分2次服。并嘱咐患者注意调整生活习惯。2013年2月20日复诊:患者右胁肋胀满明显减轻,胃脘部堵闷感消失,纳眠可,夜间口干,小便中可见泡沫,大便基本成形,日行2次。舌淡暗,齿痕,苔薄黄。左脉沉细弦,右弦滑。14剂,水煎服,早晚分2次服。上方加减:太子参改为30g,茵陈改为20g,加入木香10g,川黄连6g。连服28剂后,偶有胁肋不适,复查腹部超声示:胆囊息肉。生化全项:谷丙转氨酶:15U/L,谷草转氨酶19.6U/L,总胆固醇:6.02mmol/L,甘油三酯:2.31mmol/L,低密度脂蛋白:3.65mmol/L,尿酸:514μmol/L。

注意事项: ①本方主要用于肝脾不调、湿浊瘀滞病证,临床需辨证使用,非本证者不宜;②注意调整饮食和生活习惯,进食宜清淡,少食膏滋厚味甜腻之品,少食动物脂肪与内脏,严格控制饮酒;③坚持进行有氧运动,适当控制体重,工作要劳逸结合,避免过度紧张劳累。

经验方二: 健脾通络解毒方

来源: 自拟经验方。

组成: 太子参15~20g,莪术10g,茯苓15g,白术15g,丹参20g,三七粉^(冲服)3g,法半夏9~12g,浙贝母15~30g,藤梨根15~20g,甘草6g。

功用: 健脾益气,活血通络,消积解毒。

方解: 本方以太子参、莪术为君药,益气健脾、化瘀通络而针对本病基本病机;白术、茯苓为臣药,健脾益气,以顾护脾胃;丹参、三七活血祛瘀通络,法半夏、浙贝母化痰消积,藤梨根解毒,上药共为佐药,以辅佐君臣解毒消积、祛瘀通络;甘草为使,以调和诸药,并有解毒之效。

主治: 慢性萎缩性胃炎、胃癌前病变,证属脾胃虚弱、胃络瘀阻、毒损胃络者。

临床应用及加减化裁: 慢性萎缩性胃炎。症见:胃脘痞满,胀痛或刺痛,食后为甚,嗳气或呃逆,烧心反酸,纳谷不馨,神倦乏力,或消瘦,夜寐不安,大便溏薄或不畅。舌质淡暗,有裂纹,苔白腻或花剥,脉沉细弱或缓涩。胃镜检查符合萎缩性胃炎表现,或兼有肠化、不典型增生等改变。

加减化裁: 脾虚甚者以党参代太子参,或加黄芪等;兼有阴亏或气阴两虚者,加北沙参、麦冬、百合等;中焦虚寒甚者,加干姜、桂枝等;兼有肝气郁结者,加柴胡、苏梗、赤白芍等;湿热甚者,加黄连、黄芩、蒲公英等;湿浊明显者,加炒苍术、厚朴、白豆蔻等;反酸明显者,加煅瓦楞子、海螵蛸等;胃络瘀阻甚者,加蒲黄、五灵脂等,夜寐不安或有抑郁情况,可加入合欢花、菖蒲、远志、郁金等。

内镜下见胃黏膜平坦糜烂、甚至溃疡者,适当加入海螵蛸、白及、凤凰衣、煅瓦楞子等;胃黏膜疣状隆起糜烂者,可加入蒲公英、生薏苡仁、连翘等;胆汁反流,加入柴胡、郁金、旋覆花、代赭石等;病理见肠化或不典型增生,可加入半枝莲、白花蛇舌草、生薏苡仁、露蜂房、刺猬皮等;胃黏膜增生、粗糙不平,用炮山甲、王不留行等。

验案举要:

患者杨某,女,62岁,2011年10月6日初诊。主因"胃脘胀痛反复发作1年"就诊。虽服用抑酸、保护胃黏膜药物治疗未见好转,遂来就诊。2011年9月30

日电子胃镜检查示:慢性萎缩性胃炎伴糜烂、肠化;病理报告:胃窦幽门型黏膜中度萎缩,部分黏膜呈重度肠上皮化生,部分腺体不除外轻度非典型增生,较多淋巴细胞、少量嗜酸性粒细胞浸润。现症见上腹部胀满疼痛连及右胁部,食后明显,时有烧心、反酸,偶有嗳气、胃寒,易急躁,乏力,四肢发凉,纳差,咽部异物感,口苦,口干不欲饮,肠鸣,大便不畅质溏,1~2日一行。面色萎黄,舌体胖大,舌质暗红,边有瘀斑,舌苔根部白浊腻,脉沉细弦。中医诊断:胃痛。中医辨证:脾虚肝郁、湿浊内困、痰瘀阻滞、毒损胃络。治法:健脾疏肝、化痰行瘀、祛湿解毒。以自拟之健脾通络解毒方加减:党参20g,茯苓20g,炒白术15g,炒苍术15g,柴胡10g,枳壳15g,白芍30g,法半夏12g,厚朴花12g,浙贝母20g,藤梨根30g,丹参30g,莪术10g,三七粉$^{(分冲)}$3g,甘草6g。并据症先后加用:夏枯草、半枝莲、山慈菇、煅牡蛎、煅瓦楞子、合欢皮、干姜等。每日1剂,水煎,早晚温服。服药1月后自觉胃脘胀痛等症明显减轻,舌质瘀斑及浊腻之苔皆有好转,病情趋于平稳。坚持服药半年,于2012年5月25日复查胃镜示:慢性萎缩性胃炎;多部位(胃窦大小弯、胃角)病理活检示:黏膜慢性炎,局部轻度萎缩,部分腺体呈轻-中度肠上皮化生,固有层内少量淋巴细胞和嗜酸性粒细胞浸润。

注意事项: ①"饮食自倍,肠胃乃伤",慢性胃肠病患者在日常生活中须时刻注意调护饮食,要做到饮食有节、规律,忌生冷、油腻、辛辣食物,防止过饥过饱,戒烟戒酒等;②应重视情志、劳倦等内伤因素对本病的影响。肝主疏泄,脾主运化。情志失畅,肝气郁结,失其条达,另劳倦内伤则易损伤脾胃之气,而终致肝失疏泄、脾胃运化气机升降失常,则肝脾(胃)同病。故本病应注重调畅情志,生活起居有常;③"脉以胃气为本",而"舌为脾胃之外候"。姚乃礼教授在脾胃病之辨证中十分重视舌脉变化的作用。常参考舌象、脉象来判断病情之轻重、正邪之偏胜,以及辨证之寒热虚实。

参考资料: 为了进一步观察健脾通络解毒方的临床疗效和作用机制,承担了国家自然科学基金会课题"基于COX-2相关通路与细胞凋亡探讨健脾通络解毒方对胃癌前病变进程的影响机制研究"。在入组的65例慢性萎缩性胃炎患者中,经健脾通络解毒方干预,可以显著改善病人的临床症状,总有效率为78.45%,组织病理学观察,胃窦小弯不典型增生、肠化、慢性炎症、炎症活动性、腺体萎缩等治疗前后都有显著性差异(P值均小于0.01)。尤其对不典型增生及慢性炎症更具有明确的作用。同时,应用免疫组化、RT-PCR及TUNEL法荧光标记技术检测对患者治疗前后的COX-2相关通路蛋白表达及mRNA水平及细胞凋亡的变化,进行了初步研究,认为,健脾通络解毒方可能通过促进胃黏膜上皮细胞的凋亡,从而改善了慢性萎缩性胃炎的不典型增生、慢性炎症、萎缩、肠化等特征性改变,而在治疗过程中可能通过影响相关的信号通路(特别是NF-kBp65/COX-2/Bcl-2通路)和相关蛋白的表达而发挥作用。

经验方三：芪术颗粒方

来源： 自拟经验方。本方原为颗粒剂，后改为汤剂，仍遵照原方命名。

组成： 黄芪30g，莪术10g，白术15g，丹参30g，郁金15g，茵陈30g，北豆根12g，柴胡10g，桃仁10g，生甘草10g。

功用： 疏肝健脾益气，活血化瘀通络，清热利湿解毒。

方解： 本方以黄芪、莪术为君，黄芪甘温，可益气健脾，调肝之用。莪术入血，有化瘀软坚之功，二者攻补兼施，气血同治，肝脾同调，达到扶正祛瘀的目的；白术助黄芪益气健脾，丹参助莪术活血祛瘀，共为臣药；茵陈、北豆根、柴胡、郁金、桃仁等清热利湿、解毒散结、疏肝解郁，均用为佐药；甘草中和诸药以为使，并可解毒。本方针对乙肝肝纤维化"肝郁脾虚、气血瘀滞、湿热疫毒损伤肝络"之基本病机，环环相扣，并兼顾病机演变特点和辨证的复杂多样性，实为治疗该病之有效良方。

主治： 慢性病毒性肝炎肝纤维化，或肝硬化早期，证见肝脾不调，湿热内蕴，肝络损伤者。

临床应用及加减化裁： 慢性病毒性肝炎肝纤维化，或肝硬化早期。症见：胁肋不适或胀痛，或腹胀纳呆，神疲乏力，大便不调，舌暗红，苔白腻或黄腻，脉象弦细或弦滑。肝脏超声及肝功能检查不正常。

加减化裁： 肝气郁结明显，枳壳、青皮、预知子、川楝子、合欢皮等；脾胃气虚明显，党参、太子参等；湿浊偏盛，苍术、厚朴、法半夏、白豆蔻、车前子、泽泻等；湿热较重，金钱草、黄芩、黄连、黄柏等；湿热日久酿毒，而致肝功能异常，垂盆草、虎杖、败酱草、白花蛇舌草等；痰瘀成积，肝脾肿大明显，夏枯草、煅牡蛎、醋鳖甲、浙贝母、鸡内金等；胁痛明显，延胡索、川楝子、娑罗子、白芍等；腹胀明显，厚朴、木香、炒槟榔、炒莱菔子、大腹皮等。

验案举要：

吕某，男，35岁，1999年4月7日初诊。因"间歇性纳差、乏力、肝区不适2年"来诊。患者无明显诱因而出现神疲乏力、食欲不振和肝区不适，无腹胀、恶心、呕吐，二便调。巩膜轻度黄染，心肺无异常发现，肝脾未及。舌红、苔薄黄，脉弦。查乙肝五项：HBsAg（＋）、HBeAg（＋）、anti-HBc（＋）、HBV-DNA（＋），余为阴性。总蛋白77g/L，白蛋白40g/L，球蛋白37g/L，谷丙转氨酶141U/L，谷草转氨酶101U/L，γ-谷氨酰转移酶67U/L。腹部B超示：轻度肝损伤。肝活检病理报告：肝细胞浆疏松化，嗜酸性变，可见点灶状坏死及炎细胞浸润，另见毛细血管瘀胆及纤维组织增生。诊断：轻度慢性肝炎（G1S1），肝纤维化分级：1级。中医诊断：黄疸，肝郁脾虚，血瘀兼湿热。西医诊断：慢性乙型病毒肝炎。予芪术颗粒剂,每次1包(6g),每日3次。3个月为一个疗程,共用2个疗程,并停用其他药物,饮食状况明显改善,乏力消失。服药2周后黄疸消失,舌转淡红,苔薄白。4周后胁痛症状消失。第2疗程结束,查HBsAg(+)、HBeAg(-)、anti-HBc(+)、HBV-DNA(-)。总蛋白69g/L,球蛋白31g/L,白蛋白38g/L,谷丙转氨酶35U/L,谷草转氨酶27U/L,γ-谷氨酰转移酶641U/L。肝活检病理报告:肝细胞浆疏松化,嗜酸性变,可见点灶状坏死及炎细胞浸润,未见毛细血管瘀胆及纤维组织增生。半年后随访,临床无明显异常症状,查乙肝五项指标同12周后。

注意事项: ①注意调畅情志,避免过度劳累,防止感冒,生活起居有常;②饮食有节,忌生冷、油腻、辛辣食物,戒烟戒酒;③按时服药,随病情变化而调整用药,持之以恒;④定期复查,主要以肝肾功能、病毒指标、甲胎蛋白、腹部B超等为常规复查项目。

参考资料: 国家九五攻关项目"芪术颗粒抗肝纤维化的临床与实验研究"中,在166例双盲对照实验中,通过6个月的治疗,对乙肝肝纤维化的临床显效率为54.41%,总有效率达92.65%,具有抑制细胞外基质,明显减轻肝纤维化的程度,以及改善肝功能,抑制乙肝病毒的作用。通过基础研究,认为芪术颗粒具有抗氧化作用、可以提高T淋巴细胞rDNA的逆转录水平,有利于免疫复合物的清除,降低TIMP-1的基因表达水平,减弱对MMP-1、MMP-2、MT-MMP1DE抑制,从而促进胶原的降减,同时还有活血化瘀及抗病毒作用。

经验方四:甘露清心饮

来源: 本方由《温热经纬》之甘露消毒丹及《伤寒论》半夏泻心汤加减化裁而来。

甘露消毒丹由茵陈、滑石、黄芩、木通、连翘、薄荷、射干、贝母、石菖蒲,白豆蔻、藿香组成,主要用于湿温疫毒,邪在气分,湿热并重之证。而半夏泻心汤用于心下痞结、寒热错杂之证。针对湿热上泛、心胃火盛病证,取二者之长成为甘露清心饮的病机所在。该方以"清热利湿解毒"立法,是姚乃礼教授治疗以湿热为主的复发性口腔溃疡的基础方。

组成: 茵陈20g,黄连10g,连翘12g,黄芩10g,竹叶12g,白豆蔻10g,法半夏12g,射干10g,浙贝母15g,石菖蒲12g,生甘草6g。

功用: 清热利湿,泻火解毒。

方解: 方中以茵陈、黄连为君,茵陈清利中焦脾胃之湿热,黄连清心胃之热,二者合用,利湿泻火,使湿热之邪从小便而去。竹叶、黄芩、连翘辅助君药,可解心胃上焦之热毒,又可引心火下行;白豆蔻、半夏芳香理气、化湿醒脾,半夏合黄连辛开苦降,调畅气机,上药共为臣药。射干、石菖蒲、浙贝母为佐药,具有清热解毒,化痰利咽散结之功;甘草调和诸药,并可以解毒。全方共奏清热解毒、调和脾胃、引湿热下行之效。

主治: 口腔溃疡,属湿热偏盛者,湿热之邪循经上炎于口出现的口舌糜烂生疮。

临床应用及加减化裁: 复发性口腔溃疡或口舌糜烂生疮。症见:多因嗜食辛辣煎炸之品后引发或复发,唇、舌、颊膜处见圆形或椭圆形溃点,疼痛较甚,口腔灼热感,口干口苦,烦躁,小便短赤,大便不畅,舌质偏红,苔黄腻,脉弦滑。

加减化裁: 湿热甚者,加栀子、白茅根、藿香;心肝火郁明显者,加青黛、莲子心、牡丹皮、栀子;脾胃偏虚者,适当加入太子参、生黄芪、茯苓等;阴虚口干甚者,加生地、石斛、麦冬;疼痛难忍者,倍甘草,加白芍、通草;失眠者,加夏枯草,合欢花;大便秘结者,加大黄、玄参;溃疡较重者,加白及、三七粉。

验案举要:

患者乔某,女性,39岁,2014年2月20日初诊。患者主因"口腔溃疡反复出现1年余"为主诉就诊,反复口腔溃疡,此起彼伏,刻下:舌及颊膜处见多个圆形或椭圆形溃点,溃疡灼痛,牙龈肿痛,口干口苦,饮食欠佳,小便黄,大便调,舌淡红,苔黄白腻,脉弦细滑。西医诊断:复发性口腔溃疡。中医诊断:口疮,中医辨证:证属湿热内蕴。治以清利湿热为法,处方:茵陈20g,石菖蒲12g,连翘12g,射干10g,黄连10g,茯苓20g,浙贝母15g,法半夏12g,太子参20g,生黄芪15g,炒白术15g,炒栀子10g,生龙牡(先煎)各30g,生地15g,甘草6g。4剂,水煎服,早晚分2次服。并嘱咐患者多吃新鲜蔬菜水果,保持大便通畅。2014年3月6日复诊:患者口腔溃疡已消失,仍有牙龈肿痛,口干但不苦,食不知味,多梦,二便调,舌淡暗,苔白黄腻,脉弦细。患者口腔溃疡好转,但湿热仍盛,上方加减:去生地、太子参、生黄芪、炒白术,茵陈改为30g,加入薄荷(后下)6g,蒲公英30g,玄参12g。服药14剂后,诸症好转。

注意事项: ①注意调整生活习惯。多吃新鲜蔬菜水果,补充维生素和微量元素,保持二便通畅;②饮食宜清淡,忌辛辣煎炸之品,戒烟禁酒;③注意口腔卫生,坚持早晚刷牙,餐后漱口;④保持心气平和,胸怀豁达,避免过分紧张焦虑;⑤适当参加体育锻炼,不可过劳,起居有时,保持足够睡眠,生活规律。

经验方五: 启陷汤

来源: 由启膈散与小陷胸汤加减而来。

启膈散源于《医学心悟·卷三》,原方由沙参、丹参、茯苓、川贝母、郁金、砂仁、荷叶蒂、杵头糠组成。具有润燥解郁、化痰降逆之功,为治噎膈病而设。小陷胸汤源自《伤寒论》,由半夏、瓜蒌、黄连三味药组成,主治痰热结胸证。启陷汤为姚乃礼教授治疗难治性胃食管反流病的经验方,治从"健脾和胃,疏肝降逆,化痰清热"立法。启膈散原方虽为治疗噎膈病,因难治性胃食管反流病证候表现及病机特点与启膈散所主噎膈病非常近似,故借以治疗顽固性胃食管反流病;因小陷胸汤所主治的痰热结胸所致的结胸证,与难治性胃食管反流病痰热结滞的病机相同,故以二方为基础加减化裁。

组成: 太子参15g,瓜蒌20g,黄连10g,法半夏12g,浙贝母15g,茯苓15g,苏梗12g,厚朴花10g,丹参20g,郁金12g,甘草6g。

功用: 健脾和胃,疏肝降逆,化痰清热。

方解: 本方以太子参、半夏为君药,益气健脾,化痰降逆和胃。针对脾胃不和,气阴两虚,痰浊郁滞之病机,若偏胃阴不足,可以北沙参代太子参;茯苓、丹参、黄连、瓜蒌、浙贝母共为臣药,茯苓、瓜蒌、黄连清热化痰,调畅气机,丹参、浙贝母通络散结化痰,制酸止痛。尤其一味丹参,功同四物,养血活血、通络散结;更以郁金、苏梗、厚朴花为佐,郁金行气解郁,活血止痛,苏梗、厚朴花合用疏肝理气,降逆和胃,且无化燥之弊;甘草为使,益气健脾,调和诸药。

主治: 胃食管反流病、慢性胃炎,证属脾胃不和、肝失条达,痰热互结者。

临床应用及加减化裁: 胃食管反流病、慢性胃炎出现肝胃不和、痰热互结证。食管炎有些症候相似于中医食管瘅的范围。临床症见:嗳气,反酸,胸骨后或剑突下烧灼样疼痛,咽中异物感,吞咽不利,呕吐,呃逆,严重时因胃食管黏膜糜烂而出血。舌淡暗,苔黄腻,脉弦细或弦滑。胃镜下病变包括:黏膜充血、水肿、表面糜烂和浅小溃疡等。

加减化裁: 气虚甚者,以党参易太子参;阴虚甚或气阴两虚者,加北沙参、麦冬,或以北沙参代太子参;兼有中焦虚寒者,加干姜、桂枝;伴呃逆者,加旋覆花、代赭石;肝气郁滞重者,加用柴胡、枳壳、青皮、白芍等;阴虚内热明显,可加生地、牡丹皮、知母;痰浊偏盛者,加杏仁、陈皮、枇杷叶;湿热较重者,加黄芩、栀子、白豆蔻;咽中不适、音哑,酌加桔梗、木蝴蝶、凤凰衣等。胃镜下见黏膜糜烂、溃疡者,加白及、三七粉、山慈菇等。

验案举要:

患者李某,男性,51岁,2013年3月28日初诊。患者主因"嗳气反酸2年,加重2个月"为主诉就诊,2011年饮酒后出现嗳气、反酸,行胃镜检查:反流性食管炎、慢性浅表性胃炎;Hp(-);(窦)轻度肠化(食道)鳞-柱状上皮黏膜慢性炎,鳞状上皮单纯性增生。服药后好转。2个月前因饮酒再次出现嗳气,反酸,服用泮托拉唑、莫沙比利、铝镁加混悬液等药症状有缓解。刻下:嗳气,偶有反酸,烧心,反流至咽喉部,胸背部钝痛,晨起痰中见血丝,纳可,睡眠稍差,大便成形,日行1~3次,舌淡暗,苔略白腻,微黄,脉左弦滑,右沉细滑。西医诊断:反流性食管炎,慢性浅表性胃炎。中医诊断:食管瘅,证属脾胃不和,肝失条达,痰热互结。治法:疏肝和胃,健脾助运,清热化痰。处方:太子参20g,丹参20g,北沙参15g,茯苓20g,浙贝母20g,郁金12g,瓜蒌皮15g,黄连10g,法半夏12g,紫苏梗12g,厚朴花12g,金钱草30g,莪术10g,木蝴蝶6g,炙甘草6g。14剂,水煎服,每日1剂,分两次服。并嘱咐患者注意调整生活习惯,忌饮酒。2013年4月11日复诊:痰中带血情况基本消失,反酸、烧心好转,嗳气,咽中异物感,餐后明显,纳眠可,二便调,舌淡暗,苔薄黄腻,脉弦滑,右弦细而滑。服药后症状缓解,效不更方,上方加减:去金钱草,太子参改为30g,瓜蒌皮改为20g,加入桔梗12g,代赭石^(先煎)20g,合欢花15g。连服21剂后,偶有嗳气,反酸、烧心基本消失,余无不适。

注意事项: 胃食管反流病的主要病因为情志内伤,饮食不当和过于劳累,日常生活中应注意避免七情损伤,避免忧郁、焦虑等负面情绪,保持心情舒畅;劳逸结合,参加体育锻炼,如快走、跑步、散步、游泳、骑自行车、太极拳等。本病饮食调养尤为重要,注意以下几个方面:①避免暴饮暴食,少吃油腻煎炸食物;②禁烟、酒、咖啡、巧克力等减低食管下括约肌张力的食物;③睡前不宜进食,进食后不宜立即平卧,以减少胃内反流的机会;④慎用对食管黏膜有刺激性的药物,如茶碱类、抗胆碱能药物。

(吕文良 白宇宁 刘明坤 张婷婷)

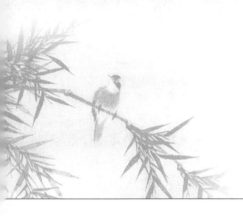

医案1　调和肝脾、解毒通络治疗慢性病毒性肝炎

提要: 慢性病毒性肝炎20余年,劳累后病情反复,证属肝脾不调,湿毒内蕴,毒损肝络,治以逍遥散加减,调和肝脾,兼以清热解毒通络,治疗3个月,慢性病毒性肝炎病毒核糖核酸定量明显下降。

刘某,女,58岁。以反复右胁肋胀痛20余年为主诉就诊。

初诊(2012年8月1日):患者于1986年无明显诱因出现右胁肋胀痛,伴见身黄、目黄、小便黄,在某传染病医院诊断为急性黄疸型肝炎,住院治疗,黄疸消退,病情好转出院。出院后间断出现右胁肋胀痛,未予重视。2012年7月出现右胁肋胀痛次数增多,面色晦暗,在外院查乙肝五项: HBsAg(+), anti-HBe(+), anti-HBc(+),余阴性。HBV-DNA: 1.72×10⁴IU/ml,患者为求中医治疗就诊。刻下症见右胁肋疼痛,乏力,不耐疲劳,双目干涩疼痛,口干乏味,食欲不振,纳眠一般,大便日行1次,不成形,小便频,颜色深。既往有反流性食管炎、慢性浅表性胃炎病史,均未进行治疗。询其家族史,其母有慢性病毒性肝炎病史。望其面色晦暗,舌淡暗,苔薄黄腻,脉弦细而沉,右有涩象。2012年7月19日辅助检查: 生化: 血肌酐: 101.00μmol/L,谷丙转氨酶: 10.40U/L,谷草转氨酶: 30.20U/L,胆固醇: 5.09mmol/L,甘油三酯: 0.65mmol/L,甲胎蛋白: 5.00ng/ml。腹部超声: 肝脏大小尚可,形态规整,肝脏包膜尚光滑,回声较强,光点反射较粗,分布欠均,肝内胆管未见扩张,胆总管4mm,门静脉主干内径10mm。胆囊: 大小正常,壁厚2mm,壁毛糙,腔内透声可。超声诊断: 肝弥漫性病变。西医诊断为慢性病毒性肝炎,反流性食管炎,慢性浅表性胃炎。中医诊断为胁痛,证属肝脾不调、湿毒内蕴、毒损肝络。治以调肝健脾、清化湿热、解毒通络为法。方拟逍遥散加减,**处方:** 当归15g,赤白芍各15g,茯苓20g,白术15g,太子参20g,黄芪30g,厚朴花12g,丹参20g,莪术10g,茵陈30g,败酱草20g,白花蛇舌草30g,垂盆草15g,虎杖12g,炙甘草10g。14剂,日1剂,分2次服。并嘱其: ①保持情志舒畅;②调整生活习惯,生活规律,劳逸结合,避免劳累;③调整饮食结构,营养全面,饮食定量,避免食用难消化、生冷、辛辣刺激性食物。

二诊(2012年8月29日):服上方后右胁胀痛减轻,食欲增进。现自觉右胁下稍有胀痛，双目干黏，周身乏力，胸闷心烦，口干乏味，腰膝酸软，脚心凉，大便色青绿，不成形，小便灼热感。舌色淡暗，苔黄腻，脉沉弦细，左缓。治以调和肝脾、化湿解毒、健脾益肾为法。继以逍遥散加减，**处方：**全当归20g，赤白芍各15g，云茯苓20g，白术15g，太子参30g，黄芪30g，炙甘草10g，丹参20g，莪术10g，茵陈20g，败酱草20g，白花蛇舌草30g，合欢花15g，炙鳖甲^(先煎)45g，生地24g，金毛狗脊15g。14剂，日1剂，分2次服。

三诊（2012年10月10日）：服上方后患者腰膝酸软减轻。近日因家事劳累，乏力明显，右胁下时胀痛，口干，胸闷，目干涩黏，食欲较差，眠差，大便色青，日行1~3次，小便颜色偏深，夜尿2~3次。舌色暗红，苔黄腻，脉弦细。治以健脾柔肝、清化湿热、通络解毒为法。上方加减，**处方：**去太子参、败酱草、白花蛇舌草、生地、金毛狗脊，加柴胡10g、党参20g，石菖蒲12g，白豆蔻^(后下)10g，木香10g，川黄连6g，生龙牡各^(先煎)30g。14剂，日1剂，分2次服。患者坚持上方治疗，11月14日复查：HBV-DNA：7.04E+2copies/ml。谷丙转氨酶：10.7U/L。谷草转氨酶：29.1U/L。胆固醇：5.61mmol/L。甘油三酯：0.81mmol/L。

随访（2013年2月24日）：经向患者本人电话随访，坚持上方治疗病情明显好转。胁肋疼痛基本消失。2月16日复查：HBV-DNA＜1000copies/ml；谷丙转氨酶：14U/L；谷草转氨酶：32U/L；血肌酐：110μmoI/L；甘油三酯：1.29mmol/L；胆固醇：5.09mmol/L；腹部超声：肝脏回声增粗，双肾实质变薄（肾萎缩）。

辨证分析：姚乃礼教授在多年临床实践的基础上，认为慢性病毒性肝炎、肝纤维化、肝硬化可以从络病进行论治，病机为湿热疫毒羁留机体，毒邪内侵，深伏血分，损伤肝络。随着机体正气逐渐耗伤，气血失调，痰瘀阻络，导致疾病进一步加重。该患者病史20余年，病史较长，既往病情稳定，但由于近日过于劳累，导致正气亏虚，打破了正气与毒邪相对平衡的状态，正邪交争剧烈，毒损肝络，而致胁痛。据症舌脉，患者的病机为肝脾不调，湿毒内蕴，毒损肝络。病位在肝脾，病性为虚实夹杂。针对该患者的病机，姚乃礼教授以逍遥散为主方调和肝脾扶正并加入大剂清热解毒之品以祛邪。其中，当归、赤、白芍养血通络，黄芪、党参、白术益气通络，败酱草、垂盆草、虎杖、白花蛇舌草解毒通络，丹参、莪术活血通络。

经上述治疗胁肋疼痛好转，但是大便较前不成形，考虑清热解毒之品有苦寒损伤脾胃之虞，故去虎杖，垂盆草。疫毒久羁，耗伤阴血，肝肾同源，日久病及于肾，肝肾阴血不足，而出现腰膝酸软，脉沉弦细等临床表现，治疗时在调和肝脾，化湿解毒的基础上，加用益肾之品，以生地滋阴养血清热，配合狗脊补肝肾强腰脊。患者超声提示肝脏回声粗糙，加用鳖甲软坚。患者失眠主因家中变故，忧思郁结，加合欢花解郁、理气、安神。

三诊时入石菖蒲、白蔻仁、木香、黄连加强清化湿热之力。其中，石菖蒲辛、

135

苦而温,芳香而散,在此作用有三。石菖蒲与白蔻仁同用,化湿开胃之力增强,此为其一;《本草备要》中记载石菖蒲补肝益心,去湿逐风,除痰消积,开胃宽中。可见其具有宽胸理气之功,改善患者胸闷,此为其二;现代研究证实其有镇静催眠的作用,在此可以改善患者的睡眠,此为其三。一药三用,可见姚乃礼教授临床用药之妙。此次就诊患者睡眠无明显改善,加用生龙牡配合合欢花以安神,"龙骨入肝以安魂,牡蛎入肺以定魄""胁为肝之部位,胁下胀痛,肝气之横恣也……用龙骨牡蛎以敛戢肝火,肝气自不至横恣"。龙骨、牡蛎两药合用既可安神,又兼顾胁肋胀痛,是姚乃礼教授治疗慢性肝病症见胁肋不适伴有眠差的常用对药。患者服药3个月,间断复查两次,均示病情稳定,可见疗效确切。

医案2 柔肝健脾治疗病毒性肝炎后肝硬化

提要: 肝积证属肝脾不和,治以逍遥散加减,柔肝健脾兼以理气活血软坚解毒通络为法,症情明显好转。

孙某,男,59岁。以困倦乏力3年余为主诉就诊。

初诊(2010年4月29日):患者于2007年无明显诱因出现乏力,在当地医院系统检查后诊断为"乙肝后肝硬化",现服用"阿德福韦酯"抗病毒治疗。刻下乏力明显,不耐劳作,腹胀,耳鸣,眠差梦多,纳可,二便调。舌淡暗苔白,脉弦滑,右细弦,欠柔和。实验室检查:3月21日,谷丙转氨酶:49U/L,谷草转氨酶:32U/L,谷氨酰转肽酶:43U/L。总胆红素:24μmol/L。直接胆红素:20μmol/L。腹部超声:肝硬化,脾大。西医诊断:慢性病毒性肝炎,肝硬化。中医诊断:肝积。证属肝脾不和、湿毒瘀阻证。治以柔肝健脾、解毒通络、化瘀软坚为法,方拟逍遥散加减,**处方:** 当归15g,赤、白芍各15g,柴胡12g,茯苓30g,炒白术15g,炙黄芪30g,太子参30g,丹参30g,莪术10g,茵陈30g,虎杖15g,炒薏苡仁30g,焦槟榔10g,姜厚朴10g,鳖甲^(先煎)45g,鸡内金10g,炙甘草6g,生龙骨^(先煎)30g,生牡蛎^(先煎)30g。14剂,日1剂,分2次服。

二诊(2010年11月3日):间断服用上方4个月,精神渐好,仍有腹胀,乏力,眠差梦多,大便日一行,尚成形,便中夹有不消化的食物。舌暗红,苔薄白,脉细弦。9月20日复查:肝功:谷丙转氨酶:25U/L。谷草转氨酶:21U/L。乙肝五项:HBsAg(+),anti-HBc(+)。检查发现股骨头有积水。治拟柔肝软坚、健脾和血为法。继以上方加减。**处方:** 去柴胡、茵陈、虎杖、鸡内金。当归改20g,厚朴改12g,炙鳖甲改60g,加用鸡血藤30g,车前子^(包煎)45g,怀牛膝15g。14剂,日1剂,分2次服。

三诊(2011年1月12日):服用上方自觉诸症好转,目前精神好,纳眠可,二便调,时有尿不畅感。舌暗红,苔白腻而厚,脉弦细。治以柔肝软坚、健脾和血、化湿利水为法。仍以逍遥散为基础加减。**处方:** 当归20g,赤白芍各15g,白术15g,茯苓30g,丹参30g,莪术10g,炙黄芪30g,太子参30g,厚朴花10g,白蔻仁10g,草豆蔻12g,薏苡仁30g,车前子(包煎)30g,茵陈30g,土茯苓15g,焦槟榔10g,生龙骨(先煎)30g,生牡蛎(先煎)30g,鳖甲(先煎)60g,甘草10g。14剂,日1剂,分2次服。

四诊(2011年6月15日):初服上方,症状好转,但上方连服4个月后症状反复。现周身乏力,纳可,消瘦,未见腹胀,二便调。舌暗红,苔薄白腻,脉弦细小数。辅助检查:糖化血红蛋白:11.2%。治以柔肝健脾、清化湿浊、软坚活血为法,继以逍遥散加减,**处方:** 当归15g,赤白芍15g,生黄芪30g,太子参15g,丹参30g,莪术10g,苍术12g,玄参15g,山药30g,黄连12g,白蔻仁12g,益母草15g,茵陈20g,车前子(包煎)30g,炙鳖甲(先煎)60g,煅牡蛎(先煎)30g,甘草6g。14剂,日1剂,分2次服。

五诊(2012年1月25日):乏力减轻,又见腹胀,乏力,纳可,小便无力,大便日行一次,排便不畅。舌暗红,苔黄腻,脉弦。治以健脾调肝、软坚化瘀为法,上方加减,**处方:** 上方去白蔻仁、益母草、茵陈,生黄芪改炙黄芪30g,炙鳖甲改45g,太子参改30g,加用浙贝母15g,柴胡10g,焦槟榔10g,厚朴12g。14剂,日1剂,分2次服。

六诊(2012年4月25日):服上方后腹胀明显减轻。乏力,纳可,眠差,小便黄,大便不成形,夹有不消化的食物,排便黏腻。望其面色晦暗,口唇暗,舌暗红,苔黄腻,脉弦细滑。4月23日复查腹部超声:肝脏弥漫性病变伴结节,胆囊壁毛糙,脾厚。仍以柔肝健脾、清热利湿、软坚活血解毒通络为法。治以逍遥散加减,**处方:** 当归20g,赤白芍各15g,柴胡10g,太子参30g,炙黄芪30g,丹参30g,莪术10g,白蔻仁(后下)12g,黄连15g,焦槟榔6g,厚朴15g,制苍术15g,玄参15g,炙鳖甲(先煎)45g,生牡蛎(先煎)30g,茵陈20g,白花蛇舌草20g,炙甘草6g。14剂,日1剂,分2次服。

辨证分析: 肝硬化早期临床症状多不明显,可归属于中医学积聚的范畴,当后期出现腹水,腹部胀大如鼓,则多属于臌胀的范畴。正如《医门法律》中所论:"凡有癥瘕、积块、痞块,即是胀病之根,日积月累,腹大如瓮,是名单腹胀。"该患者发病隐匿,既往为慢性病毒性肝炎,因未及时诊治逐渐发展为肝硬化。湿热疫毒伤肝,固着难去,迁延反复,肝失疏泄,气机郁滞,肝脾不调,脾失健运,湿浊内生,蕴久酿生浊毒,渐至气滞、痰饮、浊毒内蕴,脉络闭阻,瘀血内停,日久结于胁下,形成痞块,日久伤阴耗血,肝体失于濡养,而致肝体硬化缩小而成是证。

该病初期患者一般状况多良好,脏腑功能未受明显影响,邪气初张,很多医家在治疗上攻补兼施,以攻为主。姚乃礼教授认为该病的根本在于脏腑的实质性损害导致功能性障碍,正如李中梓《医宗必读》中论述:"积之成也,正气不足而后邪气踞之"。若过于攻伐容易伤正则易犯虚虚实实之戒,故在治疗上主张攻补兼施,补虚扶正,调整脏腑功能为先,多以柔肝健脾为法,处方多以逍遥散加减,补虚不碍实,其中当归、赤白芍养血柔肝,云茯苓、白术合太子参、黄芪健脾益气;同时配合理气化瘀软坚解毒通络,以去标实,选药皆平和,攻实不忘虚,其中柴胡、焦槟榔、姜厚朴疏肝理气宽中;茵陈、虎杖清热利湿解毒;丹参、莪术、活血化瘀软坚,鸡内金消食磨谷化积,活血化瘀,鳖甲软坚散结。服上方后患者症情明显好转,此后就诊均守方随症加减。二诊时肝功能指标恢复正常,可见湿热疫毒之邪渐去,故去掉茵陈、虎杖。因发现股骨头积水,加用车前子渗湿利水、怀牛膝引药下行直达病处,又可活血祛瘀,两药同用共奏利水止痛之效。三诊患者出现血糖异常,认为水谷中之精微溢于血脉,不能充养机体所致,证属消渴范畴,病机上以阴虚为本,燥热为标。加入玄参、苍术对药,苍术苦温燥湿,《仁斋直指方》中指出苍术敛脾精。玄参功善滋阴降火、泻火解毒。两药相合,一燥一润,相互制约,施今墨先生认为此二药可以健中宫、止漏浊、降低血糖甚妙。

《岳美中论医集》谓:"治急性病要有胆识,治慢性病要有方有守",说明治疗慢性病"守方"重要性。综观本案立法用药,秉承治病必求于本之宗旨,始终贯以柔肝健脾之治法,以逍遥散守方加减调整脏腑功能,并适时根据患者病情变化加减化裁,终获良效。

医案3 攻补兼施治疗乙肝后肝硬化

提要: 乙肝后肝硬化,证属肝脾不和、湿毒内蕴、血结瘀滞,治以逍遥散加减,调和肝脾解毒活血软坚,服药近2年,各项检验指标基本恢复正常,病情稳定。

孙某,男,51岁。以困倦乏力2月余为主诉前来就诊。

初诊(2008年6月25日):患者于2008年4月无明显诱因出现乏力,下肢尤甚,经当地医院系统检查后诊断为"乙肝后肝硬化""肝功能异常",给予"拉米夫定"抗病毒治疗。刻下乏力,双下肢尤甚,行走无力,易疲劳,纳眠可,大便不成形,小便黄。询其家族史,父亲慢性病毒性肝炎病史。望其面色黧黑,唇暗,舌淡暗,苔薄黄腻,脉弦缓。西医诊断为慢性迁延型病毒性肝炎,肝硬化,脾大。中医诊断:肝积。证属肝脾不和、湿毒内蕴、血结瘀滞,治以调和肝脾、清热化湿,活血解毒为法。方拟逍遥散加减。**处方:** 当归15g,赤白芍各15g,柴胡12g,茯苓30g,炒白术15g,炙黄芪20g,藿香10g,炒薏苡仁30g,茵陈30g,白花蛇舌草

30g,虎杖12g,丹参30g,莪术10g,甘草6g。14剂,日1剂,分2次服。

　　二诊(2008年8月13日):服上方2月,诸症好转,大便成形。现乏力,仍以双下肢为著,纳眠可,二便调。舌淡暗,苔黄略腻,脉弦滑。8月12日复查:生化:总胆红素:26.1μmol/L。间接胆红素:22.4μmol/L。HBV-DNA<1 000copies/ml。腹部超声:肝实质回声不均匀;脾大;胆囊水肿;腹腔多发淋巴结肿大。治拟调和肝脾、利湿解毒,活血软坚为法。继以逍遥散加减,上方去藿香、薏苡仁,白术改12g,炙黄芪改30g,加太子参30g,山慈菇10g,土茯苓30g,煅牡蛎30g$^{(先煎)}$。14剂,日1剂,分2次服。

　　三诊(2008年8月20日):乏力缓解,余症状大致同前,舌淡暗,苔黄略腻,脉弦滑。8月15日复查:肿瘤标志物:甲胎蛋白:18.25ng/ml。腹部CT:肝脏左叶肿大,考虑轻度肝硬化,脾大,未见腹腔淋巴结肿大。治以调和肝脾、利湿解毒、活血软坚为法。继以逍遥散加减,**处方**:全当归15g,赤白芍各12g,茯苓30g,白术15g,柴胡12g,太子参30g,炙黄芪30g,丹参30g,莪术10g,煅牡蛎$^{(先煎)}$30g,茵陈30g,虎杖15g,土茯苓30g,白花蛇舌草30g,炙甘草10g。14剂,日1剂,分2次服。

　　四诊(2009年4月15日):坚持服用上方近半年,乏力基本消失。现时有右胁肋部刺痛,时有口干口苦,不耐劳作,纳眠可,二便调。望其面色萎黄,唇暗,舌淡红,苔薄黄腻,脉弦细缓。4月6日复查:HBV-DNA<1 000copies/ml。生化:谷丙转氨酶:54U/L。谷草转氨酶:49U/L。总胆红素:21.9μmol/L。间接胆红素:18.8μmol/L。腹部超声:肝实质回声弥漫性增粗;胆囊壁稍厚;脾大;脾静脉增宽。治以调和肝脾、利湿解毒、活血软坚为法。汤剂方拟逍遥散加减,**处方**:当归15g,赤白芍各12g,柴胡12g,茯苓20g,白术15g,太子参30g,丹参30g,莪术10g,煅牡蛎$^{(先煎)}$30g,鸡内金10g,炙鳖甲$^{(先煎)}$60g,茵陈20g,白花蛇舌草30g,土茯苓30g,甘草10g。14剂,日1剂,分2次服。并以上方为基础制成丸剂,同汤剂交替服用,**处方**:上方基础上茯苓改30g,鸡内金改20g,入炙黄芪30g,虎杖15g,青皮10g,陈皮10g。14剂,共为细末,炼蜜为丸,丸重6g,每次2丸,日2次。

　　五诊(2009年8月12日):胁肋部隐痛较前减轻。现恶心,进食油腻后尤甚,胁肋部时有刺痛,恶心,伴纳眠可,二便调。舌淡暗,苔薄黄略腻,脉弦滑。8月12日复查:生化:谷丙转氨酶:29U/L。谷草转氨酶:43U/L。总胆红素:32.7μmol/L。间接胆红素:26.8μmol/L,乙肝五项HBsAg(+),anti-HBc(+)。腹部超声:肝实质回声弥漫性增粗;脾大;脾静脉增宽;胆囊壁毛糙。治以调和肝脾、利湿解毒、和胃降逆为法。仍以逍遥散加减,**处方**:全当归15g,赤白芍各15g,柴胡12g,茯苓30g,白术15g,太子参30g,炙黄芪20g,鸡内金10g,金钱草30g,法半夏12g,茵陈30g,虎杖15g,白花蛇舌草30g,土茯苓20g,甘草10g。14剂,日1剂,分2次服。

六诊(2009年12月9日):右胁肋疼痛基本消失。现脘腹胀满,空腹时明显,大便不成形,双下肢酸软,纳眠可。舌淡暗,苔黄腻,脉弦细。治以调和肝脾、利湿解毒、软坚活血为法。方以逍遥散加减,**处方:**全当归15g,赤白芍各20g,柴胡12g,太子参30g,炙黄芪60g,木香10g,郁金12g,虎杖15g,茵陈45g,丹参20g,莪术10g,鸡内金10g,白花蛇舌草30g,土茯苓20g,煅牡蛎(先煎)30g,炙甘草6g。14剂,日1剂,分2次服。

七诊(2010年4月14日):间断服用上方4月余,腹胀明显好转,大便成形。现偶有口干,精神可,纳眠可,二便调。舌淡暗,苔薄黄,脉弦细。4月7日复查:生化:谷丙转氨酶:22U/L。谷草转氨酶:29U/L。总胆红素:24.6μmol/L。间接胆红素:20.7μmol/L。HBV-DNA<1 000copies/ml。肿瘤标志物:甲胎蛋白:1.66ng/ml。CEA:2.86ng/ml。腹部超声:肝实质弥漫性病变;胆囊壁水肿;门静脉、脾静脉增宽;脾大。治以健脾益气、养阴柔肝、活血软坚解毒为法。方以逍遥散加减,**处方:**当归15g,赤白芍各15g,生地24g,柴胡12g,太子参30g,炙黄芪30g,丹参30g,莪术10g,茵陈30g,虎杖15g,土茯苓30g,煅牡蛎(先煎)30g,鳖甲(先煎)60g,鸡内金10g,炒谷芽15g,炒麦芽15g,厚朴花10g,炙甘草6g。14剂,日1剂,分2次服。

辨证分析:

肝炎后肝硬化,属于中医学"胁痛""积聚""臌胀"范畴。属于中医学"风""痨""臌""膈"四大顽症之一,病机错综复杂,病情缠绵,治疗棘手。本案患者为肝硬化代偿期,为肝硬化治疗的关键时期。若此时治疗及时,疾病可见一丝机转,若治疗不善,脏腑功能进一步失调,正气迅速衰弱,病情可进展至失代偿期,气血水互结腹中,则进入难以回复之恶境。

本案患者湿热疫毒侵袭为先,湿热疫毒伤肝,肝失疏泄,肝脾不调,脏腑功能失调,影响气血的运行,气血瘀阻日久积于胁下而成是证。故该病为本虚标实之证,治疗上以调和肝脾为主,方拟逍遥散加减。张仲景云:"见肝之病,知肝传脾,当先实脾。"可见肝病实脾为慢性肝病的治疗大法。姚乃礼教授在该病治疗中重视健脾。原因有三:《本草经疏》中论及:"盖积聚癥瘕,必由元气不足,不能运化流行致之,欲其消也,必借脾胃气旺,能渐渐消磨开散,以收平复之功"此为其一。其二,脾胃为后天之本,只有其运化功能正常,水谷之气方能转为精微,五脏六腑始得其养,既可养血柔肝,又可滋养正气,使机体能继续与邪气作战。其三,病毒性肝炎的湿热之邪,首先困阻脾胃,脾虚运化失宜,湿热难清,进而影响肝胆。内生之湿热浊邪作为病理代谢产物以及新的致病因素,进一步加重失调的脏腑功能,阻滞气血,影响津液的运行。脾胃为湿浊运化的枢纽,脾运正常,湿浊方化。

本病本虚标实,既有邪实,非攻不除,但因患者脏腑虚损,故治疗时攻不可猛,以防出现邪去而正不复或邪未去而正已衰的情况,正如《医宗必读》中所论"若以磨坚破积之药治之,疾似去而人已衰,药过则依然,气愈消,痞愈大,竟何益哉?"姚乃礼教授治疗时慎用峻猛之品,以防伤正。常选用丹参、莪术、赤芍、桃仁、土鳖虫等活血化瘀,鳖甲、牡蛎、鸡内金、水红花子、穿山甲等软坚散结,茵陈、虎杖、白花蛇舌草、土茯苓、败酱草等清热利湿解毒之品。

该病病机错综复杂,综观本案治疗,通变以知常,执常以应变,始终坚持柔肝健脾、利湿解毒、活血软坚之治法守方治疗,最终患者治疗效果理想,各项检验指标基本恢复正常,病情稳定。

医案4 调和肝脾治疗病毒性肝炎后肝硬化

提要: 慢性病毒性肝炎后肝硬化失代偿期,治以柔肝健脾,益气养阴,软坚解瘀为法,治疗3个月,患者症状明显好转,血尿消失,胆红素下降,白蛋白上升。

高某,男,39岁。主因乏力30余年,体重下降3个月为主诉就诊。

初诊(2013年8月8日):患者于1980年出现乏力,就诊于当地医院发现HBsAg(+),未予重视。2012年12月患者无明显诱因再次出现乏力,肝区不适,时有皮肤、巩膜黄染,皮肤瘙痒,仍未予以重视,至2013年5月上述症状加重,出现体重下降,面色晦暗,遂就诊于某医院,诊断为乙肝,肝硬化,肝功能异常,住院治疗,辅助检查:HBV-DNA:1.48E+6IU/ml,给予替比夫定抗病毒治疗,1周后改为恩替卡韦抗病毒治疗,住院期间给予保肝、调节免疫、抗纤维化、利尿等对症治疗后,症状缓解出院。现为求中医调治就诊。刻下乏力,3个月体重减轻5kg,无胁肋不适,无腹胀,无口干口苦,无牙龈出血,无皮肤瘙痒,纳眠可,大便可,小便色黄,服用利尿剂尿量可。舌质暗红、舌体胖有齿痕,有裂纹,苔薄少,脉沉弦涩。辅助检查(7月16日):谷丙转氨酶:30.5U/L,谷草转氨酶:49U/L,碱性磷酸酶:78.9U/L,总胆红素:59.4μmol/L,直接胆红素:17.4μmol/L,白蛋白:29.9g/L,白细胞计数:4.65×10^9/L,红细胞计数:3.53×10^{12}/L,PLT:70×10^9/L,HBV-DNA<100IU/ml。腹部超声示:1. 弥漫性肝病表现(肝硬化不除外);2. 脾大(厚78mm,胁下长91mm,长径210mm),脾静脉增宽;3. 胆囊体积较大,胆囊壁毛糙增厚;4. 少中量腹水;5. 右侧中量胸腔积液。西医诊断为慢性病毒性肝炎后肝硬化失代偿期、食管胃底静脉曲张、低蛋白血症、脾大、2型糖尿病。中医诊断:臌胀。证属肝脾不调,血瘀水停,伤及阴分。治以柔肝健脾,益气养阴,软坚化瘀利水为法。方拟逍遥散加减。**处方:** 全当归12g,赤白芍各15g,云茯苓20g,生白术15g,生黄芪15g,太子参30g,生地25g,黄精15g,丹参

20g，莪术10g，生牡蛎^(先煎)30g，鳖甲^(先煎)45g，水红花子20g，鸡内金15g，茵陈20g，甘草6g。14剂，日1剂，分2次服。

二诊（2013年9月4日）：患者乏力好转。刻下面色晦暗，精神可，纳眠可，大便调，小便色赤。舌淡红，齿痕，苔黄略腻，脉沉细弦。8月16日复查：谷丙转氨酶：27.4U/L，谷草转氨酶：50.2U/L，总胆红素：45.8μmol/L，直接胆红素：14μmol/L，白蛋白：29.6g/L；尿常规：尿隐血：3+，尿胆原：1+。治以柔肝健脾，益气养阴，软坚解瘀，兼以止血为法。方拟逍遥散加减。**处方：** 上方黄芪改30g，生地改30g，生白术改炒白术15g，加仙鹤草15g，血余炭10g，茜草15g。14剂，日1剂，分2次服。

三诊（2013年9月26日）：小便色赤减轻。刻下入睡困难，精神可，未见其他不适。舌淡红，舌体胖大，有齿痕，苔薄少，脉沉细弦。9月13日复查：谷草转氨酶：53.4U/L，总胆红素：42.5μmol/L，直接胆红素：14μmol/L，白蛋白：30.2g/L，尿常规：尿隐血：3+，腹部超声示：1.弥漫性肝病表现（肝硬化）；2.脾大（厚64mm，肋下59mm，长径174mm）；3.门、脾静脉增宽；4.肝内多发低回声结节性质待定；5.胆囊肿大；6.胆囊炎；7.少量腹水；8.腹部胀气。辨证为肝脾不调，气血郁滞，伤及阴分。治以柔肝健脾，益气养阴，软坚化瘀止血为法。方拟逍遥散加减。**处方：** 8月8日方，黄芪改30g，生地改30g，生白术改炒白术20g，加仙鹤草30g，血余炭10g，垂盆草15g。14剂，日1剂，分2次服。

四诊（2013年10月10日）：患者病情好转。面色红润、光泽，睡眠质量好转。现早晚小便颜色稍见偏红，精神可，纳眠可，大便不成形，日行4次。舌淡红，舌体胖大，齿痕，苔少，脉细弦尺弱，左细。治以柔肝健脾，益气养阴，软坚化瘀、兼以止血为法。方拟逍遥散加减。**处方：** 当归15g，赤白芍各12g，茯苓20g，炒白术15g，生黄芪30g，太子参30g，生地15g，黄精15g，丹参20g，莪术10g，生牡蛎^(先煎)30g，鳖甲^(先煎)45g，炒谷麦芽各15g，鸡内金15g，茵陈20g，仙鹤草15g，血余炭10g，甘草10g。14剂，日1剂，分2次服。

五诊（2013年11月14日）：刻下偶有乏力，口唇干，时有脱皮，余未见特殊不适，精神可，纳眠可，小便黄，大便调。舌红有裂纹，少津，脉左弦沉细弱，右关滑。10月30日复查：白细胞计数：4.34×10⁹/L，血小板：71×10⁹/L，红细胞计数：3.25×10¹²/L，血红蛋白：111g/L，谷丙转氨酶：19.8U/L，谷草转氨酶：33.2U/L，总胆红素：26μmol/L，白蛋白：36.1g/L.尿常规：尿隐血：阴性。腹部超声示：1.肝硬化；2.脾大（厚65mm，肋下66mm，长径180mm）；3.门、脾静脉增宽；4.肝内多发低回声结节性质待定；5.胆囊肿大；6.腹水（少量）。治以柔肝健脾，益气软坚解瘀，利水兼顾阴分。方拟逍遥散加减。**处方：** 全当归20g，赤白芍各15g，茯苓30g，白术20g，黄芪30g，太子参30g，黄精20g，丹参20g，莪术10g，水红花子30g，鳖甲^(先煎)45g，鸡内金15g，炒谷麦芽各15g，茵陈20g，仙鹤草30g，泽泻12g，车前子^(包煎)30g，甘草6g。14剂，日1剂，分2次服。

辨证分析:

肝硬化是西医学概念,中医学并无此病名,根据其发病阶段及临床表现不同,可分别纳入"胁痛""积聚""臌胀""单腹胀"等病证范畴,当然这些病症不一定都是肝硬化,但是肝硬化可以包括在这些疾病当中毫无疑问。虽然该患者未见腹部胀大膨隆的症状以及体征,但是超声提示腹腔内少量腹水,故诊断为臌胀,据症舌脉,患者证属肝脾不调,血瘀水停,伤及阴分。治以逍遥散加减柔肝健脾,益气养阴,软坚化瘀利水。对于该病的治疗,姚乃礼教授根据"壮人无积而虚人则有之",认为正气不足是肝硬化发生发展以及转归的关键因素,故姚乃礼教授在治疗本病时始终将扶正放在主要位置,而正气不足中以脾胃气虚最为关键、最为常见,正如《脾胃论·脾胃虚实传变论》曰:"脾胃之气既伤,而元气亦不能充,而诸病由生焉","脾胃是元气之本"的描述,故姚乃礼教授在治疗肝硬化时特别重视健运脾气,尤其在治疗臌胀时特别讲究"以无形之气胜有形之水",脾能得以运化,水湿无从而生。

本案患者舌暗红、裂纹较深较多。舌体裂纹说明气阴不足,姚乃礼教授认为软裂反映的气阴不足,多偏重于气的不足,比较容易治疗,硬裂,多偏重于阴血的不足,治疗起来颇有难度。该患者的舌象属于硬裂,故治疗时在调和肝脾、软坚解瘀的基础上始终配合养阴之品。臌胀而见阴虚时,处理起来颇为棘手,滋阴容易导致湿恋水蓄,不宜过用,姚乃礼教授每次仅用1~2味养阴药,而且酌情用生地、黄精等养阴之品滋而不腻之品。

综观全案立法用药,紧紧抓住肝脾不调的病机,将调和肝脾贯穿始终,配合益气养阴、软坚解瘀之法,并根据患者的症状变化随症加减。患者坚持服药3个月,症情明显好转。

医案5　调和肝脾、化浊解瘀治疗脂肪性肝硬化

提要: 脂肪性肝硬化症见右胁下异物感,治以逍遥散调和肝脾配合化湿化瘀软坚之品,三诊时患者痰浊明显,改以二陈汤加减理气化痰,配合柔肝化瘀和络之品,待四诊痰浊不明显,再以调和肝脾为法治疗。患者服药5月余,疗效显著。

李某,男,68岁。主因右胁下异物感半年为主诉就诊。

初诊(2012年6月6日):患者于2012年1月无明显诱因出现右胁下异物感,右手大鱼际青紫,于外院就诊,完善检查后诊断为:脂肪性肝硬化,肝功能异常,对症治疗后未见明显改善,为求中医治疗就诊。刻下右胁下异物感,乏力,咽部时有痰,偶有反酸,近半年常有皮疹,纳可眠差,二便调。既往冠状动脉粥样硬化性心脏病10余年,曾行经皮冠状动脉介入术植入支架3枚,现用阿司匹林100mg,每日一次,酒石酸美托洛尔片12.5mg,每日一次。患2型糖尿病5年,血糖控制尚可,现用阿卡波糖50mg,每日三次,口服。患高血压10年,血压控制尚可,现服用缬沙坦80mg,每日一次,配合酒石酸美托洛尔降压。望其形体肥胖,肝掌,腹部膨隆,肝脾触诊不满意,双下肢轻度水肿。舌淡暗红,胖大,苔薄黄,脉沉细无力而涩。辅助检查(5月16日):谷丙转氨酶:47U/L。谷草转氨酶:64U/L。谷氨酰转肽酶:123U/L。白细胞计数:5.2×10^9/L,血小板:148×10^9/L,红细胞计数:4.42×10^{12}/L。甲胎蛋白:5.9ng/ml。腹部CT:肝硬化。具体描述:肝形态欠规整,左右叶比例失调,左叶及尾状叶体积增大,与脾分界不清,肝门肝裂增宽,肝内未见明显异常密度影。脾大小形态密度未见明确异常。西医诊断:脂肪性肝硬化,肝功能异常,糖尿病,冠状动脉粥样硬化性心脏病,高血压。中医诊断:肝积。证属肝脾不调,湿浊瘀滞。**治法:**调和肝脾,化浊行瘀软坚,兼以安神。方拟逍遥散加减。**处方:**全当归20g,赤白芍各15g,柴胡10g,云茯苓20g,白术20g,太子参30g,黄芪15g,丹参20g,莪术10g,木香10g,白蔻仁^(后下)10g,炒薏苡仁30g,生龙牡^(先煎)各30g,合欢花15g,鸡内金15g,茵陈20g,垂盆草20g,甘草6g。14剂,日1剂,分2次服。调摄护理:1. 生活调摄 充分休息、动静结合;2. 饮食调护 清淡富有营养食物;3. 情志调护 心情开朗。

二诊(2012年6月20日):乏力缓解,右胁下异物感频次减少,排气减少,大便日数次,与矢气同出,易怒,咽部痰多。舌质暗淡,苔微黄,脉沉细涩。治法同上。上方加减,**处方:**去太子参、合欢花、柴胡,入党参20g,川黄连6g,丹参改30g,炙黄芪改20g。14剂,水煎服,日1剂,分2次服。

三诊(2012年8月29日):服上方病情好转,右胁下异物感减轻,大便与矢气同出次数减少,咽部痰多,色白,胸部及面部皮肤红色皮疹,下肢浮肿。舌质暗红,苔黄腻,脉左沉细滑,右沉细。治以理气化痰、柔肝化瘀和络为法。方拟二陈汤加减。**处方:**法半夏12g,陈皮10g,云茯苓30g,炒芥子6g,桔络15g,枳壳12g,郁金12g,全当归20g,赤白芍各15g,丹参30g,莪术10g,黄芩10g,车前子30g^(包煎),夏枯草15g,苦参15g,甘草6g。14剂,水煎服,日1剂,分2次服。

四诊(2012年11月14日):右胁下异物感基本消失,大便与矢气同出次数明显减少。现腰疼,耳鸣,咽部痰多,纳可眠差,左手麻木感,下肢浮肿,时有腹胀,小便调。舌质暗红,少苔,脉沉细数。11月10日复查:谷丙转氨酶:54U/L。谷草转氨酶:56U/L。直接胆红素:7.5μmol/L。谷氨酰转肽酶:100U/L。超声:1. 脂肪肝;2. 肝脏回声略粗,请结合临床。治以调和肝脾益肾、理气化湿、化瘀通络为法。方拟逍遥散加减。**处方:**全当归20g,赤白芍各30g,云茯苓30g,白术20g,太子参30g,生地20g,丹参30g,莪术10g,木香10g,厚朴12g,芡实20g,薏苡仁30g,石菖蒲12g,鳖甲^(先煎)45g,金毛狗脊15g,肉桂6g,蜈蚣2条,炙甘草6g。14剂,水煎服,日1剂,分2次服。

随访(2013年1月9日):服上方后患者自觉症状明显好转,左手麻木感减轻,右胁下异物感不明显,腰疼缓解,大便与矢气同出次数明显减少,现耳鸣,咽部痰多。坚持服用上方调理后患者右胁下异物感消失,病情稳定。

辨证分析:

据不完全统计,我国成人非酒精性脂肪肝发病率在5%~9%左右,随着社会的发展,本病发病率逐年升高,并且可演变为肝纤维化、肝硬化,而引起公众与医学界的关注。脂肪性肝硬化属于中医"胁痛""痞满""肝积""肝癖"等范畴。

该患者老年男性,嗜食肥甘厚腻,饮食自倍,脾胃乃伤,脾运不行,则浊邪留滞,影响肝之疏泄,而见肝脾不调。肝脾失调,水谷精微不归正化,不能作为营养物质濡养脏腑百骸,反而成为体内的代谢废物滞留蓄积于脏腑经络等处,阻碍气机,郁滞血脉,影响津液运行,酿生湿浊、痰饮。痰浊内生,阻塞气道、由气及血,日久化瘀,痰瘀交阻,阻滞肝络,肝络受损,肝体失于濡养,而见肝脏硬化缩小,症见胁下异物感,痰浊上停于肺而见咽部有痰。据症舌脉,证属肝脾不调、湿浊瘀滞,治以逍遥散加减调和肝脾,配合化浊行瘀软坚之品以治之。

对于痰湿瘀滞者,姚乃礼教授强调首先应分清病邪所处的阶段。若为湿浊者,化湿祛浊为法;若为痰浊内滞者,治以化痰散结。该患者一诊时以湿浊瘀滞为主,治疗上使用木香、白豆蔻、薏苡仁理气清化湿浊,至三诊时患者咽部痰多,痰浊之象较前明显,以二陈汤燥湿化痰,白芥子祛皮里膜外之痰,橘络入络化痰,配合郁金、枳壳疏肝理气,肝气畅达,有助于脾胃运化。同时在清化痰湿的同时注意健运脾胃,脾胃功能正常,有助于杜绝痰湿内生。血瘀是该病的重要病机变化,瘀血存在于该病的整个过程,影响病情发展。故本次治疗时始终坚持使用丹参、莪术、赤芍解瘀散结,其中莪术辛苦而温,入肝脾二经,为化瘀软坚之要药,能破气中之血。王好古言其虽为泄剂,亦能益气,姚乃礼教授在治疗积聚时常喜使用。

综观本案治疗,坚持辨证论治为本,初以逍遥散调和肝脾配合化湿解瘀软坚之品,三诊时患者痰浊明显,以二陈汤和枳壳、郁金等理气化痰,配合柔肝解瘀和络之品,待患者痰浊不明显,四诊再以逍遥散调和肝脾,配合理气化湿化瘀通络为法。治疗上主次先后有条不紊。患者服药5月余,疗效显著。

医案6　疏肝健脾、清热利湿治疗泄泻

提要: 饮食不洁后出现泄泻,西医治疗效果不佳,以疏肝健脾、清热利湿之法治疗,服药14剂,症状明显好转,大便基本成形。

胡某,男,69岁。主因便溏、大便次数增多1个月余为主诉就诊。

初诊(2013年5月9日):患者于2013年4月初因饮食不洁出现大便次数增

多,日行十余次,水样便,无黏液脓血,便前腹痛,便后痛减,偶有里急后重,无发热,查大便常规+OB(－),自行服用左氧氟沙星、小檗碱等药物后效果不明显。故求中医治疗。既往有中度脂肪肝、高血脂、高血压、糖尿病病史。现症见:大便日行十余次,水样无脓血便,便前腹痛,排便急迫,怕冷,遇寒后易出现,纳可,眠差,口干欲饮。舌淡暗,苔薄黄,脉沉细弦,左弦滑,右沉细弦。中医诊断为泄泻,证属肝脾不调、湿浊内停。治以疏肝健脾、清热利湿。**处方:** 党参20g,茯苓20g,炒白术20g,柴胡10g,炒白芍12g,木香10g,白豆蔻10g,广藿香10g,桔梗12g,黄连10g,炒芡实20g,车前子^(包煎)30g,厚朴花12g,防风12g,生薏苡仁30g,煅牡蛎30g,蜜甘草6g。14剂,水煎服,早晚分2次服。

二诊(2013年6月27日):现大便成形,质黏,后部松散,2~3次/日,见不消化食物残渣,腹痛基本消失,双目干涩,唇周脱皮,皮肤散在红色皮疹,局部瘙痒,每年均有复发,进餐时常咬舌,右下肢胆经循行处及膝关节夜间疼痛。舌胖大,质暗,苔白腻,脉弦明显,尺弱。治以疏肝健脾、清热利湿、活血化瘀为法。**处方:** 党参20g,茯苓30g,炒白术15g,柴胡10g,黄芩10g,黄连10g,木香10g,醋莪术10g,丹参20g,赤芍15g,炒白芍15g,生薏苡仁30g,炒芡实20g,连翘12g,土茯苓20g,炒蒺藜12g,蜜甘草6g,赤小豆15g。28剂,水煎服,早晚分2次服。

三诊(2013年7月25日):现大便成形,日行1~2次,前干后软,夹有不消化食物,睡眠时流涎,双股、腋下及阴处多汗、潮湿、瘙痒,双目干涩,右膝周围疼痛,夜间疼醒,右膝屈伸不利,纳可,梦多,小便调。舌胖大,质淡暗,苔厚腻微黄,中有裂纹,脉左寸弦,右弦滑。治以疏肝健脾、清热利湿、兼伸筋、止痒为法。**处方:** 党参20g,茯苓20g,炒白术20g,木香10g,黄连10g,丹参20g,醋莪术10g,炒山药15g,土茯苓20g,地肤子20g,车前子^(包煎)30g,炒芡实20g,生薏苡仁15g,木瓜15g,蜜甘草6g,稀莶草15g,海桐皮15g。14剂,水煎服,早晚分2次服,继续调治善后。

辨证分析:

患者便前腹痛,排便急迫,便后痛减,左脉弦滑,考虑脾虚肝旺之痛泻;大便日行十余次,水样,无脓血便,右脉沉细弦,考虑脾虚失运,水湿内停;怕冷、遇寒后容易出现腹泻,考虑中焦虚寒;脉症合参,考虑本案患者病机为饮食不洁,伤及脾胃,脾虚失运,湿浊内停,兼有肝木乘土,治以四君子汤、痛泻要方、香连丸、藿朴夏苓汤加减,调和肝脾、清热利湿,加用柴胡疏肝理气,白豆蔻温中化湿,桔梗温中消谷,芡实、薏苡仁加强健脾止泻之力,车前子、薏苡仁渗湿止泻。服药14剂后,患者大便基本成形、腹痛基本消失,去车前子、白豆蔻、桔梗、藿香、厚朴花、防风、牡蛎;大便后部松散、可见不消化食物残渣,考虑脾虚泄泻,故仍以四君子汤为基础,配合薏苡仁、芡实健脾止泻;右下肢胆经循行处及膝关节夜间疼痛,考虑瘀血,加丹参、莪术、赤芍活血,土茯苓解毒、除湿、通利关节;皮肤散在红色皮疹伴有瘙痒,考虑湿热瘀阻而致,在丹参、赤芍凉血活血的基础上,加用连翘、赤小豆清热解毒,炒蒺藜活血祛风止痒。三诊时患者红色皮疹瘙痒基本消失,大便成形,但大便仍有不消化食物,睡眠时口角流涎,故于上方基础上加用山药健脾;患者出现双股、腋下及阴处多汗、潮湿、瘙痒,舌胖大,质淡暗,苔厚腻微黄,考虑下焦湿热,加车前子清热利湿;右膝周围疼痛,夜间疼醒,右膝屈伸不利,加木瓜舒筋和络,豨莶草、海桐皮祛风湿、通利关节。

医案7 温中补虚、降逆理气治疗头痛伴呕恶

提要: 头痛证属肝胃虚寒,胃失和降,浊阴上逆,气机阻滞,治以吴茱萸汤、厚朴生姜半夏甘草人参汤加减。服药14剂后,头痛减,胃脘不适症状突出,据症舌脉,调整为健脾和胃、祛湿化瘀为法。治疗半个月后,头痛伴呕恶完全消失。

武某,男,57岁。以头痛伴恶心、呕吐反复发作1年余为主诉就诊。

初诊(2013年9月4日):患者于2012年8月因"感冒"出现头痛不适,以颠顶及颈项部为著,伴恶心、呕吐,无明显腹痛及发热,症状时轻时重,时有发作。于外院行上消化道造影未见异常,胃镜示反流性食管炎、浅表性胃炎。现症见:头痛及恶心时有发作,甚则呕吐,后半夜及进食稍多则腹胀,腹中畏寒,无胃痛反酸,纳眠可,口腔溃疡,口干,大便1~2日一行,成形,小便不畅。舌暗红,苔薄白腻;脉左弦细,右弦滑。中医诊断为头痛,证属肝胃虚寒,中虚气滞,治以吴茱萸汤、厚朴生姜半夏甘草人参汤加减。**处方:** 党参20g,吴茱萸10g,法半夏15g,厚朴15g,干姜6g,黄连6g,柴胡9g,川芎10g,荷叶20g,大枣15g,蜜甘草6g,荆芥6g。14剂,水煎服,早晚分2次服。

二诊(2013年9月11日):头痛已减,泛恶亦止,近日恶心,无呕吐,时反酸、烧心、肠鸣,进食稍多则胃脘胀满,夜间胃脘不适明显,喜进热食,纳一般,大便1~2日一行,成形,量少,着凉后足底胀,睡眠可。舌暗红,苔微黄腻;脉细弦。证属中虚气滞,湿阻血瘀,以健脾和胃、祛湿化瘀为治。**处方:** 党参15g,茯苓20g,炒白术15g,木香10g,黄连10g,煅瓦楞子15g,浙贝母15g,厚朴花15g,法半夏12g,丹参20g,醋鸡内金15g,生蒲黄^(包煎)10g,蜜甘草6g。14剂,水煎服,早晚分2次服。服用14剂后,头痛、呕恶皆止。

辨证分析:

患者肝胃虚寒,胃失和降,浊阴上逆,故见恶心、呕吐;厥阴之脉夹胃属肝,上行与督脉会于头顶部,胃中浊阴循肝经上扰于头,故见颠顶头痛、颈项疼痛;浊阴阻滞,气机不利,故进食稍多则腹胀;肝胃虚寒,中阳不足,故见腹中畏寒。脉症合参,证属肝胃虚寒,胃失和降,浊阴上逆,中虚气滞,治以吴茱萸汤合干姜温中补虚、降逆止呕,厚朴生姜半夏甘草人参汤补中理气散滞,加用荷叶升

发清阳,柴胡、川芎、荆芥疏风止痛,引经入头。服药14剂,头痛减,泛恶亦止,但胃脘不适症状较前突出,进食稍多胃脘胀满,夜间胃脘不适,时有反酸烧心,考虑中虚气滞、湿阻血瘀,以四君子汤健脾,木香、厚朴花、黄连、法半夏理气化湿,鸡内金、生蒲黄、丹参化瘀,瓦楞子、浙贝母制酸,继续治疗半个月,头痛伴呕恶完全消失。

医案8 疏肝清热、健脾理气、养心安神治疗失眠

提要: 患者入睡困难、睡眠质量差多年,脉症合参,证属肝郁血虚,日久化热,脾虚气滞,心神不宁,治以丹栀逍遥散加减,服药21剂,失眠明显好转。

翟某,女,34岁。以夜间入睡困难多年为主诉就诊。

初诊(2013年3月28日):患者诉夜间入睡困难多年,睡眠质量差,多方治疗效果不佳。刻下症见入睡困难,睡眠质量差,胃脘烧灼感,餐后胃胀,咽部异物感,平素易惊恐心悸,手足汗出,二便调。月经前两日多伴心慌,伴少许血块。舌暗红,苔白稍腻,脉弦细数。中医诊断为失眠,证属肝郁血虚,日久化热,脾虚气滞,心神不宁。治以疏肝清热,健脾理气,养心安神,予丹栀逍遥散加减。

处方:当归20g,赤芍12g,白芍12g,柴胡10g,茯苓20g,炒白术15g,太子参20g,厚朴花15g,黄连6g,苏梗12g,牡丹皮12g,焦栀子10g,生龙骨^(先煎)30g,生牡蛎^(先煎)30g,炒酸枣仁30g,甘草6g,合欢花15g。21剂,水煎服,早晚分2次服。服用21剂后,入睡难消失,睡眠质量明显好转,上方加减善后。

辨证分析:

患者入睡困难多年,肝失疏泄,气郁不舒,影响脾胃,脾虚气滞,而见餐后胃胀;影响胸中气机,而致咽部异物感;病程日久,伤及阴血,导致血虚,而见月经前两日心慌、脉细;肝郁日久,已有化热之象,表现为舌红、脉数;同时兼有易惊恐、心悸等心胆气虚的表现,治以丹栀逍遥散加减,加酸枣仁养心补肝、宁心安神,合欢花解郁安神,生龙骨、生牡蛎重镇安神,太子参健脾,厚朴花、苏梗理气。诸药合用,治疗21天,患者失眠明显好转。

医案9 疏肝健脾、调和阴阳治疗情志抑郁伴痞满

提要: 患者情志抑郁伴痞满1年,证属肝气郁结,脾胃虚弱,阴阳失调,治以四逆散合四君子汤加减疏肝健脾,合桂枝加龙骨牡蛎汤收敛元气、补虚和阴阳,加减治疗5个月,症状基本消失。

王某,男,33岁。以情志抑郁伴痞满不适1年,加重2个月为主诉就诊。

初诊(2012年11月22日):患者于1年前因生气出现情绪低落,情志抑郁,对周围事物不感兴趣,伴胃脘痞满不舒,自觉胃肠不蠕动、消化功能差,并日渐加重。现症见:情志抑郁,易紧张,痞满餐后尤甚,食欲差,嗳气,神疲乏力,口舌不利,语声低微,大便日行1~2次,成形。舌暗红,边有齿痕,苔薄白;脉沉细弦。中医诊断为痞满,证属肝气郁结,脾胃虚弱,阴阳失调。治以疏肝理气,健脾和胃,调和阴阳。**处方**:党参15g,炒白术20g,法半夏15g,厚朴花15g,苏梗12g,柴胡10g,赤白芍各12g,炒枳壳12g,生龙牡^(先煎)各30g,橘络12g,桂枝6g,浙贝母15g,煅瓦楞子15g,合欢花15g,炙甘草6g。14剂,水煎服,早晚分2次服。

二诊(2012年12月20日):精神状态好转,胃脘部不适减轻,嗳气消失,有饥饿感,食量增加。现觉胃脘有"硬物感",紧张时右侧口角歪斜,怕冷,乏力,语声低微,易紧张而影响日常交流与工作,二便调。舌暗红有齿痕,苔薄白;脉沉细弦。治以健脾和胃,平肝息风。**处方**:党参15g,茯苓20g,炒白术15g,法半夏12g,陈皮10g,生龙骨^(先煎)30g,煅牡蛎^(先煎)30g,赤白芍15g,炒枳实15g,苏梗12g,厚朴15g,钩藤^(后下)15g,炒僵蚕12g,合欢花15g,蝉蜕10g,蜜甘草6g。14剂,水煎服,早晚分2次服。

三诊(2013年1月17日):精神症状明显好转,抑郁减轻,仍有易紧张、痞满、乏力诸症,大便溏软。治法同前,加强健脾益气之功。**处方**:太子参30g,茯苓20g,炒白术20g,木香10g,苏梗12g,黄芪15g,钩藤^(后下)15g,炒僵蚕12g,防风6g,醋鸡内金15g,生谷麦芽15g,炙甘草6g,丹参15g,炒芡实15g。14剂,水煎服,早晚分2次服。

四诊(2013年4月24日):胃脘有蠕动感,自觉周身舒畅,症状明显缓解。现症见:胃脘"硬物感"消失,精神转佳,胸骨下段隐痛,纳眠可,口干苦,近日头痛鼻塞,时伴有腹部隐痛,大便日行1次,不成形。舌暗红,苔薄白而干;脉沉细,右弦。治法同前。**处方**:太子参30g,北沙参12g,茯苓20g,炒白术20g,白芍20g,钩藤^(后下)12g,柴胡10g,苏梗12g,生龙牡^(先煎)各30g,桂枝6g,炒僵蚕12g,炙甘草6g,黄芪15g,防风10g。14剂,水煎服,早晚分2次服。

辨证分析:

患者肝郁脾虚,肝气郁结而见情绪低落、情志抑郁;脾虚日久,气血失于充养,则见神疲乏力、语声低微;脾虚运化不行,而见胃肠不蠕动、消化功能差;脾虚气滞,而见胃脘痞满,餐后尤甚,嗳气。据症舌脉,证属肝郁脾虚、气机阻滞,治以四逆散合四君子汤加减疏肝健脾。加厚朴花、紫苏梗理气降逆和胃,合欢花解郁安神,橘络理气通络;患者疲乏、对周围事物不感兴趣,舌胖有齿痕、脉沉细弦,颇似虚劳,合桂枝加龙骨牡蛎汤收敛元气、补虚和阴阳。服药14剂,患者精神状态好转,嗳气消失,食量增加,知饥,胃脘不适好转,继以上方加减;患者紧张时右侧口角歪斜,考虑肝风内动,加钩藤、僵蚕、蝉蜕息风。三诊时患者精神症状继续好转,但仍有乏力、痞满症状,大便溏软,考虑脾虚失运,加黄芪、防风加强健脾之力,生谷麦芽、鸡内金助运。四诊时诸症好转,周身舒畅,继以上方加减善后。

医案10　疏肝解郁清热、健脾温阳治疗多年胃痛

提要: 患者胃脘疼痛10余年,证属肝郁化火,脾胃虚寒,治以疏肝解郁清热、健脾温阳为法,方以柴胡桂枝干姜汤合四君子汤加减,服药28剂,情志好转,胃痛基本消失。

洪某,女,43岁。以胃脘疼痛10余年,伴咽痛1年为主诉就诊。

初诊(2013年4月11日):患者胃痛反复发作,服用中西药物治疗,效果不显。现症见:胃脘疼痛,餐后明显,晨起清涎多,进食生冷后尤甚,需吐出方觉舒适,纳可,餐后腹胀,大便日行1~3次,咽痛,眠差梦多。舌暗红,苔薄黄,脉细而弦,左脉缓、右脉弦明显。平素情志不佳,心烦易怒。2012年6月胃镜示:慢性浅表性胃炎。中医诊断为胃痛,证属肝郁化火,脾胃虚寒。治以疏肝解郁清热、健脾温阳。拟以柴胡桂枝干姜汤合四君子汤加减。**处方**:太子参30g,茯苓20g,炒白术20g,柴胡10g,桂枝6g,干姜6g,黄芩10g,法半夏10g,木香10g,桔梗12g,合欢花15g,生龙骨^(先煎)30g,生牡蛎^(先煎)30g,赤芍12g,白芍12g,郁金12g,蜜甘草6g。28剂,水煎服,早晚分2次服。服用28剂后胃痛基本消失,情志好转。

辨证分析:

患者为中年女性,情志不遂,肝郁化火,而见心烦易怒、舌暗红、苔薄黄;肝郁日久,影响脾胃,脾虚失运,加之病程日久伤及脾胃阳气,故胃痛、晨起清涎多,进食生冷后尤甚,餐后腹胀,大便日行1~3次;脾虚日久伤及阴血,而见脉细。据症舌脉,证属肝郁化火,脾胃虚寒,治以柴胡桂枝干姜汤合四君子汤加减,加法半夏、木香理气化湿,生龙骨重镇安神,合欢花、郁金解郁,赤白芍滋阴养血柔肝。针对患者病机用药,服药28剂后,症状改善明显,情志好转,胃痛基本消失。

医案11　健脾疏肝、化痰行瘀、祛湿解毒治疗胃痛

提要: 本案慢性萎缩性胃炎伴糜烂症见胃脘痛,乃属脾虚肝郁,湿浊内困,痰瘀阻络,毒损胃络之证,治以健脾疏肝,化痰行瘀,祛湿解毒治之,经治疗后胃镜检查结果改善,病理活检提示黏膜炎症、萎缩及肠化程度明显好转,不典型增生消失。胃脘痛明显减轻。

杨某,女,62岁。以胃脘胀痛反复发作1年为主诉就诊。

初诊(2011年10月6日):患者于1年前无明显原因出现上腹胃脘部胀满,

甚则胀痛,生气及饮食不节后加重,症状时轻时重,反复服用抑酸、保护胃黏膜药物治疗未见明显好转,遂来就诊。9月30日电子胃镜检查示:慢性萎缩性胃炎伴糜烂、肠化;病理活检示:胃窦幽门型黏膜中度萎缩,部分黏膜呈重度肠上皮化生,部分腺体不除外轻度非典型增生,较多淋巴细胞、少量嗜酸性粒细胞浸润。刻下症见:上腹部胀满疼痛连及右胁部,食后明显,时有烧心、反酸,偶有嗳气、胃寒,易急躁,乏力,四肢发凉,纳差,咽部异物感,口苦,口干不欲饮,肠鸣,大便不畅,质溏,1~2日一行。面色萎黄,舌体胖大,舌质暗红,边有瘀斑,舌苔根部白浊腻,脉沉细弦。中医诊断:胃脘痛。证属脾虚肝郁,湿浊内困,痰瘀阻络,毒损胃络。治以健脾疏肝,化痰行瘀,祛湿解毒为法。以健脾通络解毒方加减。**处方:**党参20g,茯苓20g,炒白术15g,炒苍术15g,柴胡10g,枳壳15g,白芍30g,薏苡仁30g,砂仁6g,法半夏12g,厚朴花12g,合欢皮15g,浙贝母20g,煅瓦楞子15g,丹参30g,莪术10g,三七粉^(分冲)3g,夏枯草12g,藤梨根20g,山慈菇15g,煅牡蛎^(先煎)30g,干姜6g,甘草6g。14剂,每日1剂,水煎,早晚温服。

二诊(2011年10月20日):患者服药后胃脘疼痛、胀满程度减轻,但仍有间断发作,以隐痛为主,咽部异物感及口苦消失,口干明显,纳食增加,神疲乏力,大便调。舌胖,质暗红,边有瘀斑,舌苔中根部白腻、欠润,脉沉细弦。治以健脾益气、祛湿化瘀、解毒通络为法。**处方:**太子参20g,茯苓20g,炙黄芪30g,当归15g,炒苍术15g,薏苡仁30g,砂仁6g,法半夏12g,陈皮12g,浙贝母20g,丹参20g,莪术12g,三七粉^(分冲)3g,鸡内金15g,藤梨根20g,半枝莲20g,九香虫10g,生蒲黄^(包煎)10g,五灵脂10g,甘草6g。14剂,每日1剂,水煎,早晚温服。

三诊(2011年11月9日):服药1月后自觉胃脘胀痛明显减轻,遇生气、饱食后仍有胀满、隐痛不适,胃略感寒,纳食可,口淡略干,二便调。舌胖,质暗红,舌苔中根部薄白腻,脉沉细。继按前法辨证加减调治6月余,患者诸症明显缓解,病情趋于平稳。于2012年5月25日复查胃镜示:慢性萎缩性胃炎;于多部位(胃窦大小弯、胃角)病理活检示:黏膜慢性炎,局部轻度萎缩,部分腺体呈轻—中度肠上皮化生,固有层内少量淋巴细胞和嗜酸性粒细胞浸润。

辨证分析:

姚乃礼教授认为"脾虚毒损络阻"是贯穿慢性萎缩性胃炎癌前病变的基本病机。慢性非萎缩性胃炎→萎缩性胃炎→肠上皮化生→上皮内瘤变(异性增生)→胃癌,是一个由气及血入络的渐变复杂过程,既有脾胃虚弱之本虚,又有邪毒内蕴及气滞血瘀之标实,三者相互影响终致气血同病。本例患者初诊乃为典型脾虚肝郁、痰湿困阻中焦、气机不畅、瘀毒阻络之证,经辨证施治2周后,其胀痛及肝气郁结之候明显好转,然病久脾胃之气愈虚,并疼痛症状难以完全缓解,故二诊酌情加强健脾益气、行气活血止痛之功,症状得以明显改善。同时,由于慢性萎缩性胃炎癌前病变患者,胃络瘀阻、毒损胃络始终贯穿疾病全过程,故在不同阶段,均须配合活血通络、解毒消积之品。经7月余辨证施治,患者病理活检提示黏膜炎症、萎缩及肠化程度明显好转,不典型增生消失。

医案12 健脾通络解毒治疗胃痛

提要: 本案慢性萎缩性胃炎之胃脘痛,乃属脾虚肝郁,气滞血瘀,瘀热毒损胃络之证,治以健脾通络解毒方益气健脾,理气活血解毒,治疗后胃镜病理活检提示黏膜萎缩及肠化由重度转为轻度,症情好转。

郭某,男,53岁。以胃脘隐痛不适数年为主诉就诊。

初诊(2013年2月27日):患者于数年前无明显诱因出现胃脘隐痛反复发作,时轻时重,自服西药(具体不详)治疗后稍有缓解,但时有反复。于2012年12月26日行电子胃镜示:慢性萎缩性胃炎伴肠化、胆汁反流。活检病理示:胃窦小弯:重度萎缩和重度肠上皮化生;胃窦大弯:轻微肠上皮化生;胃角:重度肠上皮化生。曾间断口服中药汤剂及摩罗丹等药物治疗,症状无明显缓解,遂来就诊。刻下症见:餐后嗳气频作,时有胃脘隐痛,左胁下及下腹时坠胀,时伴胃脘部灼热感,纳眠尚可,大便日一行,成形。舌尖溃疡,舌淡暗,苔薄黄,脉弦。中医诊断:胃痛。证属脾虚肝郁,气滞血瘀,瘀热毒损胃络。治以益气健脾,理气活血、通络解毒为法。**处方:** 太子参30g,茯苓20g,炒白术20g,厚朴花15g,紫苏梗12g,木香10g,黄连10g,旋覆花10g,法半夏12g,合欢花15g,醋莪术10g,藤梨根30g,浙贝母20g,夏枯草15g,生龙骨30g,生牡蛎30g,生黄芪15g,姜黄10g,九香虫10g,甘草10g。21剂,水煎服,早晚分2次服。

二诊(2013年3月13日):患者服上述方剂21剂后,纳后嗳气减轻,反酸烧心明显减轻,胃脘时有隐痛,纳可,大便日一行,成形,睡眠可。舌尖溃疡已愈,舌淡暗,苔薄黄腻,左脉弦细,右脉弦滑。治法同前,酌加连翘12g,醋鸡内金15g,醋五灵脂12g等清热散结、化瘀止痛之品。

三诊(2013年4月10日):患者嗳气、反酸、烧心等症明显减轻,胃脘时有隐痛,口腔溃疡未再复发,纳可,大便每天1~2行,成形,睡眠可。舌淡暗,苔薄黄腻,脉左弦细,右关弦滑。治疗大法不变,继用首诊方去姜黄,加白芍20g。14剂,水煎服,早晚分2次服。

四诊(2013年5月22日):患者纳后嗳气,左胁下坠胀,肠鸣,无反酸,左胁下近胃脘处时有灼热感,纳可,大便日行1次,成形,小便正常,睡眠可。舌淡暗,苔薄黄腻,脉左弦细滑,右弦细。**处方:** 太子参30g,茯苓30g,炒白术20g,紫苏梗12g,炒枳壳12g,木香10g,黄连10g,旋覆花10g,醋莪术10g,藤梨根30g,浙贝母20g,丹参20g,柴胡10g,石菖蒲12g,合欢花12g,蜜甘草10g。

五诊(2013年6月19日):患者服上方28剂,胃脘偶有隐痛,纳后胃脘左侧连及左胁胀满,食欲可,纳少,偶有嗳气,反酸,大便调,睡眠可。舌淡暗,苔薄微黄腻,脉细弦缓。治法同前。**处方:** 党参20g,茯苓30g,炒白术20g,炒枳壳12g,木香10g,黄连10g,醋莪术10g,藤梨根30g,浙贝母20g,丹参20g,柴胡10g,石菖蒲12g,合欢花12g,蜜甘草10g,郁金12g,生龙骨30g,生牡蛎30g,醋鸡内金15g,首乌藤30g。14剂,水煎服,早晚分2次服。

六诊(2013年7月3日):患者中上腹胃脘偶有刺痛,左下腹餐后易胀,伴烧灼感,纳可,偶有嗳气、反酸,大便成形,时头晕。舌淡暗,苔薄、微黄腻,脉弦细。治疗大法不变,上方去枳壳、首乌藤,加白及20g,海螵蛸15g,紫苏梗12g。14剂,水煎服,早晚分2次服。

七诊(2013年8月14日):患者餐后胃脘胀满,偶有胃脘轻刺痛、嗳气、烧心,纳偏少,诸症发作频率明显减少,大便稍干,小便尚可。舌暗红,苔薄白,有裂纹,脉左细,右弦。于8月12日复查胃镜示:慢性萎缩性胃炎伴肠化。活检病理:胃窦、胃角轻度萎缩,轻度肠化。

辨证分析:

此案患者疗前胃镜提示胃黏膜重度萎缩及肠化,且部位较广(胃角、胃窦小弯),四诊合参考虑为脾虚肝郁、气滞血瘀、瘀热毒损胃络。故以健脾行气、通络解毒之法治疗。健脾益气常用太子参、党参、生黄芪等;行气多用厚朴花、紫苏梗、枳壳、木香等;通络散结多用丹参、醋莪术、浙贝母、醋鸡内金等;解毒常用藤梨根、黄连等。经半年余施治,病理活检提示黏膜萎缩及肠化由重度转为轻度。

医案13 健脾通络、解毒和胃治疗胃痛

提要: 慢性萎缩性胃炎伴肠化症见胃脘痛,乃属脾虚湿浊内困、毒损胃络之证,治以健脾通络,祛瘀解毒,经治疗后胃镜下征象及病理组织学病变程度均明显减轻。

宋某,男,61岁。以胃脘胀痛反复发作10年余为主诉就诊。

初诊(2011年3月23日):患者于数年前与家人生气后出现胃脘胀满不舒,甚则胀痛,反复发作,经久不愈。于3月3日行电子胃镜检查示:慢性萎缩性胃炎伴肠化。病理活检示:(胃窦小弯)中度萎缩,中度肠上皮化生,部分腺体轻度非典型增生;(胃窦大弯)中度萎缩,中度肠上皮化生,轻度非典型增生。刻下症见:胃脘胀满疼痛连及两胁,餐后及夜间明显,伴小腹胀痛,时有烧心、反酸,偶有嗳气、恶心呕吐,急躁易怒,焦虑不安,气短乏力,口干口苦,胸闷,食欲不振,最近食量减少至原来的1/2,体重近2个月减轻4~5kg左右,大便黏滞不爽,质溏,1~2日一行。面色萎黄,入睡困难并多梦。舌体胖大,舌质淡暗,苔白浊腻,脉沉细弦。中医诊断:胃痛。证属脾虚肝郁,湿浊内困,瘀血阻滞,毒损胃络。治以健脾化湿,祛瘀解毒,疏肝和胃为法。**处方**:太子参20g,茯苓20g,炒白术15g,白蔻仁^(后下)10g,苏梗12g,法半夏12g,焦栀子10g,黄连6g,藤梨根20g,预知子15g,丹参20g,莪术10g,生蒲黄6g,浙贝母15g,甘草6g,三七粉3g。14剂,每日1剂,水煎服,早晚分2次服。

二诊(2011年4月7日):患者服药后胃脘疼痛、胀满症状明显减轻,偶尔有间断发作,以腹胀为主,乏力减轻,纳可,舌胖大,质淡暗,舌苔白腻,脉沉细弦。治则治法同前。**处方**:继以上方加减,去生蒲黄,太子参改为30g,藤梨根20g,加厚朴花12g,焦槟榔5g。14剂,每日1剂,水煎服,早晚分2次服。

三诊(2011年4月25日):患者胃脘胀满明显较前明显减轻,偶有胃脘隐隐不适,饥饿时明显,食后轻度胀满,嗳气,头蒙不适,大便时溏稀,舌胖大,质淡暗,苔白腻根厚,脉沉细弦。治法同前。**处方**:首方去生蒲黄,酌加清化湿浊之藿香15g、佩兰15g、苍术15g、陈皮10g。14剂,每日1剂,水煎服,早晚分2次服。

四诊(2011年6月2日):患者诸症明显缓解,病情趋于平稳,仍偶有胃脘胀满隐痛,纳可,二便调,舌脉同前。

继按前法加减调治6月余后,患者诸症基本缓解,饮食如常,二便调,舌胖,质淡暗,苔薄白腻,脉沉细。于2011年11月10日复查胃镜示:慢性萎缩性胃炎伴肠化。病理活检示:(胃窦小弯)轻度萎缩,轻度肠上皮化生。(胃窦大弯)轻度萎缩,轻度肠上皮化生。

辨证分析:

本例患者脾胃虚弱,不能运化水湿,日久积为湿浊并可化热;同时气机不畅,久而气滞血瘀,湿瘀内阻,久酿成毒,损伤胃络。其中尤以脾虚湿重、血瘀毒损为病机特征,故在健脾祛瘀、通络解毒等基本治法的基础上,注重酌加清化湿浊之品。经半年辨治后收功,诸症缓解,胃镜下征象及病理组织学病变程度均明显减轻。

医案14 健脾通络解毒治疗胃痛

提要:慢性萎缩性胃炎伴糜烂、肠化,症见胃脘痛,乃属脾虚气滞,肝胃不和,久酿成毒,毒伤胃络之证,治以健脾化湿、理气通络、解毒为法,经治半年,症情缓解,腺体萎缩及肠上皮化生病变程度均明显减轻。

赵某,女,61岁。以胃脘疼痛胀满8年,加重3个月为主诉就诊。

初诊(2012年10月17日):患者于8年前因饮食不节出现胃脘部疼痛胀满,时轻时重,自服吗丁啉、雷贝拉唑钠肠溶胶囊、胶体果胶铋、气滞胃痛颗粒等药物后症状可暂时缓解。3月前病人症状明显加重,于10月17日行电子胃镜检查示：慢性萎缩性胃炎伴糜烂、肠化。刻下症见：胃脘疼痛胀满，排气则舒，嗳气，反酸，口中泛酸，食后易反胃，纳可，大便日1~2行，质成形，双目视物模糊，耳鸣。舌淡暗，苔薄腻微黄，脉左弦细、右沉细。中医诊断：胃痛。证属脾虚气滞，肝胃不和，食积瘀阻，久酿成毒。治以健脾和胃，化瘀通络解毒为法。**处方：**太子参20g，茯苓20g，炒白术15g，厚朴花15g，白豆蔻10g，煅瓦楞子15g，浙贝母20g，姜黄10g，醋莪术10g，石菖蒲12g，煅赭石15g，黄连10g，法半夏12g，甘草6g，紫苏梗12g，藤梨根20g，半枝莲20g。14剂，水煎服，早晚分2次服。

二诊（2012年10月31日）：患者服上述方剂14剂后，现胃脘疼痛胀满减轻。排气则舒，仍有嗳气，反酸，口酸，纳后反胃，纳可，大便成形，日1~2行，双目视物模糊，耳鸣，舌淡暗，苔薄腻微黄，脉左细弦，右沉细。10月19日活检病理示：（胃窦小弯）重度肠化和中度萎缩；（胃窦大弯、胃角）：重度肠化和重度萎缩。治法不变。**处方：**上方基础酌加鸡内金15g以加强消积活血之功。21剂，水煎服，早晚分2次服。

三诊（2012年11月21日）：胃胀满明显减轻，偶有胃脘嘈杂不适及隐痛，仍口酸、嗳气，耳鸣、双目视物模糊不减，睡眠可，舌淡暗，苔薄腻微黄，脉左细弦，右沉细。治法同前。**处方：**前方去姜黄、煅赭石，酌加钩藤15g，菊花12g，枸杞子15g以平肝明目。14剂，水煎服，早晚分2次服。

四诊（2013年1月23日）：患者每2周复诊，服药至今，诸症明显缓解，但仍有间断反复。近1周来因饮食不慎后出现胃脘胀满隐痛，伴反胃，咽痒，纳食可，餐后胃不适，睡眠多梦，大便羊屎状干结难行，每日一行，小便调，舌淡红，苔薄白根部略腻，脉弦细滑。治疗大法不变。酌加益气润肠、行气消胀之品。**处方：**太子参30g，茯苓20g，生白术45g，丹参30g，醋莪术10g，厚朴花15g，姜黄10g，紫苏梗10g，钩藤15g，夏枯草15g，当归20g，合欢花15g，浙贝母15g，藤梨根30g，甘草6g，焦槟榔10g，炒莱菔子15g。14剂，水煎服，早晚分2次服。

五诊（2013年3月6日）：患者服药至今，胃脘胀满及隐痛减轻，偶有两胁不适，咽干明显，近日咽痛，偶咳嗽痰少，纳可，大便日一行，偏干，双下肢酸软，足偶尔麻木，睡眠可，耳鸣，舌淡暗，苔薄白腻，脉细弦。酌加清热解毒利咽之品。**处方：**太子参30g，茯苓20g，生白术45g，紫苏梗12g，醋莪术10g，丹参20g，藤梨根30g，厚朴花15g，浙贝母20g，醋鸡内金15g，焦槟榔10g，炒杏仁12g，甘草6g，炒牛蒡子10g，金银花15g，桔梗12g。14剂，水煎服，早晚分2次服。

随访（2013年5月）：胃镜示：慢性萎缩性胃炎，胃窦大弯侧隆起性质待定，黏膜下肿物？活检病理示：胃窦小弯：轻度肠化，胃角：中度肠化。

辨证分析：

本例患者有明确饮食不节病史，《内经》云："饮食自倍，肠胃乃伤"，加之素体脾胃虚弱，后天气血化生不足，进而影响肝之阴血，出现肝气上逆之候；同时脾虚胃弱,难以运化水湿、水谷而形成水湿内困,日久郁而化热。本案在健脾祛瘀、通络解毒等基本治法的基础上,酌加平肝祛湿、和胃降逆之品。腑气不通则加重胃失和降,故行气通腑必不可少。该病人经辨证施治半年有余,诸症缓解,腺体萎缩及肠上皮化生病变程度均明显减轻。

医案15 健脾通络解毒治疗胃痞

提要: 慢性萎缩性胃炎伴糜烂、肠化症见胃脘痛反酸,乃属脾胃虚弱,痰热阻滞,气滞血瘀,毒损胃络之证,治以健脾理气,通络解毒,经治疗后诸症缓解,病理检查结果明显改善。

张某,女,52岁。以胃胀痛1年余为主诉就诊。

初诊(2011年9月21日):患者于1年前无明显诱因出现胃胀,胀甚则痛,间断口服中药汤剂、中成药等治疗后有所缓解,但症状仍时有反复。于9月9日行胃镜检查示:慢性萎缩性胃炎伴糜烂、肠化。9月14日病理活检示:(胃窦小弯)重度肠化和中-重萎缩,伴轻度非典型增生;(胃角)中度萎缩。为求中医治疗遂来就诊。刻下症见:胃脘胀痛,夜间明显加重,咽中痰黏堵闷,时有反酸、烧心,无嗳气,大便调。舌暗红,苔薄白,边有齿痕,脉弦细,唇紫暗。中医诊断:胃痛。证属脾胃虚弱,痰热阻滞,气滞血瘀,毒损胃络。治以健脾理气、清热化痰、通络解毒为法。**处方:** 太子参20g,茯苓20g,炒白术15g,法半夏12g,醋莪术10g,紫苏梗10g,生蒲黄10g,醋五灵脂12g,陈皮10g,黄连10g,煅瓦楞子20g,浙贝母15g,厚朴花12g,藤梨根20g,白芍15g,预知子15g,甘草6g,三七粉3g。14剂,水煎服,早晚分2次服。

二诊(2011年10月10日):胃脘胀痛较前减轻,仍反酸、烧心,平卧时上逆感加重,纳可,大便通畅,舌暗淡,边有齿痕,苔薄白,脉沉细弦,唇紫暗。治疗大法同前。**处方:** 太子参30g,茯苓20g,炒白术15g,法半夏12g,醋莪术10g,陈皮10g,黄连10g,煅瓦楞子30g,浙贝母20g,厚朴花12g,预知子15g,甘草6g,三七粉3g,海螵蛸20g,制吴茱萸3g,醋鸡内金15g。14剂,水煎服,早晚分2次服。

三诊(2011年10月26日):泛酸、烧心时有发作,平卧时上逆感减少,伴右胁下时隐痛,口中发木,大便调,舌暗红,苔白,脉弦细。在原方基础上,酌加清热化痰之品。**处方:** 瓜蒌皮20g,法半夏12g,黄连10g,煅瓦楞子30g,浙贝母15g,北沙参12g,太子参20g,丹参15g,炒枳壳12g,醋莪术10g,预知子15g,九香虫10g,蒲公英20g,甘草6g,海螵蛸15g,白及15g,三七粉3g。14剂,水煎服,早晚分2次服。

四诊(2011年11月23日):患者泛酸间断发作,咽中有堵闷感,眠易醒,偶有胃脘夜间隐痛,嗳气,大便不畅,黏滞感,日一行,时有右胁痛,舌淡暗,苔白,脉弦细。**处方:** 上方酌加柴胡12g疏肝,醋五灵脂12g活血。7剂,水煎服,早晚分2次服。

五诊(2011年12月30日):患者泛酸、烧心减轻,偶有两胁胀满,胃脘隐痛,时有上逆感,大便调,舌暗红,边有齿痕,苔薄白,脉弦细。治以疏肝健脾,清热化痰,理气通络。**处方:** 太子参20g,炒枳壳12g,柴胡10g,瓜蒌30g,法半夏12g,黄连10g,紫苏梗12g,桔梗12g,茯苓20g,浙贝母15g,郁金12g,厚朴花12g,醋莪术10g,蒲公英30g,焦槟榔10g,甘草6g,三七粉3g,白及15g。7剂,水煎服,早晚分2次服。

六诊(2012年3月28日):患者每2周复诊一次,服药至今。经治反酸、烧心减轻,但仍有发作,食后胀满,嗳气,咽部有异物感,纳可,大便2~3日一行,唇暗,舌胖,质暗淡,苔薄白,脉右沉细,左沉弦细。治以健脾益气,理气化湿,活血解毒为法。**处方:** 太子参20g,茯苓30g,炒白术15g,法半夏12g,厚朴花12g,紫苏梗12g,炒薏苡仁30g,木香10g,黄连10g,浙贝母20g,制吴茱萸3g,醋鸡内金15g,海螵蛸15g,藤梨根30g,煅瓦楞子30g,甘草6g,三七粉3g,木蝴蝶6g。14剂,水煎服,早晚分2次服。

七诊(2012年5月16日):患者坚持服药,现反酸、烧心明显缓解,食后胀满减轻,无嗳气,纳可,大便日一行,干燥黏腻费力,咽部不利,常有黏液,眠可,舌暗红,苔薄白腻,脉沉细。于2012年3月31日复查胃镜示:慢性萎缩性胃炎伴肠化,体窦交界前壁局限性隆起性质待定。4月5日病理活检回报:胃窦小弯、胃角及胃窦大弯均为轻度肠化。

辨证分析:

本例患者胃胀痛,夜间加重,痛处固定不移,唇紫暗,舌暗红,苔薄白,脉弦细,胃镜下黏膜粗糙不平呈结节状等等均为瘀血阻络之候。故予醋莪术、郁金、丹参、三七粉、生蒲黄、醋五灵脂、鸡内金等活血化瘀、通络散结。同时,姚乃礼教授喜重用太子参,配合茯苓、炒白术、生黄芪等益气养阴、健脾和胃,并常佐以陈皮、厚朴花、紫苏梗、香附、预知子、砂仁、鸡内金等以补中求通、消补结合,调畅气机,以免单纯补益壅滞中焦。另患者内镜下可见胃黏膜糜烂,故加用收涩生肌敛疮之海螵蛸、白及、煅瓦楞子等;病理活检可见重度肠化及不典型增生者,故酌加半枝莲、生薏苡仁、藤梨根等解毒抗癌。患者反酸、烧心,考虑痰热阻滞,常用瓜蒌、黄连、半夏、浙贝母等清热化痰。

医案16 健脾通络解毒法治疗慢性萎缩性胃炎

提要: 慢性萎缩性胃炎伴轻度肠上皮化生、中度不典型增生,证属肝脾不调,毒瘀阻滞,损伤胃络,以健脾通络解毒方加减治疗6月余,复查中度不典型增生消失。

汪某,女,44岁。以间断胃脘隐痛10余年,加重2年为主诉就诊。

初诊(2013年1月9日):患者于2003年因饮食不慎出现胃脘隐痛,未予以重视,间断发作。2年前胃痛加重,口服胃康宁可缓解,未进行系统治疗,胃痛反复并呈进行性加重。2012年12月18日就诊协和医院,胃镜检查提示:慢性萎缩性胃炎伴肠上皮化生,病理:胃黏膜慢性炎伴轻度肠上皮化生,中度不典型增生。刻下症见:胃脘隐痛,烧心,胁痛,易怒,大便不成形,伴恶寒,手心冷,眠可,纳差,精神差。舌淡红润,苔薄,脉沉细弦而涩。西医诊断为慢性萎缩性胃炎,乳腺增生,痔疮。中医诊断为胃痞,证属肝脾不调,毒瘀阻滞,损伤胃络。治以自拟健脾通络解毒方加减,**处方**:太子参20g,茯苓20g,白术20g,藤梨根20g,浙贝母20g,预知子15g,黄连10g,金毛狗脊20g,赤芍20g,白芍20g,柴胡10g,北沙参15g,炙甘草6g,半枝莲15g,鸡内金15g。14剂,水煎服,分2次服。

二诊(2013年1月24日):服上方后便溏,初时每天5次,近日每天3次,胃脘隐痛,易怒,咽干,咽中如有物阻,纳眠可,偶腰痛。月经周期28天,经期3天,颜色可,时有血块。舌淡暗,苔薄黄,脉沉细弦。**处方**:太子参30g,茯苓20g,炒白术20g,浙贝母20g,藤梨根20g,玄参10g,麦冬12g,狗脊15g,桔梗12g,丹参20g,莪术10g,白花蛇舌草20g,黄连6g,鸡内金20g,炙甘草6g。21剂,水煎服,分2次服。

三诊(2013年3月28日):咽干消失,偶有胃痛,多发于夜间10—11时,纳眠可,腰痛,大便基本成形,日行1~2次,偶有肤痒。月经周期30天,经期4天,量较多,颜色可,有血块。舌暗,苔薄,脉沉细涩。**处方**:太子参30g,茯苓20g,炒白术20g,浙贝母20g,藤梨根30g,狗脊20g,丹参20g,莪术10g,黄连10g,鸡内金20g,炙甘草6g,生蒲黄$^{(包煎)}$10g,五灵脂12g,蜂房10g,半枝莲15g,煅瓦楞子20g,炙九香虫10g,三七粉$^{(冲服)}$3g。14剂,水煎服,分2次服。

四诊(2013年4月18日):偶有胃脘隐痛,食后略有胃胀满,饮食不适后易腹痛便溏,大便日行2~3次,不成形,排气多,纳眠可,肤痒。舌暗红,苔薄白,右脉沉细,左脉沉取无力。**处方**:太子参30g,茯苓20g,炒白术15g,木香10g,白蔻仁$^{(后下)}$10g,黄连6g,浙贝母20g,藤梨根20g,芡实15g,黄芪15g,厚朴花15g,苏梗12g,丹参20g,鸡内金15g,甘草6g,紫草12g,三七粉$^{(冲服)}$3g。14剂,水煎服,分2次服。

五诊(2013年5月23日):偶有胃脘隐痛,食后略有胃胀满,饮食不适后易腹痛便溏,近日眠差,入睡困难,入眠后梦多,大便日行1次,初头成形后溏,双膝关节、后背发凉。近日外感,略感咽痛。舌质暗,苔薄白,脉沉细而弦。**处方**:太子参30g,茯苓20g,炒白术15g,木香10g,黄连6g,浙贝母20g,藤梨根20g,芡实15g,黄芪20g,厚朴花15g,苏梗12g,丹参20g,鸡内金15g,甘草6g,三七粉$^{(冲服)}$4.5g,苦参12g,合欢花15g,生龙骨$^{(先煎)}$30g,生牡蛎$^{(先煎)}$30g,石菖蒲12g。14剂,水煎服,分2次服。

六诊(2013年7月4日):胃脘隐痛基本消失,睡眠转佳,后背、双下肢畏凉减轻,腰骶疼痛,纳可,大便不成形,每日2次,肤痒。舌淡暗,苔白稍腻,左脉沉细弦滑,右脉弦细弱。**处方**:太子参30g,茯苓20g,炒白术20g,金毛狗脊15g,丹参30g,莪术10g,藤梨根30g,浙贝母20g,鸡内金15g,半枝莲15g,苦参10g,甘草6g,三七粉^(冲服)4.5g,黄连6g,川断15g,木香10g。14剂,水煎服,分2次服。

七诊(2013年7月25日):胃脘隐痛消失,饮食不适时稍有胀满,腰骶部隐痛,皮肤日晒后瘙痒,停药后大便成形,纳眠可,精神可。舌暗红,苔薄黄,右脉沉细,左脉弦滑。2013年7月10日于协和医院复查胃镜诊断为慢性浅表性胃炎,病理:胃黏膜慢性炎伴轻度肠上皮化生。继以上方加减调理善后。

辨证分析:

本案患者为中年女性,平日应酬较多,长期饮酒,饮食不节,胃痛10年未予重视,本次胃镜提示胃黏膜慢性炎、轻度肠上皮化生、中度不典型增生。据症舌脉,辨证为肝脾不调,毒瘀阻滞,损伤胃络。患者病程日久,伤及气阴,加之脾虚日久,伤及肾气,兼有肾气不足。故以逍遥散为底方疏肝健脾,以预知子疏肝理气,太子参、北沙参益气养阴,狗脊补肾气,半枝莲、藤梨根解毒,鸡内金活血,浙贝母散结。二诊时患者咽干不适,以玄参、麦冬滋阴,桔梗载药上行,丹参、莪术加强活血之功。三诊时患者咽干消失,夜间胃脘疼痛明显,考虑瘀血加重,以五灵脂、蒲黄、九香虫、三七粉加强活血之力,蜂房加强解毒。四诊时胃痛缓解,出现胃脘胀满、腹痛、便溏,考虑脾虚气滞,加用木香、豆蔻、厚朴花、苏梗理气,黄芪、芡实加强健脾之力。五诊症状缓解,出现睡眠障碍,加入合欢花、生龙牡、石菖蒲安神。六诊胃脘胀满、脘腹疼痛消失,出现腰骶疼痛,加狗脊、川断补肾气。七诊时患者症状好转,复查病理提示异型增生消失。本案始终坚持健脾通络解毒法治疗,根据患者症状调整用药,服药半年余,胃脘隐痛消失,中度异型增生消失,效果明显。

医案17 调和肝脾治疗肝功能异常

提要: 肝功能异常以胁痛为苦,先以逍遥散加减调和肝脾、清热化痰兼顾阴分为法,后以香砂六君子汤为底方健脾益气、清热化痰理气解瘀进行治疗,治疗1月余,患者症情明显好转,肝功能恢复正常。

王某,女,60岁。以胁肋疼痛3月余加重2个月为主诉就诊。

初诊(2013年3月20日):患者于2012年12月因类风湿关节炎口服雷公藤片后出现胁肋疼痛,未予重视,2013年1月患者胁肋疼痛加重,遂就诊于某医院,诊断为肝功能异常原因待查(药物性肝损伤不除外),嘱停用雷公藤片,并给予多烯磷脂酰胆碱胶囊口服,胁痛未见明显改善,肝功能虽有下降,但是始终难以恢复正常,2月20日复查,谷丙转氨酶:75U/L。谷草转氨酶:40.5U/L,为求中药治疗就诊。刻下胁肋刺痛,时有胀满,胸骨后灼热感,胃脘隐痛,纳后明显,嗳气,偶有反酸,口干口涩,痰多,精神可,纳眠可,二便调。舌暗红,苔黄厚腻而欠津,脉沉细弦涩。西医诊断为肝功能异常原因待查(药物性肝损伤不除外),类风湿关节炎,慢性浅表性胃炎。中医诊断为胁痛,证属肝脾不调、痰热内滞,伤及阴分证。治以调肝健脾、清热化痰、兼顾阴分为法。方拟逍遥散、小陷胸汤合二陈汤加减。药物如下:全当归20g,赤白芍各15g,白术10g,茯苓20g,陈皮10g,法半夏12g,瓜蒌皮15g,黄连10g,苏梗12g,厚朴花15g,白蔻仁$^{(后下)}$10g,秦艽12g,知母15g,茵陈20g,垂盆草15g,苦参15g,炙甘草10g。14剂,日1剂,分2次服。

二诊(2013年4月3日):服药后病情好转。胁肋疼痛减轻,胃脘疼痛消失,胸骨后灼热感减轻,咳痰量减少。现精神可,纳眠可,纳后胃胀,伴有嗳气反酸,胸骨后烧灼感,口涩口苦,大便日行2次,不成形。舌淡暗,苔黄略腻,脉沉细涩。治以健脾益气、清热化痰、理气解瘀为法。方拟香砂六君子汤、二陈汤合小陷胸汤加减,药物如下:太子参20g,茯苓20g,白术15g,陈皮12g,法半夏12g,木香10g,白蔻仁$^{(后下)}$10g,川黄连10g,瓜蒌皮20g,苏梗12g,厚朴花15g,茵陈20g,垂盆草20g,丹参20g,莪术10g,甘草6g。14剂,日1剂,分2次服。

三诊(2013年4月17日):服药后病情好转。胁肋疼痛明显减轻,胃脘胀满明显缓解,胸骨后烧灼感消失,大便基本成形。刻下口干口苦口涩,口中黏腻,咯痰,进食油腻食物后恶心,嗳气,纳眠可。舌暗红,苔白腻,脉沉细。4月14日复查,腹部超声提示:肝胆胰脾肾未见异常。上方加减:去白蔻仁、苏梗,入北沙参12g,浙贝母15g,郁金12g。14剂,日1剂,分2次服。

随访(2013年5月8日):偶有胁肋不适,口苦,口中异味减轻,4月30日复查生化:谷丙转氨酶:7U/L,谷草转氨酶:17U/L。

辨证分析:

患者既往患类风湿关节炎及浅表性胃炎病史多年,脾胃素虚,此次因为药毒侵袭伤肝,肝失疏泄,而见胁肋胀满疼痛,肝气横逆,克伐脾土,脾失健运,而见胃脘不适;脾胃运化不利,痰浊内生,上停于肺,而见痰多;痰浊郁久化热,痰热互结胸膈,而见胸骨后烧灼感;痰热内停,伤及阴分,故见口干口涩,苔腻而少津、脉细。据症舌脉,证属肝脾不调、痰热内滞,伤及阴分证。治以逍遥散、小陷胸汤合二陈汤调肝健脾、清热化痰,兼顾阴分为法。

二诊时药已中病,患者胁肋刺痛明显减轻,舌苔大部分已退,症以胃脘胀满、胸骨后灼热感、便溏为主,治疗时转以健脾益气为主,配合二陈汤合小陷胸汤清热化痰、理气解瘀,至三诊患者症状明显减轻。仔细观察不难发现,茵陈与垂盆草二药虽为佐药,但是始终贯穿整个治疗过程。这两味药是姚乃礼教授治疗转氨酶异常的经验对药,临床上使用常有效验。茵陈,苦、辛,微寒,归脾、胃、肝、胆经,功可清利肝胆湿热,退黄;垂盆草甘,性凉,归肝胆小肠经,功可清利湿热解毒。肝功能异常,属于湿热之邪为患,故常用此对药清利湿热。目前实验研究证实垂盆草总黄酮成分具有降酶作用,实验以及临床研究证明茵陈制剂具有保肝降酶的作用,为两药治疗转氨酶异常提供了理论依据。

综观本案治疗,先以逍遥散加减调和肝脾、同时配合清热化痰之品,后以香砂六君子汤加减健脾益气、辅以清热化痰理气解瘀进行治疗,治疗1个月余,疗效明显。

医案18 调和肝脾治疗药物性肝损伤

提要:乳腺癌术后化疗所致药物性肝损伤,属肝脾不调气血两虚证,姚乃礼教授治以归芍四君子汤加减,以调和肝脾、益气养血为法兼以清化湿热,治疗2个月,症情明显好转,肝功能恢复正常。

张某,女,51岁,以"乏力伴有胃脘胀满6月余"为主诉就诊。

初诊(2013年4月3日)患者于2012年11月行乳腺癌术后第五次化疗,化疗后出现乏力、胃脘胀满、双下肢皮疹,患者未予重视,后症状逐渐加重,遂于2012年12月就诊于友谊医院,辅助检查提示:谷丙转氨酶(ALT):800U/L,谷草转氨酶(AST):619U/L,遂被收住院系统检查并治疗,住院期间排除病毒性肝病、脂肪肝、免疫性肝病后,根据患者用药史、症状、体征以及辅助检查诊断为药物性肝损伤,住院期间给予保肝降酶治疗,但肝功能始终难以恢复正常,2013年1月13日患者出院,1月21日复查谷丙转氨酶:238U/L,谷草转氨酶:270U/L,碱性磷酸酶:176U/L,谷氨酰转肽酶:384U/L,总胆红素:24.08μmol/L,直接胆红素:13μmol/L,白蛋白:41.8g/L。腹部超声提示肝大小正常,实质回声均匀,肝内可见多个无回声,最大直径1.5cm,肝内血管走行正常,肝内胆管未见扩张,门静脉宽1.2cm,提示肝多发囊肿。既往乳腺癌5年,经过手术治疗,化疗5次;轻度贫血;痔疮病史。刻下患者乏力,纳后胃脘胀满不适,进食油腻食物后明显,食欲差,两胁肋无不适,晨起口苦,夜间口干,入睡难,小便调,大便日1行,偏干。查体:患者面色萎黄,睑结膜以及指甲苍白,全身皮肤以及巩膜未见黄染,肝掌,未见蜘蛛痣,未见丘疹,全身淋巴结未触及肿大,腹软,无压痛以及反跳痛,肝脾肋下未触及,墨菲氏征阴性,肝区叩击痛(+),舌淡暗,胖大,齿痕,中有裂纹,苔白略腻,脉右细弦,左沉细。实验室检查(2013年3月29日):生化全项:谷丙转氨酶:179U/L,谷草转氨酶:180U/L,碱性磷酸酶:117U/L,谷氨酰转肽酶:132U/L,总胆红素:9.5μmol/L,直接胆红素:2.1μmol/L,白蛋白:

42.8g/L。全血细胞分析:红细胞计数:3.01×10^{12}/L,白细胞计数:1.82×10^9/L,血红蛋白浓度:79.2g/L。中医诊断为虚劳、乳岩术后,证属肝脾不调、气血亏虚。西医诊断为药物性肝损伤,肝囊肿,乳腺原位癌术后,贫血。治以调补肝脾、益气养血为法。方拟归芍四君子汤加减,**处方:** 太子参30g,黄芪20g,全当归20g,赤白芍各15g,茯苓20g,生白术30g,阿胶珠12g,仙鹤草30g,川黄连10g,焦槟榔10g,鸡内金15g,生谷麦芽各15g,苏梗12g,茵陈20g,垂盆草30g,炙甘草10g。14剂,日1剂,分2次服。

二诊(2013年4月17日):服药后自觉乏力减轻,胃脘胀满明显缓解,现腰酸,后背以及下肢出现瘀斑,食欲可,大便不畅,便稍干。舌淡暗,瘀斑,苔薄白,根微黄腻。脉左沉细,右弦细。辅助检查(4月16日):谷丙转氨酶:58U/L。谷草转氨酶:87U/L。碱性磷酸酶:103U/L。谷氨酰转肽酶:123U/L,总胆红素:5.84μmol/L,直接胆红素:2.23μmol/L,白蛋白:40.07g/L。全血细胞分析:白细胞计数:1.75×10^9/L。红细胞计数:3.59×10^{12}/L。血红蛋白浓度:87g/L。继服调补肝脾,益气养血之剂。上方加减:上方去焦槟榔,苏梗,加生地24g,焦栀子10g,丹参20g,金毛狗脊15g。14剂,日1剂,分2次服。

三诊(2013年5月28日):间断服用上方14剂,患者胃脘不适基本消失,乏力减轻,眠差,入睡困难,时有咽干,食欲可,小便黄,大便日行1次,不成形,大便表面带有鲜血。舌胖大,淡暗,苔薄白。脉沉细右稍弦。辅助检查(5月28日):谷丙转氨酶:62U/L。谷草转氨酶:58U/L。碱性磷酸酶:92U/L。谷氨酰转肽酶:57U/L,总胆红素:7.26μmol/L,直接胆红素:5.90μmol/L,白蛋白:40.70g/L。全血细胞分析:白细胞计数:1.84×10^9/L。红细胞计数:3.42×10^{12}/L。血红蛋白浓度:86g/L。治以调肝健脾、养血安神为法,酌加凉血止血之品,以归脾汤合归芍四君子汤加减。**处方:** 全当归20g,赤白芍各15g,云茯苓20g,炒白术20g,党参20g,生黄芪20g,木香10g,远志10g,酸枣仁30g,煅牡蛎^(先煎)30g,鳖甲^(先煎)45g,茵陈20g,仙鹤草20g,阿胶珠12g,生地15g,地榆炭15g,棕榈炭12g,炙甘草10g。14剂,日1剂,分2次服。配合服用地榆槐角丸。服用上方14剂,2013年6月27日电话随访,辅助检查:谷丙转氨酶:28U/L;谷草转氨酶:15U/L。

辨证分析:

本案患者年过七七,又经过乳腺癌手术及五次化疗之伤损,脾胃虚弱,气血生化乏源,加之痔疾,便血时作而加重血虚。患者乏力,懒言,面色苍白,唇、舌、甲色淡无华,血常规提示轻度贫血、白细胞减少,均为气血亏虚之象。《素问·八正神明论》:"血气者,人之神,不可不谨养"。患者气血亏虚,不能濡养五脏六腑、四肢百骸,而致机体整体功能衰退。正气不足,药毒入侵,损伤肝脏,影响肝失疏泄,进而影响脾胃气机升降,而见纳后胃脘胀满,进食油腻食物后明显。正如《血证论》所指出的:"木之性主于疏泄,食气入胃,全赖肝木之气以疏泄之,而水谷乃化。设肝之清阳不升,则不能疏泄水谷,渗泄中满之症,在所不免"。据症舌脉,姚乃礼教授认为该患者证属肝脾不调、气血亏虚。

针对该病机,治以调补肝脾、益气养血为法,使用归脾汤合归芍四君子汤加减。黄芪补肺气、党参补脾气,为益气养血之首选。由于党参使用时偏于温燥,而太子参性甘、微苦,性平和,为补气药中清补之品,患者晨起口苦,故以太子参代替党参。当归入肝而养肝血,辛香苦温,气味偏阳,与和阴敛阳的芍药同用养血柔肝,补而不滞。白术、茯苓入脾经,益气健脾,当归、赤、白芍、白术、茯苓五药相合起到治肝实脾之效。佐以仙鹤草与阿胶珠补血止血,仙鹤草收敛止血,又名脱力草,可以补虚,现代研究表明其有收缩血管、促进血小板的生成,加速凝血的作用。阿胶珠,是将阿胶用蛤粉炒成珠,既保留了阿胶养血补血之力,又降低阿胶滋腻碍胃之性,两者为补血止血的对药,对于临床上血虚出血的患者较为常用。生麦芽、生谷芽、鸡内金,与健脾益气药相配合,促进脾之运化,使动而不息,运化不止,又可防止补气养血药之壅滞碍胃。由于脾胃虚弱,运化失职,湿浊内滞,蕴久化热,加之药毒侵袭,加重湿热,患者晨起口苦,转氨酶升高即为湿热内蕴之表现,故加用茵陈、垂盆草清热利湿解毒,保肝降酶。由于辨证准确,施治得当,故诊疗后病情好转,疗效可靠。之后根据症情变化适当加减,二诊时见后背以及下肢对称性瘀斑,加入生地、丹参、焦栀子以滋阴凉血。三诊时改用党参加强益气,并用远志、酸枣仁安神,配合鳖甲、牡蛎软坚散结,患者便血,予地榆炭与棕榈炭配合清热收涩止血,配合阿胶珠、仙鹤草共奏止血之功。

通过以上分析,可见对于本案患者的治疗,姚乃礼教授紧紧抓住患者乳腺癌术后,肝脾不调气血两虚的特点,以辨证为本,治以归脾汤合归芍四君子汤加减,以调和肝脾、益气养血为法,配合清化湿热,治疗2个月,症情明显好转,肝功能基本恢复正常,在整个治疗过程中充分体现中医辨证论治、方随证立、药随症变,圆活机变的治疗思路。

姚乃礼教授认为本病乃药毒之邪侵袭机体,药毒之邪,或先损脾胃而后伤肝胆,或先碍肝胆进而损伤脾胃,或肝胆脾胃同时受损,均会影响肝胆的疏泄以及脾胃的运化,故常表现为湿热毒邪搏结、肝脾功能失调为主要的病机特点。临床治疗中重视辨病辨证相结合,根据客观的理化指标以及病程长短综合分析,进行分阶段的治疗。急性期以标实为主,多发生在疾病初期,临床上肝功能指标显著升高,湿毒热盛,弥漫三焦,治疗上重用清热化湿解毒之品,以迅速清除体内药毒为关键,邪去则正安;缓解期以本虚为主,多发生在疾病中后期,肝功能指标往往升高不明显,治疗上多以调和肝脾扶正为主,兼除湿热毒邪。但是无论疾病在哪个阶段,一定要重视湿热毒邪这一致病因素。

目前,那些经过西医保肝降酶治疗后肝功能仍轻度异常的患者在门诊更为多见,这些患者多为肿瘤化疗后,或服用抗结核药物治疗,病机特点是正气受损,肝脾不调。其中,部分患者基本情况较差,正气不足,使用化疗或抗结核药之后,药毒之邪侵袭,更加影响脾胃之运化,水湿内停,湿毒热盛,熏蒸肝胆,影响肝之疏泄;除此之外,还有部分患者,药毒之邪直接伤损肝脏,肝失疏泄,乘侮脾土。如《金匮要略》所云:"见肝之病,知肝传脾"。对于这类患者的治疗,姚乃礼教授在辨证的基础上,尤重调和肝脾,或疏肝健脾、或补脾泻肝、或柔肝健脾以治之。

近年来对于中草药引起药物性肝肾损害的报道愈来愈多,报道涉及雷公藤、何首乌等单位中药以及四磨汤、龙胆泻肝丸等中成药,由此很多患者对使用中医药治疗药物性肝损伤望而却步。姚乃礼教授认为这一现象的出现可能与以下几个方面有一定的关系,比如没有遵循辨证论治的治疗原则运用中药以及中成药、忽视中药的配伍关系、药物炮制与否、药物炮制质量好坏、药物使用剂量过大或疗程过长。姚乃礼教授常常提醒我们,在中医古典医著中,药物的"毒性"是指中药的偏性,是中药发挥治疗作用的基础,与西医学所述的中药作用于人体产生损伤的毒性是不同的。但作为现代的中医,在中医临床治疗中,要确保中药使用的安全性,尽量在提高对中药药物毒性以及副作用认识的基础上,正确认识以及对待中药的毒性,学习现代药理学研究成果,再通过辨证论治、合理的炮制、重视方药配伍、合理使用药物的剂量和用药途径等方式努力减少医源性的药物性肝肾损害,同时在传统中医理论的指导下真正发挥出中医对药于药物性肝损害的治疗效果。

医案19 调理肝肺、化痰化瘀,继以调和肝脾、益气化浊治疗药物性肝损伤

提要: 患者抗结核治疗后药物性肝损伤,初以复元活血汤加减活血祛瘀、疏肝通络,兼以理肺化痰和胃,痰瘀渐化后,继以逍遥散加减调和肝脾、益气化浊,治疗后症情明显好转,肝功能恢复正常。

马某,女,58岁。以右胁肋部疼痛2月余为主诉就诊。

初诊(2013年2月29日初诊):患者于2012年12月无明显诱因出现右胁肋部不适,未予重视,后症状逐渐加重,遂于2013年1月6日就诊于北京某医院,诊断为胸腔积液原因待查、肝囊肿、肝血管瘤。2013年1月16日在北京市胸科医院诊断为结核性胸膜炎、胸腔积液,给予异烟肼、利福平、乙胺丁醇等药物,配合胸腔穿刺抽液治疗,病情好转,但仍有少量胸腔积液。治疗期间患者出现肝功能异常,诊断为药物性肝损伤,保肝降酶治疗后肝功能仍未恢复正常,患者为求中药治疗就诊。刻下症见:右胁肋部疼痛,深呼吸时明显,胃痛,食欲不振,纳少,腹胀,乏力,不耐疲劳,消瘦,关节疼痛,夜间明显,晨起减轻,口酸,口黏,

恶心,吐涎沫,睡眠可,大便日一次,成形,夹有不消化的食物。舌淡暗,苔白腻,脉左沉细涩,右细弦。实验室检查:2月18日,生化:谷丙转氨酶:73U/L,谷草转氨酶:64U/L,血肌酐:59.5μmol/L,尿酸:557.7μmol/L。西医诊断:药物性肝损伤,肝囊肿,肝血管瘤,结核性胸膜炎,胸腔积液。中医诊断:胁痛,肝肺气滞、痰浊瘀结证。治以疏肝宣肺、化痰解瘀为法。拟以复元活血汤加减,**处方:**柴胡12g,全当归20g,桃仁15g,穿山甲^(先煎)6g,苏梗12g,白芥子6g,法半夏12g,生牡蛎^(先煎)30g,葶苈子10g,鸡内金15g,白蔻仁^(后下)10g,浙贝母20g,炒杏仁10g,厚朴12g,枇杷叶10g,甘草6g。14剂,日1剂,分2次服。

二诊(2013年3月14日):患者病情明显好转。胁肋疼痛减轻,胃痛症状明显减轻,食欲好转,恶心症状消失,口黏口酸症状消失,关节疼痛减轻。现右胁肋仍疼痛,深吸气时明显,胃痛,关节疼痛,双下肢轻度浮肿,下午明显,大便日1行,夹有不消化的食物,略不成形。舌暗红,苔薄白,少津,脉两寸弦关尺沉细。治以疏肝宣肺、化痰解瘀为法。上方加减:去枇杷叶、苏梗,加入太子参20g、黄精20g、丹参15g,厚朴改厚朴花15g。14剂,日1剂,分2次服。

三诊(2013年3月29日):胁肋疼痛、关节疼痛明显减轻。最近服用异烟肼、利福喷丁胶囊后出现乏力、口酸、口黏、食欲差、纳量减少等不适,现仍时有胁肋疼痛,眠差,大便日行一次,不成形,腹胀。舌淡暗,苔白略腻,中有裂纹,边有齿痕,脉左沉细,右弦。3月18日复查肝功:谷丙转氨酶:39U/L,谷草转氨酶:40U/L。治以调和肝脾、益气化浊为法。拟逍遥散加减,**处方:**全当归15g,赤、白芍各12g,云茯苓20g,炒白术15g,柴胡10g,太子参20g,丹参20g,法半夏12g,炒芥子6g,夏枯草15g,煅牡蛎^(先煎)30g,甘草6g,黄精15g,黄芪15g,百部12g,鸡内金15g,浙贝母15g,炒谷、麦芽各15g。14剂,日1剂,分2次服。

四诊(2013年4月11日):患者病情未见明显改善。现症见食欲差,纳少,饭后胃脘不适,吐出后好转,右侧胁肋部疼痛,深呼吸时明显,乏力,眠可,大便日行一次,不成形,腹胀,关节疼痛。舌淡暗,苔白腻,脉左弦右细。4月3日复查肝功:谷丙转氨酶:38U/L,谷草转氨酶:41U/L,血肌酐:45.2μmol/L,尿酸:303.9μmol/L。治以调和肝脾、益气化浊活血为法。上方加减:去白芥子、夏枯草,加炒谷麦芽各30g,莱菔子15g,制乳、没各6g,太子参改30g。14剂,日1剂,分2次服。

五诊(2013年4月25日):患者病情好转。大便渐成形,胃脘不适消失。现食欲不振,乏力,膝关节疼痛,腹胀,右胁时有疼痛,二便调。舌暗红,有裂纹,苔黄略腻,脉右弦滑,左弦细。治以调和肝脾、益气化浊为法。以3月29日方加减:去白芥子、黄精,加入莪术10g,桃仁10g,红花10g,金毛狗脊15g,太子参改30g,黄芪改20g。14剂,日1剂,分2次服。

随访(2013年5月3日):经向患者本人电话随访,病情转化:明显好转。右胁肋偶有不适；2013年5月3日复查：谷丙转氨酶：12U/L；谷草转氨酶：22U/L；血肌酐：41.4μmol/L；尿酸：293.5μmol/L。

辨证分析：

本案的病机变化有二： 一是结核性胸膜炎所致胸腔积液，辨病论治当属痰饮为患，二是抗结核药物导致的药物性肝损伤，属于胁痛之病，二者密切相关。

文献报道服用抗结核药物导致药物性肝损害的发生率大约为10.76%。初诊时患者诊断为结核性胸膜炎以及少量的胸腔积液，乃痰饮为患，停于胸胁，影响肺之宣肃与肝之条达，阻滞气机。饮停胸胁，阻滞经脉，瘀血内停。脉症合参，病机乃为肝肺气机郁滞，痰浊瘀结，胃气失和。治当调理肺肝之气，化痰解瘀和胃。患者当时舌暗，脉涩，疼痛昼轻夜重，瘀血之象较为明显，故首诊时姚乃礼教授以复元活血汤加减活血化瘀，疏肝通络。方中柴胡引药入肝经，疏肝理气以利气血。当归、桃仁相配增强养血活血之功，穿山甲、浙贝母、牡蛎伍用化痰软坚散结之力益彰；葶苈子、白芥子相须为用，温肺豁痰利气，通络止痛之功著；半夏、厚朴、杏仁、白蔻仁相伍，既增强化痰之力，又可理气宽中；苏梗、枇杷叶和胃降逆；鸡内金健脾消食，又可化瘀，与化痰散结之品配伍，化瘀消癥之力卓著。

服方一月后，痰瘀渐化，疼痛明显缓解，正虚渐露，出现乏力，便溏，纳少，胁肋不适等肝郁脾虚之象。治疗上转以扶正为主，兼顾痰瘀，以调和肝脾，益气化痰解瘀为法，以逍遥散加减，加太子参、黄芪、黄精补肺健脾益肾；法半夏、白芥子、夏枯草、煅牡蛎、浙贝母化痰散结；鸡内金化瘀磨积；与炒谷麦芽配合又可消食运脾。调整处方后患者症状改善不明显，遂将太子参调整为30g，炒谷、麦芽增至30g健脾助运，《临证指南医案》："初病在经，久病入络，以经主气，络主血"。久病血瘀痰饮阻络，不通则通，既往大量使用化痰散结药，四诊时加用乳香、没药增强活血化瘀之力，以达到通血脉、攻坚垒之功，调整以后患者症状改善明显。

其中，半夏、夏枯草是姚乃礼教授治疗失眠的常用对药。半夏治疗失眠早在《灵枢·邪客》篇即有记载，半夏秫米汤有和胃化痰、交通阴阳的功效，对于胃中有邪，阳跷脉盛，卫气行于阳，而不交于阴者疗效较好。半夏、夏枯草合用治疗失眠，在《医学秘旨》即有记载，"盖半夏得阴而生，夏枯草得阳而长，是阴阳配合之妙也"。可见半夏、夏枯草共用，取交通阴阳，引阳入阴而治疗失眠。此处用之，既可安眠，又可化痰散结。

综观该患者的治疗过程，大致分为两步：一是急则治其标，化痰解瘀和胃，调理肺肝之气，二是缓则治其本，治以调和肝脾，益气化痰解瘀为法。整个治疗过程先后调整用方用药，决非固守一方加减，充分体现辨证论治、方随证变，药随症转，圆活机变的治疗思路。患者服药2月余，胁肋疼痛明显减轻，胸腔积液基本消失，肝功能恢复正常，基本全效收功。

医案20 温阳散寒、祛风除湿、益肾活血通络治疗脱髓鞘病变

提要： 颈髓脱髓鞘病变症见右侧肢体麻木沉重,治以桂枝芍药知母汤合独活寄生汤温阳散寒、祛风除湿、益肾活血通络进行治疗,患者服药半年,症状明显好转,复查头颅核磁提示未见颈椎椎体水平脊髓多发异常强化影。

韩某,女,44岁,主因右侧肢体进展性感觉异常1月余为主诉就诊。

初诊(2012年9月18日):患者于2012年7月无明显诱因出现右侧小指与无名指麻木感,逐渐沿右侧前臂、上臂、胸部、腹部进展,并伴有胀痛、短暂阵发肌肉抽动,肌力正常,后就诊于某医院,行头颅CT提示未见明显异常,在当地针灸治疗,效果较差,复查头颅CT示:颈3~6椎体水平脊髓内异常信号影,后行颈椎增强核磁提示:颈2~7椎体水平脊髓内多发异常信号影,考虑炎性脱髓鞘病变(进展期),现为求中医调治就诊。刻下右侧肢体麻木难忍,以右侧下肢为著,伴有沉重感,双目视力下降,纳少,眠可,二便调。舌胖大,淡暗,苔黄略腻,脉沉细滑。西医诊断为颈3~6髓脱髓鞘病变。中医诊断为痹证,证属风湿热痹,肝肾不足,治以祛风除湿清热、滋补肝肾、和血通络为法。方拟四妙散合独活寄生汤散加减。**处方：** 苍术15g,黄柏12g,牛膝15g,薏苡仁30g,独活10g,秦艽12g,防风10g,桑枝30g,当归20g,赤、白芍各15g,丹参30g,茯苓20g,炒白术15g,炙甘草6g。14剂,日1剂,分2次服。14剂,日1剂,分2次服。

二诊(2012年9月30日):患者进食量较前增多,右侧肢体仍麻木沉重,伴有遇冷疼痛加重,怕冷,乏力,四肢困倦,大便干结,舌淡暗,脉沉细。治以祛风除湿、益肾活血兼以温阳通络为法,方拟桂枝芍药知母汤合独活寄生汤加减,**处方：** 桂枝10g,杭白芍30g,制附子^(先煎)12g,生白术30g,茯苓20g,防风12g,生黄芪30g,当归30g,怀牛膝15,独活10g,桑寄生30g,生地24g,秦艽12g,鸡血藤30g,蜈蚣2条,乌梢蛇15g,炙甘草10g。14剂,日1剂,分2次服。14剂,日1剂,分2次服。

三诊(2012年10月24日):患者右侧肢体麻木有所缓解,近日以右侧下肢麻木沉重为主,时有疼痛,乏力,容易困倦,口干,纳眠可,大便仍干结难行,舌淡暗,少苔,脉沉细而涩,治法同上,上方加减。**处方：** 去独活,制附子改15g,生地改生熟地各15g,入黄柏12g,土鳖虫10g,龟板^(先煎)30g。14剂,日1剂,分2次服。14剂,日1剂,分2次服。

四诊(2012年11月21日):患者右侧下肢麻木缓解,疼痛减轻,时有怕冷,乏力,纳眠可,大便仍干,舌淡暗,苔薄白,脉沉细涩,继以祛风除湿、益肾活血兼以温阳通络为法,方拟桂枝芍药知母汤合独活寄生汤加减。**处方：** 桂枝10g,杭白芍30g,制附子^(先煎)15g,生白术30g,茯苓20g,防风12g,生黄芪30g,当归30g,生熟地各24g,怀牛膝15g,桑寄生30g,独活10g,细辛3g,鸡血藤30g,蜈蚣3条,乌梢蛇15g,炙甘草10g。14剂,日1剂,分2次服。

五诊（2012年12月12日）：患者电话询诊近日眠差，肢体麻木较为明显，乏力，大便偏干，余未见特殊不适，此次月经量少，治以温阳散寒，滋补肝肾，通络安神为法，方拟桂枝芍药知母汤加减。**处方：**桂枝6g，赤白芍各15g，制附子（先煎）20g，生白术30g，茯苓20g，黄芪30g，生熟地各20g，山萸肉15g，麦冬12g，五味子10g，全当归30g，鸡血藤30g，蜈蚣3条，全蝎5g，石菖蒲12g，合欢花15g，生龙牡（先煎）各30g，乌梢蛇15g，炙甘草6g。14剂，日1剂，分2次服。

六诊（2013年2月25日）：患者服药以后疼痛缓解，乏力已无，现有时右侧肢体麻木沉重，纳眠可，二便调，继以温阳散寒，祛风除湿、益肾活血通络为法，方拟桂枝芍药知母汤合独活寄生汤加减。**处方：**桂枝6g，赤芍15g，制附子（先煎）10g，白术15g，茯苓20g，防风10g，生黄芪20g，独活10g，桑寄生30g，秦艽12g，细辛3g，生地24g，鸡血藤30g，黄柏12g，地龙15g，当归30g，蜈蚣2条，炙甘草6g。14剂，日1剂，分2次服。

随访（2013年4月15日）：患者右侧肢体麻木基本消失，未见其他不适。4月12日复查头颅MRI：未见颈2~7椎体水平脊髓多发异常强化影。

辨证分析：

脱髓鞘疾病是一类病因或发病机制尚未彻底阐明的疾病，其主要原发病理改变为有髓鞘的神经纤维的髓鞘脱失。西医治疗上多以营养神经、激素冲击、改善循环等治疗为主。根据患者肢体酸重麻木的临床症状，可以归属于中医"痹证"的范畴。据症舌脉，患者证属风寒湿夹热侵袭，肝肾不足，瘀血阻络为患，治以桂枝芍药知母汤合独活寄生汤加减，

"风寒湿三气杂至合而为痹也"，痹证的发生虽然以三气为外在条件，然而正虚才是痹证发生的内在根本，正如《灵枢·百病始生》："风雨寒热，不得虚，邪不能独伤人，卒然逢疾风暴雨而不病者，盖无虚，故不能独伤人。此必因虚邪之风，与其身形，两虚相得，乃客其形"。故姚乃礼教授治疗该病时非常重视扶正祛邪。根据本案患者的情况，使用健脾胃、补肝肾、养气血之法扶正：用黄芪、白术、茯苓、甘草健脾胃；用黄芪、当归、赤白芍、生熟地充养气血；用桑寄生、山茱萸、牛膝、生熟地滋补肝肾。扶正同时配伍祛邪之品，秦艽、防风、独活祛风除湿；土鳖虫、鸡血藤活血化瘀；地龙、蜈蚣、全蝎通络止痛之品。

综观本案治疗用药，始终坚持攻补兼施，健脾益气、补益肝肾、养血活血、温阳散寒、祛风除湿、通络止痛，数法并用，服药半年，基本全效收功。

（吕文良 白宇宁 燕 东 马继征 刘明坤）

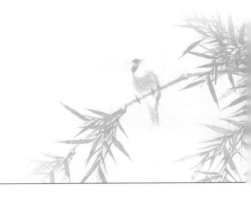

第六章 访谈实录

一、舌诊访谈实录

问：如何看待舌诊在诊断中的地位？舌诊可以反映哪些方面的病机变化？

答：怎么看待舌诊，涉及中医诊断的问题。舌诊和脉诊都是中医各具特色的诊断方法。我们过去讲脉，提到寸关尺、左右手，心肝肾，肺脾命等，作为脉诊的部位和脏腑的关系，我说它不是绝对的。舌诊也同样，究其部位主病而言，舌诊就更原则一些。我们常说，舌尖属心，舌边属肝胆，中央属脾胃，舌根属肾，一般情况是这样，但也不是绝对的。这就是为什么强调望闻问切、四诊合参，因为各有各的用途，各有各的特长，一定要仔细观察，综合分析，才能做到认证准确，诊断合理。舌诊能解决哪些问题呢，我们必须综合起来分析。比如，定位的问题，更多的情况还是要结合症状来进行分析，而对病机的分析，尤其是要将舌脉结合起来。比如咳嗽，病位肯定在肺，胃脘疼痛、吞酸烧心，病位主要是在胃，所以定位的问题还要结合症状。现在我们常提出"无证可辨"的问题，无证可辨，实际上也是一种"假象"，所谓"有诸内必形诸外"，其实它还是有一些表现，无非是没有引起足够的重视。比如问诊是否到位，舌象、脉象是否认真观察，舌脉的变化是四诊中十分重要的因素。而且体现为四诊延伸的化验检查情况如何？或者还可能有其他一些表现。所谓的"无证可辨"，在中医的四诊里面还是可以寻到蛛丝马迹。所以舌诊和脉诊一样，不能简单机械地理解舌和脉，舌和脉各有其系统的理论，简单观察肯定会有问题。虽然舌和脉还没有达到现代诊断的这种水平，但是确实非常重要，对于舌诊，要有一个客观的看法和评价。应该说，舌诊和脉诊一样，是中医诊断中独具中医特色的诊断方法。与脉诊相比，舌诊更直观，也更容易掌握。这就是我们对舌诊的基本看法之一。但是临床上对于舌诊重视和应用程度，可能跟个人的经验和认识有关。

舌诊为什么能够诊病呢？舌头能反映全身的疾病,按照西医学"全息理论"来说,局部的组织和细胞都能代表整个机体,从中医理论上说,器官是人体脏腑组织的一部分。特别是舌,舌和心有关系,舌为心之苗,心为五脏六腑之大主,君主之官;舌和脾有关系,脾开窍于口,舌为脾之外候,舌苔是胃气蒸化水谷之气,上乘于舌面而形成,舌体依赖于气血充养,而脾胃为后天之本,气血生化之源,所以舌头与脾胃最相关,可以反映脾胃的功能状态,舌是胃肠道的"上口",很多胃肠道的变化可以直接反映到舌上来。所以脾胃病,舌诊更重要更直观。除了和心脏、脾脏,舌和十二经脉的关系亦十分密切。除手太阴肺经同舌没有直接经脉连接,而是通过同胃、大肠及肺系的联系同舌发生关系,其他手少阴心经、足太阴脾经、足厥阴肝经、足少阴肾经均与舌有直接关系,手少阴心经之别系舌本、足太阴脾经连舌本、散舌下,足少阴肾经挟舌本、足厥阴肝经络舌本,所以舌诊能够反映全身脏腑的病变。

但是舌诊能够反映哪些方面的问题呢？我觉得这个要考虑一下,对于脏腑病位的判断,舌诊与脉诊不尽相同,比如不同部位的脉象反映不同脏腑的病变。舌诊虽然也有一些相似的认识,比如按照上中下三焦来分,舌有前部中部根部,按照脏腑来分,心肝脾肺肾有不同的部位,这在临床诊断中是有意义的。比如舌尖红诊断为心火,舌边尖红,肝胆之火,舌根反映肾,中间脾胃。这是没有问题,但是疾病的病机不是仅仅只有火热的问题,脏腑的寒热虚实是很复杂的,不能简单拿心火或者肝火说明问题。我觉得舌诊更多反映的是整体的病机变化。

（1）可以反映邪正的盛衰。舌伸出来一看,是不是有生气,是不是气血充盛,是不是邪气很盛,比脉诊更直观,不容易产生太大误差。舌质很淡,可以判断气血不足;舌质红,肯定阴虚火旺;舌苔厚腻,邪气肯定很盛,是痰、是湿、是浊,则要具体分析。

（2）辨正气的虚实和气血运行情况。舌质淡的,考虑为气血虚弱,然后根据淡白的颜色和舌体胖瘦,决定在气在血或气血兼虚。气血瘀滞,舌质肯定是晦暗的;舌下静脉紫暗迂曲的,肯定瘀血很明显,舌质有瘀斑,说明气血运行有问题;舌体麻木,或者心脾气血不足,或血行瘀滞。

（3）辨邪气的性质和部位。邪气的性质要综合起来分析。从舌诊来说,反映邪气的性质,首先反映寒热,最典型的就是看舌质和舌苔的颜色,白苔主寒,黄苔主热。除了寒热之外,痰、火、风、湿、浊、瘀,这些方面都可以从舌质舌苔上反映出来。如舌苔厚、薄、腻的程度可以反映痰湿的情况;风,可以从舌头的形态看出来,有无动风的情况;瘀,刚才提到了,有无瘀血,辨舌是其主要指征,除舌诊之外,疼痛、脉涩也是辨别要点,但是舌质紫暗是诊断的主要依据。而疼痛是不是一定有瘀血,要辨痛的性质,是刺痛、胀痛、窜痛、灼痛?此外,还有一些典型的临床表现,比如"口干但欲漱水不欲咽",这也是瘀血之证,但是这些都没有舌诊这么直观。另外,邪气所在的部位,在脏腑、经络、气血,体现在舌象亦各有不同。邪气在气分,舌苔的变化反映较多,舌质变化小一些;而邪气在血分,则舌质颜色形态要有变化;邪气在五脏的,舌质反映多一些,而在六腑的,比如肠胃,则舌苔反映更明显一些。通过分析舌苔舌质的情况,来辨别邪气的性质和部位,这是舌诊最常见的诊断价值所在。

(4)辨胃气之存亡。有胃则生,无胃则死。有无胃气,要看舌象。如果患者苔少甚至没有舌苔,胃气绝对是受到很大的损伤,病重或者肿瘤患者,胃气大伤,则出现无苔。若舌苔能滋生,是胃气所化,说明胃气尚存;若没有苔,则所谓"寸草不生",贫瘠之地,何来收获?说明这个土地没有生气。胃气的有无,以及是否受到损伤,对疾病的诊治来说,是十分关注的事情。没有苔,说明胃气大伤,舌苔很少,说明胃气不足。若患者原来舌苔均匀或者舌苔较厚,若经过治疗或者病情发生变化,出现舌苔剥脱,说明胃气损伤;如果逐渐出现新苔,说明胃气恢复了。舌诊在反映胃气的变化上,是最可靠也是最灵敏的指标。

(5)辨津液之耗伤。观察舌质和舌苔之润燥,是辨别津液损伤的主要依据。在杂病中是辨别阴虚伤津及水液停蓄的可靠指征,但在温病中则更为重要。温病,包括伤寒,有所谓"存得一分津液,便留得一分生机"之说,津液是否受到损伤,能否保留津液,涉及疾病之转归吉凶,所以在诊断和治疗用药方面意义很大,这个时候,看舌苔就十分重要。津液的多少,完全可以从舌象之润燥反映出来。至于说津液停蓄,有所谓停水、停湿、停痰、停浊之类,实际上表现为水液代谢失常或气化不行,水不化津,或津液受邪气影响而停蓄为患。表现为舌体胖大,舌苔水滑或浊腻,苔色随邪气之寒热属性而有不同表现。

临床上,邪正盛衰、气血的虚实、邪气的性质、胃气的存亡、津液的损伤,都可以从舌诊反映出来。这些既是机体整体情况的反映,也是机体病机变化的反映,这些病机的变化对于我们诊断和治疗意义很大。我们重视舌诊,有利于掌握人体基本病机变化的一些关键要素。有时候,一看舌头,就对疾病有一个基本的概括的了解,特别是在邪正交争、津液存亡之时,舌诊的重要性更是不可忽视。在脉诊时我们讲过,善诊者,察色按脉,先别阴阳。脉诊反映的是疾病变化的总趋势,变化的总纲。而舌诊在以上这些方面反映人体疾病具体变化,直观可靠。且舌诊不像脉诊,所谓"心中了了指下难名",而舌诊多可形成共识。比如对舌质颜色的描述,有淡红的、红的、深红的、紫色的、甚至于暗红的等。这些舌象的出现,反映了机体邪正交争的不同情况,是对疾病病机的不同认识,应该说这一点是有共识的。但由于个人的经验和熟悉的程度不同,对不同颜色可能有不同理解,在形容各种舌色表现时,可能有不尽一致的地方。有人觉得这是红的,有人觉得这是暗的。门诊时,我们经常形容舌质"淡暗",有人认为暗就是红的,实际上这是两个不同的概念,暗红和淡暗不太一样,这就是大家认识不一致的地方,也反映了中医需要进一步的发展。舌诊虽然很简单,是什么颜色就是什么颜色,但是怎么描述确实不太一样,典型的好办,不太典型的,介乎两者之间的,描述比较困难。因为我们要借此分析病机。如果说是红,红者主热,但如果是暗红的,就不一定了,需要结合舌苔以及其他一些方面,来进一步考虑。所以舌诊也有一个经验问题,更多的是要多看,要四诊合参,结合全身表现,具体分析。门诊有一位患者,阳虚的患者舌红,这个值得分析,阳虚的人需要用附子,反过来说舌质红,怎么敢用附子?红绛、深红,还是鲜红、暗红?需要认真分析,正确识别、运用舌诊,不断积累经验,才能做出正确的判别。不仅要多看,还要从舌脉相参、四诊合参,通过一个由此及彼,由表及里,去伪存真的过程,这样做出正确的判断。总之,舌诊能反映这些基本情况,对于诊断疾病、指导治疗、判断预后,具有重要意义。有的人看病不看舌、不候脉,就开方子,绝对是心中无数的。

问:诊脉时要从位、数、形、势四方面来把握,观舌时应从哪几方面来把握?

答: 舌诊概括起来,从四个方面:神、色、形、态来观察。望诊是很重要的一部分,不要光是一看舌苔黄或者舌质红就完了,对神、色、形、态四个方面,要有一个总的印象。

所谓"神",是一个综合的概念,包括舌的形态和色泽,舌象的荣枯。荣枯是一个很重要的方面,是判断舌有神无神的一个代表。具体来说,颜色应该是润泽的,就像《黄帝内经》中提到的望色,红的颜色要"如缟裹朱",虽然是红,但像有薄薄的一层白纱似的包着,不是那么暴露,不是那么呆板,颜色润泽,一看是红活的东西,深浅适中,这就是有神的表现。我们说正常舌为淡红舌,怎么形容淡红,是气血虚的淡,还是正常舌的描述?舌体一定要柔和灵活,三寸不烂之舌,要很柔和,很灵活。好多病人舌头僵硬,不灵活,这都是伤神或失神的表现。舌体颜色润泽,红色深浅适中,柔和灵活,活动自如,语言能自如的表达,这就是有神的一种表现。之所以没有把它作为舌诊的主要内容来描述,因为多数病人没有影响到"神"的方面,如果真是心脑血管病,或重病,高热昏迷,影响到心神,则观察舌"神"是很重要的一个方面。

"色"包括舌质、舌苔、舌下络脉的颜色。实际上我们望诊的时候,除了舌,口唇,面部的颜色都要观察到。特别是我们脾胃消化系统疾病,通过舌质、舌苔、舌下脉络的颜色,辨别气血的虚实、气血的运行情况以及邪气的寒热性质。具体舌"色"大家都学过,这里不再赘述。气血的虚实可以从舌质上反映出来,邪气的性质从舌苔反映,气血的运行情况从舌质和舌下络脉可反映出来。

"形",形态。包括舌体的厚、薄、肥、瘦、大、小、老、嫩、芒刺、裂纹等。我们临床遇到的,裂纹舌可能比较多,芒刺相对少一些,为什么?我们以内伤脾胃为主,外感病相对少一些,芒刺还是有的。但是舌的肥瘦、厚薄、大小、老嫩都十分常见。老,所谓坚敛苍老,嫩,一看就像孩子的舌头,嫩肯定是一种虚证,老肯定是一种实证,当然这个虚到底是那部分虚,还要进一步分析;舌头有大有小、有厚有薄、有肥有瘦。现在看肥胖的舌很多,胖大舌,特别是喝酒的人很常见,像酒精性脂肪肝的患者;瘦,瘦小,有的舌头很瘦,很小;有的人挺瘦,舌头看起来很大,有人很胖,但舌很小,不相称,这其中的问题需要我们分析。除了这些,还包括肿、疡、菌、瘤。像舌菌和舌瘤,是一种疾病,不单是一般意义上的舌苔变化。但是肿还是有的,肿和肥有类似的特点,但二者不同,肿即肿大,多同湿热有关;胖即肥胖,多同水湿有关。疡,即溃疡,虚实寒热皆有。这些都是舌形的变化,它可以反映邪正的盛衰程度和邪气的性质。舌头瘦小的,肯定是正气不足,或为气血两虚,或为气阴不足。舌体肥大,除正气不足外,多有邪气,主要是湿热痰浊之邪,若邪毒为患,可见舌质晦暗红赤,舌体胖大。而裂纹,则多为气阴不足,具体还要分气分还是阴分。裂纹是舌质本体的变化,裂纹有软裂、硬裂,不太一样。软裂比较容易好,往往与邪气有关,硬裂则多是舌体本身的变化,气阴受到损伤,不能荣养舌体,比较严重。以上是舌形的变化。

"态",动态。包括软、硬、伸、缩、吐、弄、颤动、偏、正等。软、硬,临床经常见。舌头痿软,多同脾虚有关,或影响心肝为患。曾治一肿瘤病人,舌头前部痿软,舌尖一下就缩回来了,经治后恢复一些,但是没有完全恢复,有的是整个舌头软,伸缩无力。僵硬较多,尤其在风证,很多跟脑病相关,多因清窍闭塞肝风内动;伸缩,亦多同肝风有关,经常兼夹痰湿或痰热为患,很多都是危重病时出现。吐弄,临床可见,但不是很多。我曾诊治一个舞蹈症的孩子,最典型的症状就是舌头"吐弄",舌头不停地吐出来缩回去,还有挤眉弄眼、手舞足蹈,典型的风证表现。吐和弄还不一样,吐是伸出来,弄是来回伸缩;另外看颤动,有的颤动的厉害,有的是微微颤动;偏正,偏,就是歪,或为风痰阻络,属于肝风之类,多数与神经系统有关。这都是舌态的变化。舌态也是舌"神"的一个表现,正常舌象应是形态正常,灵活自如,伸缩如意。反映了神气的有无,以及邪气的性质和轻重,像重病人多见舌头僵硬、软、缩、颤动等。

临床上,神色形态都要考虑到,要综合分析。平时我们更多的重视了舌质和舌苔的颜色,而没有重视其他的问题。另外我们临床上遇到的常见病,形态变化相对来说小一些,但是实际上,像胖瘦、大小、软硬也都是常见的。观察舌象,一定要从这四个方面进行考虑。应该注意,形态的变化与器官的功能和形体有关。一般来说,体胖,舌头也胖,瘦人舌头也瘦,包括大小也一样,这些同体质有关,不一定都是病变。胖人瘦舌,瘦人胖舌,如果体质与舌象不太相应,就要进一步分析与考虑。

另外,望舌的方法,应注意的问题,再强调一下。首先,病人的姿势要放松、自然、从容,观察的地方光线要充足,有的时候为了看清楚,可以让病人稍微动一动,因为光线对于颜色的判别有影响。舌苔早上起来观察效果要好一些,要交代患者一下,早上不要刷舌头、不要刮苔,否则看不到真实的情况。另外也要防止染苔,当病证不符,或者有一些老病人突然出现舌苔的变化,要除外染苔的情况。染苔经常见的有黄的、黑的,其他的蓝的,比较好辨别,找找吃什么东西了,现在人们饮食习惯改变了,吃的食品也比较多,这是要注意的问题。另外老年舌诊要注意,老人口腔闭合不太好,或有习惯性的脱臼,要帮助病人稍微扶扶下巴,防止病人出现脱臼,或虽然没有脱臼的问题,但是一张嘴,不知道哪里不舒服,这些都是需要注意的问题。还有,牙齿残缺会影响病人的咀嚼习惯,导致舌苔两侧的厚薄不均。所以,发现这些情况,要先询问吃饭习惯以及有无牙齿脱落等。

总之,舌诊第一要注意神色形态,综合分析;第二要注意舌质、舌苔、舌下脉络,分部来看;第三要注意舌脉互参、四诊合参的问题。在此基础上做出综合分析判断。至于对舌象的描述,有人描述得很具体,有人描述很简单,比如,苔净,脉平,形容没有异常情况。但是我们还是要尽量准确地描述,特别是病情比较重的,需要连续观察的病人。舌象的记载可以反映病情的变化,比如患者舌苔厚腻,后变薄了,薄到什么程度,反映病情的变化,指导临床用药。对于医生个人来说,不仅有利于正确的诊断用药,也有助于总结一定的规律和经验,尤其是舌苔变化比较明显的,比如外感病,开始白,后来黄了,甚至没有控制住,舌苔焦黄,黑了,这都可能,都要正确的描述下来,才能正确的诊断和治疗。

问：当舌脉不符时应该如何分析处理？

答：我觉得还是应该具体问题具体分析。舌脉不符，这个问题十分复杂，应认真分析。以前说过脉证的问题，舍脉从证，或者舍证从脉，舌诊也有这个问题，我们应该这么考虑，任何一位患者的具体病情变化有其内在的规律，不是简单的真假问题。舌脉不符的情况也有，如果没有准确地辨别和认识舌脉，你觉得是不符，实际上是相符的。比如本来脉是滑的，你没有认为是滑，然后就会觉得和舌苔腻不符，这种舌脉实际上是相符的。以下几种情况出现的舌脉不符是需要注意的：首先你的判断是准确的，要除外一下有没有假象，有没有刮苔、染苔的问题。舌质的变化也有一些情况，比如喝了热水、吃了辣椒，舌质红了，这些都可能影响你的判断；其次要认真分析病机。病机错综复杂，有虚实真假，就会出现真假寒热的问题。我们上面提到阳虚的附子证而出现舌红的情况，由于虚阳上越，出现舌质红，脉沉细的表现。如何解释？这时候不能说患者舌脉不符，表面上不符，实际是一致的，本身是阳虚的病人，出现虚阳上越，患者才出现舌质红的问题。实际上，从病机来说，这是真实的反映。这时候你就要分析一下，阳虚证，舌质应是淡，舌苔应该是白的，然而舌质是红的，这就需要认真考虑，进行综合分析，才能得出以上的结论。如果认为是虚阳上越，这种情况下用附子肉桂没有问题，还可酌情加入一些反佐的药，比如黄连，或者用一些引热下行的药，比如牛膝。第三种情况，病机变化复杂，造成标本交叉寒热错杂的情况。人体任何的病情变化，最后都反映在舌脉，这是机体综合变化的一部分的体现。当然，舌和脉不可能像我们现在检测的机器一样，将机体内部的情况全面而清晰的反映出来。另外，对于复杂的病情，我们还要注意一下病情的新旧，标本情况以及病情的变化。病情有新病久病，它们都会在舌脉上反映出来。一般来说，舌质的变化更多的反映一些老病久病，而新感疾病则可能更多地反映在舌苔上，而脉象也会有及时的反映。这时候就需要具体分析一下，如果老病不影响现在病情的变化和治疗，可重点看新病。这就是所谓久病为本，新病为标，当急则治标。如有的患者本来就患有心血管疾病，舌质紫暗、舌苔薄腻，脉涩，而近来又发生肠胃不和，出现舌苔厚腻，脉象转滑。这个时候就需要考虑是老病加重或变化，还是又新得了其他病，这些都需要具体分析。总体上来说，如果舌脉不符，应综合分析，判断主次先后，对认识疾病、指导治疗有一个基本的思路和方向。

问：脾胃病的治疗中，审查舌质舌苔非常重要，请姚乃礼教授结合临床谈谈他们之间的关系？

答：脾胃病，应该说更重视舌诊。我们说的脾胃病，概括了很多内脏疾病,包括了一部分肝病,当然这个是现代意义的肝病?还是传统意义的肝病?这个认识我们需要进一步理清。但是,一部分现代"肝病"实际上也是脾胃病。

现在有胃肠镜了,我们可以直接看到胃肠道的情况。消化道的黏膜,用中医的术语说,属于腠理。其实,腠理应包括体表和脏腑两个方面,包括我们现在说的黏膜以及器官表面的组织。比如风药可以祛风解表,对调理脾胃也有作用,这属于另外一个问题。还是回到内镜上来。大家在这方面可以研究一下,舌苔和胃肠镜的表现有什么关系?有什么规律?我们应该进一步研究胃肠镜的诊断与证候诊断的意义。过去我们看不到内部情况,只能依靠舌诊。现在我们能看到胃肠,很直观,比如临床辨证的时候,通过内镜我们可以看到黏膜的厚薄、颜色是以白为主,以红为主,还是红白相间、脉络的变化、有无息肉等形态方面的变化,再看病理有无萎缩、肠化或其他变化。应该说内镜检查是望诊的延伸,更可以直接反映脏腑,特别是胃肠病情的变化。如果黏膜发红充血,说明有热,黏膜发白,说明气血不足,这是没有问题的,但是我们现在这样辨治,只能说是经验或者个人认识。所以在这方面,我们更希望拿数字说话。我们希望在这方面进行系统的观察,进行一些数据的积累,这样才能形成一些规律性的认识。现在文献中也有报道,但是例数相对少一些,还不能达到共识的程度;另外由于某种原因难以形成共识。从西医来说,做胃镜的对中医不太了解。我们现在有条件,因为基本上是消化科中医师自己做胃镜,很容易总结出一定的规律,这项工作我们需要重视。

胃肠道黏膜的变化可以直接反映脏腑的情况,从理论和实践上来说,应该是有道理的。内镜检查可以作为一个辨证的依据,有人在做这方面的科研工作,但还没有达到通过内窥镜的检查完全指导辨证治疗,这是不足的地方。中医是最直观的,看到什么就是什么,观察不到的东西是靠中医的理论进行分析、推理,反映出脏腑、气血、邪正的盛衰情况,所以我们可以以此为依据,进行辨证治疗。舌苔可以直接反映胃气的变化和邪正的性质。伤寒温病都提到要保胃气、存津液,舌苔是很重要的依据,虽然说脉有胃,有神,有根,但是都没有舌诊这么可靠、这么直观。

常见的脾胃病的舌诊需要注意的问题,提几个要点。一般来说,舌质的颜色、形态,辨脾胃之气的盛衰;舌苔的厚薄和颜色,可以反映邪气的性质和程度;舌苔的有无直接反映胃气的存亡。脾胃病常见的舌苔为腻苔,白腻或者黄腻。因脾主湿,在舌苔反映出来为腻苔。腻苔可以考虑湿、浊、痰,它们都属于这类性质的,在临床上应与症状联合起来进行辨别,有些医生不太区分,常将其混为一谈,但其表现、病机及治疗各有特点,这在临床中是应该严格区别。一般来说,痰、湿、浊,从字面上说,是不一样的。湿是弥散充实在内的,无形。如果形成了水肿,那就不能叫湿,那就为水,水弥散开为湿,湿聚而为水,形成水肿,按起来有凹陷。湿气比较轻,稠厚一些叫浊。浊是同清相对应的,轻清者为清,稠厚者为浊,清气在上,浊气在下,水谷之精微为清,水谷之糟粕为浊。如果脾的运化功能不利,出现血脂高、血糖高、尿酸高,我们将其一概归为浊邪。特别是血脂的变化,有人将其归为痰,我觉得不如归为浊邪更为合适,或者叫痰浊之邪。按浊邪辨证更符合中医对病机变化的特点。当然我们现在按痰来辨证也是对的。浊介于痰与湿之间,虽然比较稠厚一些,但是又没有达到痰的程度,但是对于湿来说又有清浊之别。血糖、血脂、尿酸又有不同。血脂高叫浊,是最合适的;血糖是人的气化功能不好之后,水谷精微不能布散或下注而成。因为脾胃运化功能不好,导致痰浊湿的停滞,在舌苔上可以表现为腻苔,当然它们在程度上有所不同。有厚腻、薄腻、白腻、黄腻、腐腻,在苔质上也有不同,腐腻、浊腻、滑腻。再厚一点,还有白如积粉,雪白的很厚的,在暑天,或者有山岚瘴气,如果碰到这样的苔,白如积粉,用达原饮加减是没问题的。现在我们看到的这些代谢方面的病,多是脾胃运化功能不好,苔可能为薄腻、厚腻,更多是厚腻,腻的质量也不一样,我常说这个患者积滞太深,可见舌苔厚的很密实,这种苔化起来很困难。观察的时候要细一些。滑和腻也需要区分,滑是水比较多,典型的滑苔,张开嘴,口水都会流下来。

对于脾胃病,或者影响到脾胃的疾病的治疗,我都十分注意观察舌苔的变化。舌苔厚腻的,一定要首先化舌苔。舌苔厚腻,说明邪气比较重,邪气重的情况下,尽管患者可能正气虚、脾气虚,健脾是可以的,但是首先要化苔。化苔,实际是化湿,舌苔化一些之后,健脾扶正才能发挥作用。舌苔如果化不了,可以看到患者胃口不开,不想吃饭,这时候你给他补脾健脾,补不上,补反而加重邪气,化热,患者说上火,只能说补到邪气上,补不到正气上。所以,舌苔厚腻的时候,要注意祛邪扶正结合起来,不能单纯的扶正,待舌苔化到一定程度,再扶正,或者兼顾两个方面。到底怎么掌握,要根据患者病情的变化,是以祛邪为主,还是以扶正为主,是三七开、六四开、还是五五开?这个要根据具体情况,而且治疗需要一个过程,这是需要摸索的。因为病人的情况也不一样。在化湿的基础上适当加上健脾,如果觉得补脾不太合适,再减下来,扶正祛邪同用,比较稳妥一些,但是舌苔黄厚腻的时候,一定不要一看是虚,就补,这是火上添油的事。另外,舌下静脉的观察,也是十分重要的。有人在这方面研究的很细,舌下静脉迂曲,颜色比较深,比较暗,说明血行瘀滞的情况比较明显,就会加上一些活血祛瘀的药。舌质、舌苔、舌下脉络的问题,我们要结合起来考虑,进行统一综合的分析。

舌质舌苔的动态变化可以分析病势的进退,这个大家容易理解。我刚才提到,舌苔很厚的时候,首先要化舌苔。化有一个过程,化,一般先从周围开始,然后中间,先薄一些,然后才能去掉,如果系统观察一个病人的时候,还是可以看到这些规律的。现在临床上也有一些情况,有一些积滞很深的患者,用一些泻药,用之后,积滞去了,舌苔马上就退了,但是并没有解决问题,很快苔又长出来了。化苔需要一个循序渐进的过程,大家在这方面需要不断的总结,不断体会,认真分析,症状的变化比较容易掌握,但是舌象脉象的变化需要我们医生研究的,这个问题我们提出来,希望大家重视。

问:慢性肝病的发展演变过程中舌质舌苔是否有其变化规律?

答:门诊就诊的患者在疾病发展过程中经常是一个"断面",所以来的时候各种情况都有。如果能系统观察患者的话,慢性肝病患者舌苔的变化确实有其规律可循。如一般的肝炎,随着病程病势的变化,舌苔由白变黄,浅黄到深黄,甚至化热,出现焦黄的情况;舌苔的变化,也是由薄变厚;一开始,在急性期的时候,舌质多红,苔薄黄,进入慢性期的时候,舌质的变化比较明显,舌质逐渐暗红、舌苔逐渐厚腻。慢性肝病的患者,舌质基本都是暗的,舌苔基本都是腻的,多为厚腻,而颜色有的是白的,大部分是微黄,慢性的时间长了,会有一些瘀热;舌质则逐渐变老;再发展,舌质紫暗、晦暗。但是,若伤及肝阴严重时,舌苔又少了,舌质向红发展,原来的暗红变成红或者紫色。肝病的发展过程中舌质舌苔的变化比脾胃病更加典型一些,而且急性期慢性期舌质舌苔表现也各有特点。

另外,肝病中的脂肪肝与酒精性脂肪肝,表现也不太一样。酒精性脂肪肝,典型的患者,酒毒所致,可见舌质紫暗,暗红,胖,这样的舌象,说明患者过去酗酒很厉害,即使现在忌酒,舌质也很难改变。但是脂肪肝,舌质偏淡,淡暗,胖大,舌苔一般是白腻、微黄,严重出现黄腻,病人同时可见口干口苦,口黏,口中异味明显的情况,所以很多脂肪肝从脾虚来论治。应该说,脾胃病及肝病,其舌苔舌质的变化还是比较明显,是指导辨证治疗的重要依据。虽然患者的临床表现有其共性的一面,但是舌质舌苔变化可以了解病机的变化,从而指导具体用药。

问:临床上有患者的舌象很复杂,比如患者前部舌苔少,根部舌苔偏腻,整个舌质偏淡,应该怎么理解?

答:一般来说,中根部的舌苔相对偏厚。而作为疾病表现,肠道有积滞,可见中根部厚腻。一般的厚腻,认为是湿邪为甚,或邪气较甚,中根部舌苔厚腻临床很常见,尤其是老年人,他们肠道积滞的相对较多。但是对于特殊的厚腻,应该注意结合舌质和其他见证,而辨别是湿、浊、痰、食积等。另外,左右的舌苔不一致,左边苔少、右边苔厚,有几种情况,一般跟患者咀嚼的习惯有关,如果习惯用左边,左边摩擦的多,就显得右边苔厚。有的与患者的牙齿缺失有关,有的患者一侧牙齿脱落后,影响了这一侧进行咀嚼,这一侧舌苔就厚了。这时候,不能说舌苔偏了,就从疾病进行考虑,临床大部分情况是这样的。真正因为疾病引起的舌苔偏,较少见,这时候就要从肝胆脾胃来论治。

问: 对裂纹舌,应该如何认识?

答: 裂纹是舌体本身形态方面的变化,不是功能变化,功能差一些,不会出现这样的变化。裂纹一般多伤及气阴,舌质偏红,伤阴分较多,舌质偏淡,气分伤的较多。气分不足,软裂多一些,阴分不足,硬裂多一些。另外,对地图舌,有一部分是因为体质和先天关系,自小就有。有一些是因为疾病的关系,比如伤及胃气或热病伤及气阴,所以出现苔不均匀或者剥脱。如果患者因为体质因素,这种情况治疗起来很困难。如果因为疾病造成的,相对好治。临床还需要辨,气阴不足属于气分不足还是阴分不足? 邪气的程度怎么样? 要把舌质和舌苔结合起来,舌质的颜色是淡的还是红的。也有人对裂纹的方向、深浅进行详细的研究,比如纵向的裂纹,横向的裂纹,裂纹的长短、深浅程度。一般来说,软裂容易恢复,而硬裂则比较难治。

有一些患者舌苔腻,有裂纹的,如何处理呢? 这种情况,大多病程较长。苔腻的话,滋阴容易助邪,但是燥湿又容易伤阴,只能选择兼顾一下。治疗起来困难。从治疗的顺序来说,要先化湿,然后再养阴。如果直接养阴的话,湿气越来越重,运化不行,津液不能化生,加重阴虚。治疗的时候,一方面不要选择过分伤阴的药。另一方面,可以燥湿和养阴并用,比如半夏和麦冬的药对,半夏化痰湿,麦冬滋阴。燥湿不要伤阴。比如,理气的药物我常用厚朴花,厚朴花和厚朴的区别,就是厚朴花没有那么燥,厚朴燥湿的作用强,也可使用香橼皮、佛手片理气,相比木香、香附、白豆蔻要柔和一些,同时入肝经,又可疏肝理气。临床要综合起来考虑。

问: 化湿应该化到什么程度?

答: 如果患者舌苔比较厚腻,则需要化湿。但化到什么程度应结合脉诊综合考虑。比如原来湿气较重,应该有脾胃方面的症状,如食欲不振、胸中痞塞、腹胀、大便偏溏等,脉象亦有变化,这些征象应有所改变。如单从舌苔考虑,起码要化掉三分之一左右,再考虑用扶正药或者化湿扶正兼顾。

扶正药使用时也需要选择。以萎缩性胃炎的治疗为例,为什么我治疗萎缩性胃炎喜欢使用太子参? 我觉得太子参比党参更为适宜。党参补气力量强,但是比较容易燥,太子参兼顾气阴。如果气阴受损,用太子参,合适一些,如果阴虚的厉害,也可用沙参。另一方面,从萎缩性胃炎严重者会出现胃癌癌前病变来考虑,太子参还有一定增强免疫力的功能。如果舌质淡,有偏脾气虚寒,用党参; 如果舌质偏红,又想补气,用太子参,如果一定要选择用党参,可以适当配合清热或者养阴药。

(吕文良 刘明坤)

二、脉诊访谈实录

脉诊作为中医四诊之一,是极具特色的中医诊法。但由于目前诊察手段多样,而且精确度较高,很多中医师对脉诊不再给予足够的重视。相对其他四诊来说,具体体现为医生钻研不够,学习不够,应用不够。就像张仲景在《伤寒论》序中所描述的:"省疾问病,务在口给,相对须臾,便处汤药,按寸不及尺,握手不及足,人迎跌阳,三部不参,动数发息,不满五十,短期未知决诊,九候曾无仿佛,明堂阙庭,尽不见察,所谓窥管而已"。正如目前很多医生临证时对脉象的关注程度不高,诊脉粗疏,象征性地摸一下就了事。

学术界经常可以听到某些医生对于脉诊很有研究,通过单纯摸脉即可以诊断疾病。不可否认确实有一些人对脉象有非常深入的研究,可以达到这样的境界:比如有的医生通过诊脉可以诊断"肿瘤",且准确率达90%以上。因此,有一些人觉得脉诊很"神",过分夸大了诊脉的作用,还有一些人甚至将脉诊"神秘化",以致现在多数医生觉得脉诊很难,认为这是自己难以掌握的技术,甚至出现部分医生因此不太相信脉诊的情况。

今天我们讨论脉诊,就是想提醒大家重视脉诊,认识脉诊在中医诊断中的特殊作用。并不是说我对脉诊有多少经验或者有什么独特的见解,只是觉得现在我们大家对脉诊太不重视了。在此我提出一些个人见解,希望可以引导大家深入学习和研究。自古就有"脉理精微,其体难辨,弦紧浮芤,辗转相类,在心易了,指下难明"的论述,即使在现在科技发达的今天,"脉象"亦不能用精细的设备准确描绘出来,可见脉诊从学习研究到临床掌握应用确实有一定的难度。脉诊不像其他中医知识的学习那样清晰明了,将古人的描述和临床实际的脉象联系起来确有很多困难。但是我们作为中医医生,必须对脉诊有一个客观的科学的认识。脉诊对于中医诊断的重要性从古至今未曾改变,非常重要,所以我们今天要单独提出来,目的在于引起大家的重视,学习、研究脉诊,从而把脉诊在中医诊断中的特色和优势发挥出来。由于时间关系,不能谈的很细,今天点到一些地方,不一定展开,讨论之后,大家回去再继续学习。

问: 请姚乃礼教授为我们推荐一些脉诊相关的书籍?

答: 对脉诊的基本认识,在内经中的记载是相当丰富的,涉及诊脉的方法、部位、常见脉主病、正常脉、病脉以及死脉的认识等方面。《黄帝内经》中"脉要精微论""玉机真藏论""平人气象论""三部九候论"等篇,其他各篇也均有涉及,但起码这四篇是专门谈"脉"的。《黄帝内经》是秦汉前后的书,两千多年前,古人对脉诊的认识和分析可以说是很细的。特别是在古代医学对人体的认识还很不够,还不是那么深入那么细致,在缺乏现代精密仪器检查的情况下,古人就对脉诊有非常深刻的研究,真是让人叹为观止。大家有兴趣的话可以回去看看。中医有"望闻问切"四诊,切脉只是"切诊"中一种。各种诊断方法中,望而知之谓之神、闻而知之谓之圣、问而知之谓之工、切而知之谓之巧。可见,对古人来说,切脉只是其中的一种技术。但是脉诊无论在临床诊断中,还是在疾病的预后判断方面,它的重要性都是不容置疑的。对脉象学的研究,后世有许多著作,都是各个时代不同的经验总结。比较著名的如西晋王叔和的《脉经》,明代李时珍的《濒湖脉学》、清吴谦主编的《医宗金鉴·四诊心法要诀》等均是结合临床比较实用的脉学著作,清代周学海的《重订诊家直诀》对脉学独有发挥,很值得一读。但他们都是在《黄帝内经》的基础上,都是对《黄帝内经》理论的整理和发展创新。

问: 为什么脉诊可以诊病?

答: 关于脉诊的原理,在内经中记载得很清楚。《素问·脉要精微论》"夫脉者,血之府也。"言脉是血液运行的通道,通过切脉,可知气血盛衰。而"血气者,人之神,不可不谨养。"具体来说,脉是气血运行的通道,所以血气的基本情况可以表现在脉搏的变化上,通过脉的变化可以反映气血的多少以及其运行情况。《素问·调经论》中"五藏之道皆出于经隧,以行血气,血气不和,百病乃变化而生,是故守经隧焉。"气血是是脏腑功能活动的物质基础,而五脏相互联系的道路都是经脉,通过经脉以运行血气,经脉是气血运行的通道,人若血气不和,就会变化而发生各种疾病,故诊断和治疗疾病均应以经脉为依据。

朱丹溪曾云:"气血冲和,百病不生,一有怫郁。百病生焉。"血气状态调和是维系身体健康的重要条件。当气血由于某种因素的影响而出现不和时,机体发生变化,疾病就会由此而生。《素问·调经论》"血气不和,百病变乃化而生"。这句话大家一定要记住,我认为这是中医病机的基本观点。人为什么得病? 六淫、七情、饮食、劳倦,这些病因为什么能致病? 因为这些病理因素影响了气血。所以我们要研究疾病的变化,一定要掌握血气的变化,古人就用了"血气不和"四个字概括诸多疾病的病机。血气不和,这四字包含很广,但是血气为什么不和,还要结合患者的具体情况进行分析。到底是外因引起的? 还是内因引起的? 外因有风寒暑湿燥火,每个因素又是怎么影响的? 还是内因,喜怒忧思悲恐惊,都可能影响气血,而且各有不同特点。另一个问题就是,气血不和是怎样发生变化的? 是属于气血功能运行障碍? 还是气血物质不足? 气血不和与疾病的产生、发展关系密切,我们通过切脉了解气血不和的具体情况。这就是脉诊能够诊病的主要原因,通过考察脉象的变化来分析诊断疾病,指导临床治疗。

问: 脉诊在中医四诊中的重要性体现在哪些方面?

答:《素问·阴阳应象大论》:"善诊者,察色按脉,先别阴阳;审清浊,而知部分;视喘息,听音声,而知病所苦;观权衡规矩,而知病所主;按尺寸,观浮沉滑涩,而知病所生,以治无过,以诊则不失矣"。审清浊,是指望面色,而了解疾病的部位;视喘息,听声音,是指通过闻诊来确定疾病的症结所在;观权衡规矩,是指通过脉的四时变化,来了解四时五脏的病如何发生;按尺寸,也是指通过切诊了解疾病产生的原因。如按这个方法诊断和治疗疾病,就不会造成太大的遗漏或者失误。

脉诊是四诊之一,可以反映人体病变的某一方面。通过脉诊可以对疾病的总体情况进行了解。所谓:"善诊者,察色按脉,先别阴阳"。可见脉诊能辨别疾病的阴阳所在,对人体总的情况有一个基本了解。但是对于具体的问题,到底患者的疾病是外感、还是内伤? 是炎症、还是肿瘤? 是功能性的、还是器质性的? 这些情况不可能完全通过脉诊来具体掌握,还必须依赖其他诊断方法,所以要四诊合参。但是通过脉诊可以对机体的脏腑、气血运行情况、邪正虚实的进退有一个总的印象。有的医生认为,现在我们诊断手段很多,通过各种检查基本上对疾病有了基本认识。我们现在治疗很多疾病,要说西医的诊断治疗都没问题,大家都掌握。但是从中医诊治方面,进行脏腑辨证,具体分析是哪一个证候,如何立法和治疗,如果没有脉的诊断很难。这正是我们的优势所在,也是我们的不足之处。很多疾病,有些医生主要靠西医诊断来治疗,治疗上也是中西医并用,固然有一定的经验,但很难做到用药的准确和疗效的保证。有些西医疾病,其主要表现基本相同。像我们看脾胃疾病,症状多数都有反酸、烧心、嗳气、胃痛、胁痛等,症状都差不多。但如何辨别疾病的虚、实、寒、热,辨别其病机到底在脾、在胃、在肝,在胆,属于什么证候,如何处方用药? 除了问诊之外,还是得靠脉诊,以及舌诊等方法需要用中医的思维来解决诊断问题。在四诊基础上,进一步分析疾病究竟在哪一个脏腑,在哪一条经络,如何进行诊断。具体的诊脉方法,我们后面再交换意见。

脉诊,是诊断的关键。通过脉象可以让医生对患者的疾病有一个总的印象。关于疾病的诊断,教科书上往往写得很清楚。比如,眩晕,教科书上分这几种,是肝阳上亢、气血亏虚、肾阴不足,还是痰浊中阻?但是患者具体属于哪一种?临床上常常对号入座进行治疗,当然这也是一种方法。但是教科书的分类,其实只是为我们提供辨证论治的思维过程,并不是说这个疾病就是书上这几个证型。这个模式也逐渐成为我们现在医生看病的一种思维,包括我们现在的研究也是这样,像有些学会发布的一些参考意见,将肝炎分哪几个证型,胃炎分哪几个证型。当然,这种辨证分型有一定的规律性和可靠性,但是在临床上同疾病的具体情况还是有距离的。人各不同,得病后表现各异,不可能拿这几个证型就可以完全概括。所以临证时,要四诊合参,需要脉象的指导。尤其是患者症状很像,脉诊就更加重要,因为在同样的症状下,如何区别,一个是舌,一个是脉,就显得十分重要。所以提出来要四诊合参,而脉诊在疾病诊断的某些方面往往起了决定性的作用。在此基础上,对症候的分析还要具体和深入,比如同样的症状,不同的病机变化,表现的症状特点是不同的,应该进一步的分析探讨,如同样是口苦,是心火、肝火、胃火、肾火?是虚火、是实火?具体表现有不同的特点,脉象在证候的诊断中是很有帮助的。我们以前写过一本书《中医症状鉴别诊断学》,对症状的诊断和鉴别诊断有一定的帮助。

脉诊的掌握确有难处。我们常说"心中了了,指下难名"确实反映了脉诊的特点。在脉象的诊断上,我觉得要有这么一个认识,脉诊是主观与客观的结合。脉象的表现是客观的,但是经过医生的主观分析进行描述,就带有主观色彩了。不同的医生,诊病的角度不同,经验不同,关注的重点不同,对脉象的表述可能不同,这并不奇怪,也不否定脉诊的客观性,这种情况完全不影响脉象的判断以及脉象在诊断治疗中发挥的作用。比如临床上对于同一位患者,张大夫说是这个脉,李大夫说是那个脉,到底是什么脉?有人由此就认为脉诊没有客观性,甚至没有科学性。其实这种想法本身就是片面的、形而上学的。因为脉象是十分复杂的,它可以从多个角度来反映其表现,也可以说是"多元"模式。不能以"瞎子摸象"的思维来看待不同医师的诊断。比如我们搞消化的,非常重视肝胆的问题,所以脉象中经常见到的是弦脉、细脉,到我这里可能诊断为弦细脉,换个不同的医生可能诊断为细脉。但这种情况根本不影响对于疾病的诊断治疗。脉象指导我们辨证用药,指导的是切脉的医生进行相应的辨证用药。如果我诊脉,告诉患者是什么脉,患者去别的医生那里看病,那个医生对于这个脉象,只能作为一个参考。当然对于多数脉象来说,毕竟有规律可循,这一点是有共同认识的。应该这样来看待脉诊:对脉象基本的规律是有共同认识的,但脉象是复杂的,与许多因素有关,所以不同的医生根据其学术观点及经验和病人情况的不同,对脉象的描述可以抓住不同特点来认识,所以不同医生对脉象的描述可以不一致。但是不能因为描述不统一、不一致,就否认脉诊的客观性,这虽不影响对病人的诊断和治疗。因为医生对脉象的诊断,反映了他对这个脉象的想法和学术认识。通过脉象的表现,分析病机,进行处方,自有其道理。当然不重视脉的医生也有,那是例外。所以,医生对脉象的判断,是受医生的经验和学术特点影响,指导他正确合理的用药。包括我们自己,在长期临床过程中形成了自己认识疾病、诊断疾病的方法和思路,也包括对脉象的认识。当然,最主要的前提是对脉象进行深入的研究。脉诊是一种将医生的主观辨证思维与脉象客观表现相结合的诊疗方式,而医生的主观思维必然会受该医生的教育经历、临床经验等各方面的影响,故对于脉象的判断、描述可能会有不同,这就是中医的学术特点之一,没有什么可奇怪的地方。

总之,脉是主观和客观,心与手的结合。所谓心,指诊断思考和辨证分析的过程;手,是指脉象作为一种客观表现,可以通过手指的触摸来观察。候脉是要用心的。切脉实际上是一个思考的过程。候,等候的意思,切脉要有一个过程,体会的过程,这个过程要用心。我们研究的脉象仪,就缺了这个。20世纪50年代开始研究脉象仪,经过六七十年代,到80年代掀起一个高潮,国外也在搞脉象仪,但尚没有研究出像样的东西。研究的指标主要是心脏和血管的主要参数,很难达到脉诊的要求。为什么? 脉象仪是一个机械的过程,没有把人的思维用进去。我觉得脉诊是心与手的结果,如果单纯是用手来感知的,那么可以模拟出来,但是要加入思维的分析,机器就很难办。

对于脉诊,经常会遇到西医发问,脉搏都是心室的收缩输出血液冲击引起的动脉搏动,左右两侧都是桡动脉,但是左边右边的脉象诊断的意义却不同,有道理吗? 我们说有道理,不但左右手所主的部位不同,而且影响的脏腑也不同。这是在实践中得到证实的。而且所谓不同,并不是简单从脉搏的速度频率来衡量,而是按照中医辨治的要求,从脉搏的各种相关信息中获取。对其中信息进行比较辨别,形成对脉象的认识。左右有所不同,指左右两手的脉在某个方面更突出一些,比如,左脉数,不等于说右脉不数。两只手脉象可能有所差别,但速度和频率一般来说应该是一致的,除非是两侧血管本身发生病变。所以临证仔细分辨,在客观上左右两脉确有不同。同样的道理,寸关尺三部亦各有不同。

问： 从脉的发展来说，脉诊的部位经历了这样一个发展过程，全身遍诊、三部诊法、到现在发展为寸口诊法，这期间是如何发展演变的？如今的寸口诊脉又是如何区分脏腑病位的？

答： 从脉诊的发展历史来说，脉诊的部位经历了一个发展过程。最早是全身遍诊，后发展至三部诊法，到现在发展为寸口诊法。所以我们对脉象的理解，对不同部位主病、不同部位的脉诊反映不同的病情变化，能够有一个合理正确的认识。最早的脉诊方法是遍诊法，全身的动脉都可以摸。《黄帝内经》中十二经脉有所谓"是动病""所生病"，很多医学家对此都有研究，提出来不同的认识。实际上，我觉得从脉诊的角度来说，就是全身诊法的反映，"是"是代词，指"这个"，"是动"是"这个脉动"。以手太阴肺经来说，是动所生病，是指"这个脉动"主肺脏"发生病变"。简而言之，就是这个脉动主这个脏腑的病变，十二经脉的脉动主十二脏腑气血津液的病变。这就是全身诊法，我们现在诊断手法较多，对疾病的认识更充分，脉诊就相对简化了，但是我们还不能排斥这种诊法。之后发展为三部诊法，将人体分为上中下三部，每一部又分天地人之不同，又叫"三部九候"，《素问·三部九候论》对此有较完整的论述。上部的天，是指两额动脉；地是指两颊的动脉；人是两耳前动脉；中部的天，手太阴肺经，地，手阳明大肠经；人，手少阴心经；下部的天地人分别是足厥阴肝经、足少阴肾经、足太阴脾经。后世将三部九候简化为人迎、寸口、趺阳三部。人迎为天，趺阳为地，寸口为人。人迎、趺阳脉属足阳明胃经，主要反映胃气，寸口主脏腑之气。或将人迎、寸口、太溪为三部，太溪为足少阴肾经，主要反映肾气，人迎脉虽属足阳明胃经，主要反映胃气，但心主血脉，还要反映心气的情况。其他还有太冲脉，可以反映肝脏的病变。现在虽然以寸口脉为主，但并不排斥遍诊法的运用。在危重疾病的时候，某些动脉的变化可以反映不同脏腑气机运行的情况，尤其是在涉及脏腑之气衰竭的时候，诊断人迎、太溪、趺阳等脉，确有必要。由于我们现在对脉象的认识越来越淡漠，这方面的经验也就越来越少，我们现在对寸口脉都重视不够，更何况其他的脉象？20世纪80年代初，我院在赵金铎副院长的领导下，成立内科研究室，组织北京市的名老中医来会诊，目的是发展中医特色，诊治一些疑难疾病。像焦树德焦老，切脉就按照三部九候的要求，在急危重症的时候，都要诊人迎、太溪、趺阳等脉。我们现在对脉诊的重视和研究很不够，许多脉诊的经验未能很好传承。所以在临床时，我们对一些疾病，不妨多采用一些诊脉方法，这样可以体会和不断积累脉诊的经验。

我们还是回到寸口脉来。内经中有一段话："食气入胃，浊气归心，淫精于脉,脉气流经,经气归于肺,肺朝百脉……权衡以平,气口成寸,以决死生。"这是寸口脉诊病的理论依据。现在大家比较关心的是寸口脉如何区分脏腑病位。《黄帝内经》和《脉经》有比较规范的论述。另外,除寸口脉之外,切诊还应注意"尺肤"。什么是"尺肤"呢?"尺肤"是指前臂内侧从腕至肘近一尺左右的肌肤。《黄帝内经》中"尺肤"内外上下左右也反映不同的脏腑。所以"脉要精微论"的"按尺寸知浮沉滑涩"之尺,即是指尺肤。切脉的时候应顺便切按"尺肤"。触按尺肤,有无干燥、湿润、滑腻的情况。对于寸口脉所主的脏腑分布,如何看待?寸关尺三部,都是一个脉,一共两三寸的地方,怎么分出不同脏腑?诚如李时珍所言:"两手六部皆肺之经脉,特取之以候五脏六腑之气可耳,非五脏六腑所居之处也。"

关于寸口脉所主的脏腑分布,我认为应该有这样的认识:①要承认不同部位反映不同脏腑的病变。②寸关尺和脏腑的对应是相对的,不是绝对的,尤其是左右同一位置,不能教条理解。一般来说,上下区分比较明显,但在左右方面,区别不是那么明显。比如寸与关,一定是上焦、中焦,但是左寸右寸则不一定是一个主心一个主肺。③左右不同是相对而言。比如说,左主血,右主气,一个主阴一个主阳。心的病变更多的反映在左寸,而肺的病变则更多的体现在右寸,但不等于说,肺就不能表现在左寸,而心就不能体现在右寸。左手心肝肾、右手肺脾命,只是说相对的机率较高。当左右脉反映脏腑不同的时候,一定要分析其中的原因,这就是我刚才说的要"用心",要有一个相对合理的分析。④除了寸关尺主不同脏腑外,我认为寸口脉三部更多反映三焦的病变。一般来说,"寸"多反映胸以上的病变,比如患者寸脉发生改变,不仅要考虑心肺的病变,还可以考虑到胸部以上,头、面、口、咽、颈等上焦的疾病;关脉更多的反映中焦的病变,包括脾胃大小肠,及腹部其他脏腑包括肝胆的病变;尺脉则反映下焦的病变,包括肾命门胞宫膀胱及腰腿等的病变。所以寸关尺三部,可以按照上焦、中焦、下焦来划分理解。应当注意,病人的禀赋和体态有所不同,所以上述原则并不绝对,临床上应该灵活分析。把这几个相关的问题综合起来,对于不同部位主病与脏腑关系的理解就相对比较合理、全面。我们举一个简单的例子,比如我们经常看的脾胃病,关脉表现最为明显,经常见的肝脾不调的患者,左关弦而有余,右关则明显不足,说明肝气有余,乘侮脾土。也有右关弦,说明土虚木乘。这个左右就不是绝对的,其表现也可能在左,也可能在右。这就需要在临床上结合症情,灵活理解。当然,这个灵活性也不是漫无边际、毫无规律,脾胃病其脉象的变化反映在关脉上确是一般规律。在临床上对脉象无法理解的时候,要将气血、脏腑联系起来进行分析,这样才能得到一个合理的可靠的认识和结论。

通过诊脉可以对人体脏腑气血的运行有一个总的印象和总体认识。所谓"善诊者,察色按脉,先别阴阳。"这是脉诊的纲领,把握了这个总纲,阴阳诊断不会颠倒,就不会犯虚虚实实的毛病。至于脉象所主不同脏腑的部位,古籍中并不一致,起码有三种观点。这三种观点来说,寸关尺和脏腑的对应关系又大体一致。所以临床上我们所见的脉象,要灵活分析。客观存在什么,我们就按客观情况进行分析。切脉如果发现哪个部位有不同,就要动动脑子,认真分析原因,可能说不清楚,那也没关系,积累经验。所以脉象需要我们反复体会,用心琢磨。你说脉诊难不难?我觉得既难也不难。你说不难,那大家掌握都很困难;你说难,它又有一些基本规律可寻,否则它也不会成为中医的四诊之一。所以,我们对脉诊要有一个客观的认识。首先不要把脉诊想的难不可及,玄不可测。但要精通脉诊,确实有一定难度。因为人体非常复杂,病情的表现也不一致,需要大量的积累才能形成比较明确的看法。做一个临床研究需要有大样本、多中心,研究脉诊也一样,一定要反复体会,反复琢磨。一方面需要大量的临床,另一方面,对脉诊的基础知识、基础的理论要认真钻研。

问: 脉象要从哪几方面来体会? 正常的脉象有哪些特点?

答: 知常方可达变。掌握正常的脉,才能知道哪些脉是异常的。正常的脉象叫平脉,平人之脉。应该是: 不浮不沉,不快不慢,和缓均匀。但是不同的人,男女老少,脉象不同; 不同的节令,脉象不同; 不同地域,脉象表现也不同,北方人和南方人的脉象有所不同,但是现在这些特点不像以前那么明显,现在东西南北的人可以大交流,如果是在某一地区长期生活还是有其特点的。

掌握脉象的不同特点,我们应该从位、数、形、势四个方面来把握。即使叫不出来这是什么脉,但都要从这四个方面来认识和理解,体会其中的临床意义,我觉得这是脉诊很重要的一点。"位"即脉象的位置,分清浮、沉,脉诀歌中描述的最好:"浮在皮毛,如水漂木,按之有余,举之不足"。位置反映病邪的深浅。正常脉象不浮不沉,一般来说,浮脉主表,沉脉主里。"数"即脉象的速率、快慢,脉搏的次数、快慢,可反映邪气的寒热。正常脉不快不慢。"形"即脉象的形状。二十八脉中,很多脉讲形状,比如芤脉、弦脉、细脉,大脉,小脉。正常的脉象和缓均匀,有一定的脉形。通过脉形,我们可以感知到疾病邪正交争以及疾病发展的相关情况。大则病进,病情发展。"势"即脉象的态势、气势。脉势反映人体气血运行的总体情况,特别是正气和胃气的盛衰。和缓均匀反映的就是势,我们切脉的时候很多人不注意这个,比如经常说的滑脉,滑脉"如珠走盘,荷露之意"滑脉反映一种气势。尤其是现在,慢性病的变化,很多从脉势上反映出来,恰恰对这些我们还研究得不够。所以邪正的虚实、脏气的盛衰、病势的进退都可以从脉象上可以反映出来,从这些方面来分析脉象的变化,才能指导临床辨证和用药。二十八脉,经常见的有十四五种,不管叫它什么脉,如果能从位、数、形、势这四方面认识脉象,来认识病位、病势、病性以及病情的盛衰进退的情况,应该说你就掌握了这个脉。另外,有些脉,本身就要从位、数、形、势这四方面来认识。比如:弦脉、紧脉,既有脉形,又有脉势的变化,而芤脉,则位、形、势皆有变化。如果机械的认识二十八脉,可能我们一辈子也见不全,而且临床上见到的更多的脉,是我们说的复合脉。脉象可能没有合适的名称,但是能从这四个方面可以体会出它的含义,你就会做出正确的判断。

正常的脉象,四时五脏不同。这体现了中医的整体观念,人和自然息息相关,很多疾病的发生和变化离不开外在环境的影响,脉也是这样。《素问·脉要精微论》:"四变之动,脉与之上下",人体的脉象随着自然界阴阳消长的规律而变化,与自然界四时相应。如"春日浮,如鱼之游在波,夏日在肤,泛泛乎万物有余,秋日下肤,蛰虫将去,冬日在骨,蛰虫周密"。说明春天的脉相对浮一些,夏天的脉相对洪大一些,秋天的脉相对平和一些,冬天的脉相对沉一些。四时的气候变化使人体的脉象也发生相应的变化。这是有道理的,天气热的时候,体表的气血充盛,脉象相对较浮,较为洪大,这很自然。不同的季节脉象有不同表现,这种特点是正常脉象的变化趋势,不像病脉表现那么明显。四时气候不同,人体五脏随季节各有当旺之时,五脏气血盛衰于脉中可见,可见不同的脉象:所谓"弦钩毛石代"。弦为肝脉,为春天主脉;钩为心脉,为夏天主脉;毛为肺脉,为秋天主脉;石为肾脉,为冬天主脉;代为脾脉,可旺于四季。一般来说肝脉比较弦,心脉比较洪大,肺脉相对浮,肾脉比较沉。但四时五脏脉是正常情况下的表现特点,既不是病脉,也不像病脉表现那么明显。在脏腑有特殊病变的时候,要引起注意,在分析脉象时要有这个概念,记住五脏在四时的不同脉象表现。

另外,正常的脉象,要有胃、有神、有根。这是我们分析脉象,必须注意的问题。《黄帝内经》强调诊脉首重胃气。《黄帝内经·玉机真藏论》"五藏者,皆禀气于胃。胃者,五藏之本也,藏气者,不能自致于手太阴,必因胃气乃至于手太阴也。"单纯的脏气是不能直接到达手太阴肺经的,必借胃气的引导,才能到达肺经。达到肺经,才能肺朝百脉,形成寸口脉。胃气是人体生命的根本。有胃则生,无胃则死,表现在脉上也要有胃气,有胃则生。胃气少为病脉,无胃气的脉叫真脏脉。"有胃"的表现是,脉象流利,和缓均匀。脉有吉凶、顺逆,胃气的多少也是区别平脉、病脉、死脉的关键。"平人之气禀于胃,胃者平人之常气也,人无胃气曰逆,逆者死。"脉有胃气则生,若伤及胃气,胃气少的脉多为病脉,无胃气的脉则多为死脉。比如说肿瘤患者的脉象,有一部分就缺乏胃气。像肝癌的患者,脉弦如循刀刃,但不是说每个肿瘤的患者都会有这样的脉。严重的萎缩性胃炎,很多癌前病变的患者,脉象就是很不流利,很不柔和。所以,刚才我提到脉势,这个脉势很重要。

正常的脉象,要有神。神和胃气的概念是一致的,脉象要柔和有力,流畅均匀。中医诊断很讲究这个,包括辨五色,也讲究要有神。望诊要望神色形态,首先要望神,所谓得神者昌,失神者亡。比如面色晦暗,无光泽,神气不足,或者失神,说明病情很严重。望五色,以含蓄润泽为吉,如果赤裸裸的那个颜色显露出来,是"真脏色"。颜色也好、形态也好、脉象也好,都要有神。

正常的脉象,要有根。根,反映肾之元气。根之表现,一是沉取有力,另一个是尺脉应指有力。如果尺脉空虚或者脉是虚浮的,按之无根,根不足了,这都是病情危殆的表现。我们说的七怪脉,基本上是无胃、无神、无根的脉。

所以正常的脉,综合起来,要从位、数、形、势四个方面来掌握,要和四时五脏联系,要有胃、有神、有根,这基本上是一个正常的脉。即使病变,符合这些条件,说明病情比较轻,容易恢复,否则病情比较深重。脉诊本身专业性很强,我们分析的过程,指导我们辨证用药就可以。跟病人交流,交待病情的时候,说话分析要慎重,要注意保护病人,从病人角度出发,做出比较客观、比较耐心的解释就可以。

问: 脉诊方法有什么注意事项?

答: 切脉的最佳时间,以平旦为宜。不管是平人还是病人,遇到了某种刺激,整个机体就会产生异常的反应,可以体现在脉的变化上,所以古人指出诊脉最好在比较清静的早上。"诊法常以平旦,阴气未动,阳气未散,饮食未进,经脉未盛,络脉调匀,气血未乱,故乃可诊有过之脉。"因为早晨的时候,人体的气血正处于相对平定的状态,此时的脉搏可以反映人体气血的盛衰以及疾病的真实情况。但我们现在临床诊脉时,不可能做到平旦诊脉。这句话要求我们,看病时,医生和患者都要处于安静的状态,均应做到心平气和,尤其要保证患者处于安静的状态中。日常门诊时,环境多比较乱,因为就诊患者人数较多,病人的时间比较紧张,或者患者从比较远的地方赶来,这个时候切脉,脉象不能反映患者的真实情况,尽量给病人一个平静的机会,比如让刚刚赶过来的患者休息一会。既然做脉诊,就要反映患者真实的情况,不能草率了事。

切脉布指要准确。高骨定关,关前为寸,关后为尺。中指按在桡骨茎突内侧动脉搏动处,此为中指定关,然后用食指按在关前定寸,用无名指按在关后定尺。布指要疏密适当,根据患者的身高进行相应的调整。因为患者有男女老少的不同,医生也不一样,女医生手指细一些,男医生手指粗一些,所以我们要根据患者的具体情况、医生自己的具体情况尽量做到准确,不能草率。布指一定要合适,否则到底是切到寸、还是关、还是尺,自己都说不清楚。所以这一点我想强调一下,只有正确的布指,才能正确的反映寸关尺脉象的变化。

切脉的时候,要仔细推敲,反复琢磨。张仲景在《伤寒论·序》批评道"动数发息,不满五十",指出草率切脉的问题。上一次我讲了"五十动"的问题,我们临床脉诊,一般要做到三个到四个五十动,才能比较准确的候知五脏的虚实变化。不知大家有没有这个体会,初按的脉与按一段时间的脉感觉不同,可能初按的脉象是真实的,也可能一段时间之后才是脉象的真实变化。这是个人需要用心体会的。我们切按的时候,要仔细推敲。另外还要注意"单诊和总按"的问题,一般切脉,我们先以"总按"对脉象总的体会一下,寸关尺三部总体的情况。另外总按的时候,还可以体会到具体哪一部的脉象有变化,可能寸关尺表现都一样,也可能有一部有变化,这时候则要考虑这一部脉所主脏腑的病变。如关脉弱,则要考虑肝脾的病变。所以,总按的时候要体会具体部位的特殊变化,然后再仔细的一部一部进行推敲,这就叫"单诊"。要反复的推敲,经过这样一个长期的历练,就可以积累这方面的经验,准确可靠的了解脉象的变化。

切脉的时候,要浮沉对照,左右比较。浮取怎样,沉取怎样,左边怎么样,右边怎么样。左右脉针对不同的脏腑有一定规律,又不是绝对的。所以一定要结合疾病仔细揣摩脉象变化的情况,浮沉取之,左右对照,这样才能对脉象有一个总体的了解,做出比较准确的判断。

问: 常见的脉象有很多种,如何掌握?

答:《濒湖脉诀》中记载有28种。此外,还有七怪脉等,起码有三四十种脉象。实际上,脉象的变化与证候的变化有共同的特点。什么特点呢? 前人总结的这28脉是比较典型的比较常见的脉象变化,有没有介于两者之间的? 有没有相兼脉? 这种情况很多。但是古人既然提出来28脉,说明这28脉是比较典型的,比较成型的,可以反映多数情况的,能够用语言文字描述出来。现在脉诊仪的研究,对其中一些脉有深入的研究,也能描述出一些特点,但是还不能达到临床上应用自如的情况。这些脉我们怎么认识? 我们要重点掌握,有十几种脉是临床常见,二十多种脉是临床可以见到的。至于七怪脉等,在危重病多见,在危重病抢救时是可以见到的。对这些脉如何掌握呢? 谈一点认识供大家参考。

我们在门诊病历中对脉象的描述,并不是脉象全部信息的记载,只是脉象主要的或高度的概括,实际上在体会脉象时,并不是这么几个字能够形容的。当你对脉象的研究多了,比较重视了,有比较完整比较全面的认识时,就会知道脉象不是能简单的用浮沉迟数可以概括的。看病的时候,一定要对脉象有一个总体、全面的认识。如不摸脉心中无数,所以必须候脉。辨证是不是准确?是不是合适,有无遗漏?要通过脉来反映。摸脉让你对患者的疾病有一个总的认识。哪怕脉诊给你一个笼统的印象,但是这个印象也是真实可靠的。

我们提出要从位数形势四个方面来认识脉象,这个不一定要写在纸上,但是一定要体现在对病人病情的认识和处方用药上。比如:脉沉细,说明病在里,脏腑亏虚,可能影响到肾;脉如果比较大,说明邪气比较盛,治疗时一定要考虑邪气的性质特点,才能决定用哪些祛邪的办法。否则的话,没有脉象的支持,很难做出准确的判断,用药也带有一定的盲目性。

除位数形势外,我们还要掌握脉诊的纲领。辨证要掌握八纲,阴阳、寒热、表里、虚实。我们经常因为辨证非常具体了,就把八纲的概念逐渐忽略了,但不等于说没有。阴证,阳证,在表,在里,其实有的时候一目了然,如感冒初起病人肯定是表证,不需再辨。但如果阴阳表里寒热虚实,辨别不清,那就会犯虚虚实实的错误。脉也一样,也有它的纲领。所以脉是辨别疾病阴阳的主要依据,其重要性就在于此。当然也有脉证不符的,但是一般来说,脉诊可以反映人体病变总的形势。与阴阳、寒热、表里、虚实相应,脉也有八纲,概况起来就是浮沉、迟数、虚实、滑涩这8个字。

浮沉,反映病邪位置,在表在里。迟数,反映病性的寒热。迟脉,三至一息,多为每分钟50次以下;数脉,一息六至,对于我们成年人,起码在80次以上。迟数反映寒热,这也好理解。虚实和滑涩,相对前面四纲稍微复杂。虚实两纲可以反映疾病邪正交争的虚实情况,主要可以从脉形和脉势的变化上反映出来。当然28脉中有虚脉、实脉,而这里作为八纲的虚脉还包括很多相类的脉。从脉形的变化来说,像细脉、芤脉、小脉,都是虚脉,三部细、弱、无力的脉皆为不足的脉,遇到这样的脉,就要考虑虚证、正气不足的问题。虚脉还有很多,微、细、弱脉都属于虚脉。微脉:包括脉形和脉势的变化,脉象不清楚了,气血都虚衰了,心脏功能比较差,比如,少阴之为病,脉微细,但欲寐;细脉:脉形的变化,脉形如丝,血虚的脉;弱脉:无力,说明机体气虚或者气血不足,是脉形和脉势都有变化。实脉,寸关尺三部都比较满,端直以长。从脉形来说很充实,常在邪气比较盛的情况的下多见。临床用补药,判断虚实的时候,应该考虑脉的虚实。但是实脉也有假象,浮取较大,沉取无力,那就是另外的情况。把握好脉的虚实,这样在用药的时候不会有太大的错误。滑涩,代表脉势的变化。滑脉,很好理解,正常的脉,都是和缓均匀,流利的情况,孕脉也有滑的现象。病脉见滑,所谓"滑脉替替,往来流利",起码说明气血充盛,正气抗邪能力强,病势发展比较好,病情预后较好。涩脉,正好相反,反映正气不足,气血运行不流畅,正气抗邪的能力差,预后较差。涩脉的体象是"涩脉蹇滞,如刀刮竹,迟细而短,三象俱足"。这16个字将涩脉的脉象概括了。大家在临床上经常问我涩脉如何体会? 如刀刮竹,反映脉象不通畅,像刀子刮在竹子上,很涩滞。脉象的具体表现是迟细而短。迟,就是不太流畅、不太痛快,但又不是迟脉;细,脉细容易体会;短,摸得不是很清楚,好像能摸到一点点,又不是微弱脉,短脉与长脉相应,长脉,寸关尺三部都有,短脉就让你体会一点点,甚至于短小。体会涩脉,记住三个字,迟细短,这三种表现都有,反映了脉形和脉势都有变化。大家体会不好的时候,如果发现患者舌质紫暗,瘀斑,口唇紫绀,这时候应体会一下,患者的脉是否有涩的情况。我们要掌握28脉,最起码要把八纲脉掌握住,这些大家可以回去体会一下,在脉诊中仔细体悟这八个字,才能对病情有一个总体的判断,进一步指导我们遣方用药。

问: 除上面提到的,还有一些常见的脉象,应该如何分析?

答: 我把前面未提到的常见脉象简单地讲一下,大家做到心里有数就可以了。

紧脉,现在典型的不多。紧脉多见于寒证。表寒浮紧,里寒沉紧,临床可以见到。给人的感觉,脉来紧张有力,应指绷急,如转绳索,与弦脉类似,但是有区别,弦没有紧的感觉。弦脉可以有力可以无力,而紧脉一般都是有力,让人感觉脉象是绷直的。为什么紧脉现在少呢? 因为现在典型的风寒的表证少了。一是患者体质的变化,大部分患者有内热,才容易感冒;二是服药过于方便,刚一病中药、西药就全部用了,所以脉象就不是很典型。包括我们现在临床辨证,也是热的多,寒的少。现在我们有好多医生出了好多方子预防感冒。其实,要防止感冒,首先要休息好。特别是疲劳的时候,阳气者,烦劳者张,阳气因为疲劳,宣发在外,卫外不固,腠理开泄,风寒趁虚而入,才容易感冒。

缓脉,临床上也容易见到。正常脉,和缓均匀。另外脾脏的脉象表现为缓脉,这是有胃气的表现,这种缓都是正常的。真正到缓脉的时候,相对慢,但是均匀。这个脉象,两个可能性,一个是脾气虚,另一个可能是湿邪为患。脾虚、湿邪两者本身相互关联。脾虚,运化不好,容易停湿。而湿邪又易困脾土。像夏天,暑湿较重,外湿引动内湿,湿困脾土,脾胃病的病人不舒服,这个时候有时候出现缓脉。反映湿邪的,还有一个脉,濡脉。夏天有停湿的时候,脉出现濡的现象,它的特点,浮细而软。濡脉肯定是有湿,表湿,浮濡,或者直接描述为濡,因为濡脉本身特点就是浮的。一般在夏天,暑湿比较重的,或者感受湿邪,上焦中焦有湿邪,可出现濡脉。

还有一个脉,大家应该注意。动脉,它的特点"动脉如豆,厥厥动摇",不稳定的感觉。患者往往有心神不宁,神情不安,一般是痰瘀气虚,或者痰气瘀阻,一是表现得短,多在寸关脉出现,稍微碰一下就下去了,二是给人不稳定的感觉,摇摆的感觉。心气虚,痰气郁滞,容易出现。

其他脉,相对少见。如芤脉,大量出血刚出现的时候有芤脉,时间长了就变细了,或者微弱了。伏脉:沉取,紧紧贴于骨,脉沉伏在骨,一般说明病在里,另外肿瘤患者也可见。牢脉:沉取,给人一种坚硬的感觉。部分肿瘤病人也可见。有些肝硬化、肝癌的病人,不一定是牢脉,但是脉给人感觉如循刀刃,很硬,很不柔和,这种脉无胃气,无神。这种情况下,要注意。如果病人没有进一步检查,建议进行详细的检查。

我们强调脉证相符。如果出现脉证不符的时候,要注意,比如患者体质很弱,但脉很大,说明邪气很重,病情可能要发展。如中风前兆,在医疗卫生条件不好的地方,要注意,如果患者血压突然升高、脉象突然弦大,又无其他前兆,要及时进行检查明确病情。

问: 肝病主脉为弦脉,平脉与病脉有何区别? 在慢性肝病中,脉象的变化是否有规律?

答: 弦脉是肝胆脾胃病的常见脉。弦脉可为平脉,正常人可见,男性多见,稍微有点弦。另外,春天的脉,秋季有的时候也会有,这都是正常脉。弦脉作为病脉,主肝、痰、痛、疟,肝主风,所以肝风内动的时候也有弦脉。

不同的肝病,脉象的变化,总体来说,有一定规律。但是具体到每个病人身上,又各有其不同的特点。在慢性肝病的诊疗中,尤其在慢性病毒性肝炎-肝硬化-肝癌的发展变化中,脉象有其自身的变化规律。在慢性病毒性肝炎的初期,患者邪气较重,湿热较重,脉象常见弦滑、滑数、弦而有力,随着邪正虚实的变化,湿热疫毒减弱,邪气逐渐减弱,正气耗伤,脉形逐渐向细的方面转化,弦细的多了,如果兼夹脾虚,有的脉是无力的,有的脉是缓的,弦滑的少了。临床上肝脾不调的情况,脉弦细较多,如果影响到肾,脉多沉取无力,尺脉不足。当病情再发展,进展到肝硬化时,脉趋于沉细无力,或者细弦。肝硬化的程度跟患者正气不足的程度相关,硬化严重的,有的细的很明显,有不柔和的感觉,有时候我常形容为:"脉弦而不和",缺乏胃气,这时候病情相对来说比较重。

肝硬化和肝癌在脉象上没有特别本质的区别。肝癌,特别典型的脉,确实有如循刀刃的感觉,有的脉沉得很厉害,当然这还要结合患者的具体病情。很多肝硬化可见涩脉,脉不流畅,脉象有沉滞之感,表现很不流利。另外,腹水的患者有可能出现濡脉、浮脉。

另外,对于复合脉象的表述,要按照主次、地位进行排列。比如脉弦细,以弦为主,强调肝气的不舒,肝气的郁结,肝失条达;脉细弦,是以细为主,应养血,柔肝,缓肝。描述的时候,把主要的描述放在前面,次要的放在后面,这样判断起来比较容易一些。

对于脉诊我们应该持有一个正确的态度。不要将脉诊玄秘化,脉诊作为临床四诊之一,是临床诊疗中一个最基本的诊断方法,说明它是可以被大家接受和掌握的。我们要多学习多钻研,对脉象的理论掌握要扎实,并通过大量的临床来实践,将理论与实践结合起来,不断仔细体会,要注意的是脉象的名称并不重要,重要的是根据位数形势来体会脉象的变化,从中反映出来的问题,以此来指导临床。要注意四诊合参,问诊是一个基础,问诊是辨证的基本,脉诊是纲要。有些情况通过问诊无法辨别的时候,就要结合脉。比如判断疾病的阴阳表里寒热虚实,舌脉可起到问诊起不到的作用。诊治疾病,必须观形察色,切脉问症。对于脉象,务必要详细辨析,才能判断出病症的真谛,做到准确的用药。

（吕文良　刘明坤）